CB051197

EMERGÊNCIAS EM ENDOSCOPIA DIGESTIVA

EDITORES

Eduardo Guimarães Hourneaux de Moura
Adriana Costa Genzini
Alexandre Gomes
Carlos Kiyoshi Furuya Júnior
Eli Kahan Foigel
Erika Veruska Paiva Ortolan
Ermelindo Della Libera Júnior
Flavio Hiroshi Ananias Morita
Gustavo Andrade de Paulo
Kelly Menezio Jiardina
Lix Alfredo Reis de Oliveira
Lucio Giovanni Battista Rossini
Marcelo Amade Camargo
Marcelo Castioni Santiago
Marco Aurélio D'Assunção
Nelson Takahashi
José Olympio Meirelles
Renato Luz de Carvalho
Rogério Kuga
Thiago Ferreira de Souza
Vitor Ottoboni Brunaldi

EMERGÊNCIAS EM ENDOSCOPIA DIGESTIVA

COEDITORES

Epifanio Silvino do Monte Junior
Antonio Afonso de Miranda Neto
Igor Mendonça Proença
Pedro Victor Aniz Gomes de Oliveira

São Paulo

2022

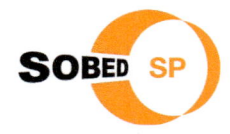 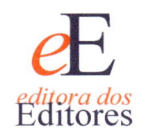 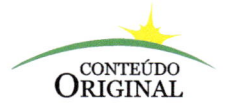

©2021 - São Paulo

Produção editorial e capa: *Villa d'Artes Soluções Gráficas*

Imagens de capa e aberturas de capítulos: *Shutterstock*

Dados Internacionais de Catalogação na Publicação (CIP)
(Câmara Brasileira do Livro, SP, Brasil)

Emergências em endoscopia digestiva / editado por Eduardo Guimarães Hourneaux de Moura...[et al] ; coeditado por Epifanio Silvino do Monte Junior...[et al]. -- São Paulo : Editora dos Editores, 2021.
    248 p. : il., color.

Bibliografia
ISBN: 978-65-86098-59-4

1. Gastroscopia 2. Sistema gastrointestinal - Exames 3. Emergências gastrointestinais I. Moura, Eduardo Guimarães Hourneaux de II. Monte Junior, Epifanio Silvino do

21-5378   CDD 616.3307545

Índices para catálogo sistemático:

1. Gastroscopia

Maria Alice Ferreira - Bibliotecária - CRB-8/7964

Este livro foi criteriosamente selecionado e aprovado por um Editor científico da área em que se inclui. A **Editora dos Editores** assume o compromisso de delegar a decisão da publicação de seus livros a professores e formadores de opinião com notório saber em suas respectivas áreas de atuação profissional e acadêmica, sem a interferência de seus controladores e gestores, cujo objetivo é lhe entregar o melhor conteúdo para sua formação e atualização profissional.

Desejamos-lhe uma boa leitura!

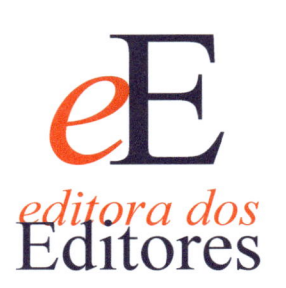

EDITORA DOS EDITORES
Rua Marquês de Itu, 408 — sala 104 — São Paulo/SP
CEP 01223-000
Rua Visconde de Pirajá, 547 — sala 1.121 — Rio de Janeiro/RJ
CEP 22410-900

+55 11 2538-3117
contato@editoradoseditores.com.br
www.editoradoseditores.com.br

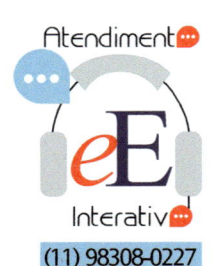

(11) 98308-0227

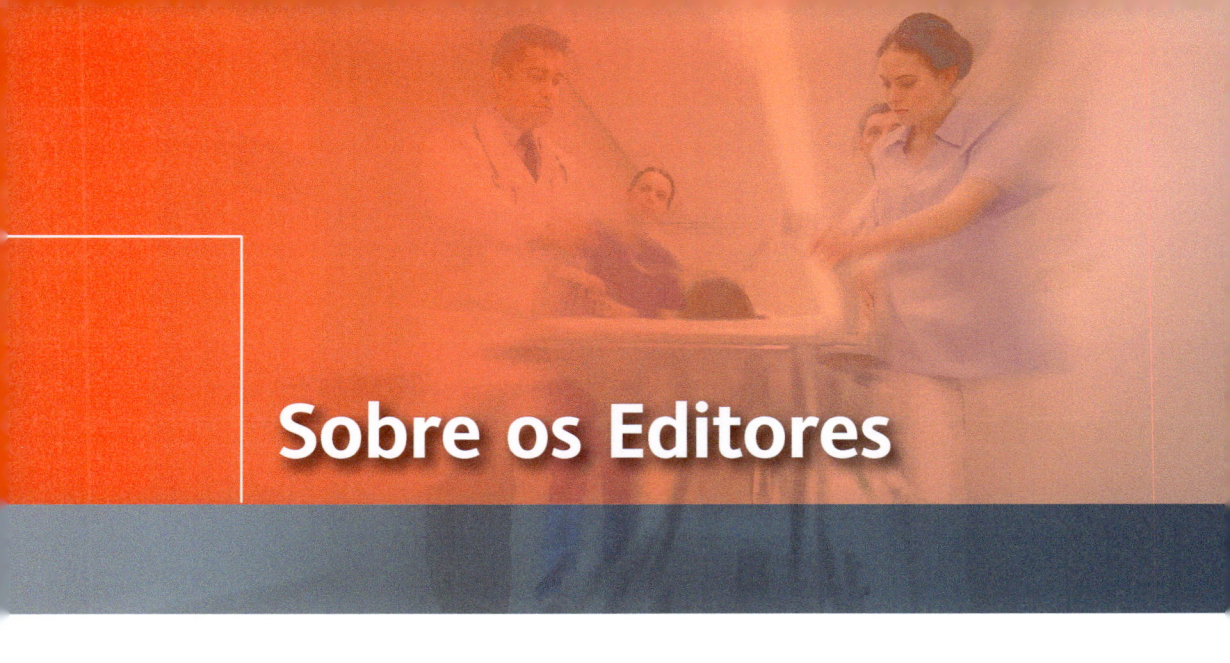

Sobre os Editores

Eduardo Guimarães Hourneaux de Moura

Professor Livre-Docente do Departamento de Gastroenterologia da Faculdade de Medicina da Universidade de São Paulo (FMUSP). Diretor do Serviço de Endoscopia Gastrointestinal do Hospital das Clínicas da Faculdade de Medicina de São Paulo (HC-FMUSP). Presidente da Sociedade Brasileira de Endoscopia Digestiva (SOBED-São Paulo).

Adriana Costa Genzini

Membro do Comitê Científico da Sociedade Brasileira de Endoscopia Digestiva (SOBED-SP). Coordenadora do CET SOBED Hospital Le Forte. Coordenadora do Centro de Endoscopia dos Hospitais: Le Forte Liberdade e Morumbi. Coordenadora do Centro de Endoscopia do Hospital São Camilo Oncologia. Coordenadora do Centro de Endoscopia da Rede Prevent Senior.

Alexandre Gomes

Professor da Faculdade de Medicina de Sorocaba (FCMS/PUCSP). Representante da Regional Sorocaba da Sociedade Brasileira de Endoscopia Digestiva (SOBED).

Carlos Kiyoshi Furuya Júnior

Residência médica em Clínica Médica e Gastroenterologia pelo Hospital das Clínicas da Faculdade de Medicina da Universidade de São Paulo (HC-FMUSP). Estágio em Endoscopia Gastrointestinal. Mestrado em Ciências pelo HC-FMUSP. Doutorado em Ciências pelo HC-FMUSP. Membro titular Sociedade Brasileira de Endoscopia Digestiva (SOBED).

Eli Kahan Foigel

Diretor do Serviço de Endoscopia do Hospital do Servidor Público Estadual de São Paulo (IAMSPE). Secretário Executivo da Federação Brasileira de Gastroenterologia (FBG).

Erika Veruska Paiva Ortolan

Professora Associada do Departamento de Cirurgia da Faculdade de Medicina de Botucatu (Unesp). Docente Permanente do Programa de Pós Graduação em Cirurgia da Faculdade de Ciências Médicas e Biológicas de Botucatu (FMB-Unesp). Responsável pelas endoscopias digestivas pediátricas do Hospital das Clínicas da Faculdade de Medicina de Botucatu (HCFMB-Unesp).

Ermelindo Della Libera Júnior

Médico Endoscopista no Hospital São Paulo, Hospital Israelita Albert Einstein e Fleury. Membro da Comissão de CET da Sociedade Brasileira de Endoscopia Digestiva (SOBED Nacional). Membro da Comissão Científica da SOBED-SP.

Flávio Hiroshi Ananias Morita

Médico Assistente do Departamento de Cirurgia Geral da Faculdade de Medicina de São José do Rio Preto (FAMERP). Cirurgia Geral pela Faculdade de Medicina da Universidade de São Paulo (FMUSP). Cirurgia do Aparelho Digestivo pela FMUSP. Endoscopia Digestiva pela FMUSP.

Gustavo Andrade de Paulo

Gerente Médico do Centro de Endoscopia do Hospital Israelita Albert Einstein (HIAE). Médico do Setor de Endoscopia do Instituto do Câncer do Estado de São Paulo (ICESP).

Kelly Menezio Giardina

Coordenadora da Residência de Endoscopia do Hospital de Câncer de Barretos. Coordenadora do Departamento de Endoscopia do Hospital de Câncer de Barretos.

Lix Alfredo Reis de Oliveira

Coordenador de Serviço de Endoscopia da Pontifícia Universidade Católica de Campinas (PUC Campinas). Membro da Comissão Científica da Sociedade Brasileira de Endoscopia Digestiva (SOBED-SP).

Lucio Giovanni Battista Rossini

Gestor Médico do Serviço de Endoscopia do Hospital Sírio Libanês. Fundador e Coordenador do Centro Franco-Brasileiro de Ecoendoscopia na Irmandade da Santa Casa de Misericórdia de São Paulo. Médico Endoscopista do Hospital Samaritano – SP.

Marcelo Amade Camargo

Membro da Comissão de Hands on da Sociedade Brasileira de Endoscopia Digestiva (SOBED-SP). Cirurgião do Aparelho Digestivo e Endoscopia Digestiva pela Universidade Estadual de Campinas (Unicamp).

Marcelo Castioni Santiago

Membro da Comissão de Hands on da Sociedade Brasileira de Endoscopia Digestiva (SOBED).

Marco Aurélio D'Assunção

Médico Endoscopista pelo Hospital Sírio Libanês. Membro da Comissão Científica da Sociedade Brasileira de Endoscopia Digestiva (SOBED-SP).

Nelson Takahashi

Responsável pelo Hands on da Sociedade Brasileira de Endoscopia Digestiva (SOBED). Colaborador no Hands on da SOBED-SP.

José Olympio Meirelles

Médico Especialista em Endoscopia Digestiva. Médico Especialista em Cirurgia do Aparelho Digestivo e Cirurgia Geral. Médico Endoscopista do Gastrocentro da Universidade Estadual de Campinas (Unicamp).

Renato Luz de Carvalho

Endoscopista e Cirurgião pela Universidade Estadual de Campinas (Unicamp). Doutor em Gastroenterologia Cirúrgica pela Universidade Federal de São Paulo (UNIFESP). Chefe de Clínica Endoscópica do Instituto de Assistência Médica ao Servidor Público Estadual de São Paulo (IAMSPE). Ex-presidente da Sociedade Brasileira de Endoscopia Digestiva (SOBED-SP).

Rogério Kuga

Coordenador de Endoscopia da United Health Group Brasil. Cirurgia Geral no Hospital das Clínicas da Faculdade de Medicina da Unversidade de São Paulo (HC-FMUSP).

Thiago Ferreira de Souza

Médico Assistente do Serviço de Endoscopia do Hospital das Clínicas da Faculdade de Medicina da Unversidade de São Paulo (HC-FMUSP).

Vitor Ottoboni Brunaldi

Endoscopista pelo Hospital das Clínicas da Faculdade de Medicina da Unversidade de São Paulo (HC-FMUSP). Médico Assistente do Centro de Endoscopia do Departamento de Cirugia e Anatomia do Hospital das Clínicas da Faculdade de Medicina de Ribeirão (HCFMRP-USP).

Sobre os Coeditores

Epifanio Silvino do Monte Junior

Médico pela Universidade Federal do Rio Grande do Norte. Cirurgião Geral pelo Hospital Universitário Onofre Lopes (HUOL/UFRN). Endoscopista pelo Hospital das Clínicas da Faculdade de Medicina da Universidade de São Paulo (HC-FMUSP). Programa de ecoendoscopia e endoscopia avançada pelo HC-FMUSP. Médico preceptor do Serviço de Endoscopia Gastrointestinal do HC-FMUSP.

Antonio Afonso de Miranda Neto

Médico pela Escola Bahiana de Medicina e Saúde Pública (EBMSP). Cirurgião Geral e do Aparelho Digestivo pelo Hospital das Clínicas da Faculdade de Medicina da Universidade de São Paulo (HC-FMUSP). Titular Especialista em Cirurgia do Aparelho Digestivo pelo Colégio Brasileiro de Cirurgia Digestiva (CBCD). Endoscopista pelo HC-FMUSP. Fellow em Colangiopancreatografia Retrógrada Endoscópica (CPRE) e Ecoendoscopia pelo HC-FMUSP.

Igor Mendonça Proença

Médico pela Escola Paulista de Medicina (EPM-UNIFESP). Cirurgião Geral pela EPM-UNIFESP. Endoscopista pelo Hospital das Clínicas da Faculdade de Medicina da Universidade de São Paulo (HC-FMUSP). *Fellow* em endoscopia biliopancreática no HC-FMUSP. Médico preceptor do Serviço de Endoscopia Gastrointestinal do HC-FMUSP.

Pedro Victor Aniz Gomes de Oliveira

Médico graduado pela Faculdade de Medicina da Universidade de Brasília (UnB). Cirurgião Geral pela Irmandade da Santa Casa de Misericórdia de São Paulo. Residência médica em Endoscopia no Hospital das Clínicas da Faculdade de Medicina da Universidade de São Paulo (HC-FMUSP). Complementação especializada em Endoscopia Avançada, CPRE e Ecoendoscopia no HC-FMUSP. Mestrando em Ciências da Gastroenterologia no HC-FMUSP.

Sobre os Autores

Ana Paula Samy Tanaka Kotinda

Graduação em Medicina pela Faculdade de Medicina da Universidade de São Paulo (FMUSP). Residência médica em Cirurgia Geral e Endoscopia Gastrointestinal pelo Hospital das Clínicas da Faculdade de Medicina da Universidade de São Paulo (HC-FMUSP). Pós-Graduação em Endoscopia Digestiva Avançada pela Faculdade de Educação em Ciências da Saúde do Hospital Alemão Oswaldo Cruz (HAOC).

Antonio Afonso de Miranda Neto

Médico pela Escola Bahiana de Medicina e Saúde Pública (EBMSP). Cirurgião Geral e do Aparelho Digestivo pelo Hospital das Clínicas da Faculdade de Medicina da Universidade de São Paulo (HC-FMUSP). Titular Especialista em Cirurgia do Aparelho Digestivo pelo Colégio Brasileiro de Cirurgia Digestiva (CBCD). Endoscopista pelo HC-FMUSP. Fellow em Colangiopancreatografia Retrógrada Endoscópica (CPRE) e Ecoendoscopia pelo HC-FMUSP.

Artur Adolfo Parada

Ex-presidente da Sociedade Brasileira de Endoscopia Digestiva (SOBED). Coordenador do Serviço de Endoscopia do Hospital 9 de Julho – São Paulo – Brasil.

Bruno Salomão Hirsch

Residência de Gastroenterologia pelo Hospital das Clínicas de Porto Alegre (HCPA). Residência de Endoscopia Digestiva pelo Hospital das Clínicas da Faculdade de Medicina da Universidade de São Paulo (HC-FMUSP).

Celso Eduardo Patrício

Médico do serviço de endoscopia da BP (A Beneficência Portuguesa de São Paulo). Membro titular da Sociedade Brasileira de Endoscopia Digestiva (SOBED).

Cristiane Kibune Nagasako

Graduação em Medicina. Residência Médica em Gastroenterologia Clínica e Endoscopia pela Faculdade de Ciências Médicas da Universidade Estadual de Campinas (Unicamp). Mestrado e Doutorado em Clínica Médica pela Unicamp. Professora da Faculdade de Ciências Médicas da Unicamp.

Diogo Peral Caetano

Coordenador do CET do Hospital de Base de São José do Rio Preto.

Eduardo Guimarães Hourneaux de Moura

Professor Livre-Docente do Departamento de Gastroenterologia da Faculdade de Medicina da Universidade de São Paulo (FMUSP). Diretor do Serviço de Endoscopia Gastrointestinal do Hospital das Clínicas da Faculdade de Medicina de São Paulo (HC-FMUSP). Presidente da Sociedade Brasileira de Endoscopia Digestiva (SOBED-São Paulo).

Eduardo Grecco

Residência médica em Cirurgia do Aparelho Digestivo pela Real e Benemérita Sociedade Portuguesa de Beneficência de SP em 200/2001. Especialização em Endoscopia Digestiva Alta pelo Hospital das Clínicas da Faculdade de Medicina da Universidade de São Paulo (HC-FMUSP) 2002/2004. Professor Afiliado da Disciplina de Cirurgia Geral e do Aparelho Digestivo e Coordenador do Serviço e da Residência Médica de Endoscopia da Faculdade de Medicina do ABC-São Paulo-Brasil. Membro titular da Sociedade Brasileira de Endoscopia Digestiva (SOBED). Membro da *American Society for Gastrointestinal Endoscopy* (ASGE).

Edson Ide

Membro supervisor do Serviço de Endoscopia Gastrointestinal do Departamento de Gastroenterologia do Hospital das Clínicas da Faculdade de Medicina da Universidade de São Paulo (HC-FMUSP). Coordenador do Serviço de Endoscopia do Instituto do Coração do Hospital das Clínicas da Faculdade de Medicina da Universidade de São Paulo (Incor-FMUSP).

Epifanio Silvino do Monte Junior

Médico pela Universidade Federal do Rio Grande do Norte. Cirurgião Geral pelo Hospital Universitário Onofre Lopes (HUOL/UFRN). Endoscopista pelo Hospital das Clínicas da Faculdade de Medicina de São Paulo (HC-FMUSP). Programa de ecoendoscopia e endoscopia avançada pelo HCFMUSP. Médico preceptor do Serviço de Endoscopia Gastrointestinal do HC-FMUSP.

Fábio Catache Mancini

Médico pela Faculdade de Ciências Médicas da Santa Casa de São Paulo. Cirurgião Geral pelo Hospital das Clínicas da Faculdade de Medicina da Universidade de São Paulo (HC-FMUSP). Residente de Endoscopia Gastrointestinal pelo HC-FMUSP.

Fabio Marioni

Especialista em Endoscopia Digestiva pela Sociedade Brasileira de Endoscopia Digestiva (SO-BED). Especialista em Endoscopia Digestiva e Respiratória pela Sociedade Brasileira de Educadores pela Paz (SBEP).

Fauze Maluf Filho

Livre-Docente do Departamento de Gastroenterologia da Faculdade de Medicina da Universidade de São Paulo (FMUSP). Diretor do Serviço de Endoscopia do Instituto do Câncer do Estado de São Paulo (ICESP). Editor Associado da Gastrointestinal Endoscopy.

Fernanda Prado Logiudice

Médica colaboradora do Serviço de Endoscopia Gastrointestinal do Departamento de Gastroenterologia do Hospital das Clínicas da Faculdade de Medicina da Universidade de São Paulo (HC--FMUSP). Membro titular da Sociedade Brasileira de Endoscopia Digestiva (SOBED).

Fernando Lopes Ponte Neto

Médico pela Universidade Federal do Ceará (UFC). Clínica Médica pelo Hospital Universitário Walter Cantídio (UFC). Gastroenterologia pelo Hospital de Clínicas da Universidade Estadual de Campinas (Unicamp). Endoscopia pelo Hospital das Clínicas da Faculdade de Medicina da Universidade de São Paulo (HC-FMUSP).

Fernando Pavinato Marson

Titular da Sociedade Brasileira de Endoscopia Digestiva (SOBED). *Fellow* da American Society for Gastrointestinal Endoscopy (FASGE). *Ex-Fellow* do California Pacific Medical Center - San Francisco. Médico Endoscopista do Hospital Sírio-Libanês.

Francisco Susumu Correa Koyama

Mestrado em Gastroenterologia Cirúrgica pelo Instituto de Assistência Médica ao Servidor Público Estadual. Médico endoscopista do A.C. Camargo Cancer Center.

Gabriel Mayo Vieira de Souza

Mestrando em Ciências em Gastroenterologia na Faculdade de Medicina da Universidade de São Paulo (FMUSP). Endoscopia pelo Serviço de Endoscopia Gastrointestinal do Hospital das Clínicas da Faculdade de Medicina da Universidade de São Paulo (HC-FMUSP). Cirurgião Geral pelo Hospital Israelita Albert Einstein (HIAE-SP). Médico pela Faculdade de Medicina de Valença (FMV-RJ).

Guilherme Henrique Peixoto de Oliveira

Residência médica em Clínica Médica pelo HC da Faculdade de Medicina de Botucatu-UNESP. Residência médica em Gastroenterologia pelo Hospital das Clínicas da Faculdade de Medicina da Universidade de São Paulo (HC-FMUSP). Residência médica em Endoscopia pelo HC-FMUSP. Mestrando pelo HC-FMUSP. Membro associado da Federação Brasileira de Gastroenterologia (FBG).

Igor Braga Ribeiro

Médico colaborador do serviço de endoscopia do Hospital das Clínicas da Faculdade de Medicina da Universidade de São Paulo (HC-FMUSP). Residência Médica em Endoscopia pelo HC--FMUSP. Residência Médica em Endoscopia avançada com ênfase em colangiopancreatografia retrógrada endoscópica e ecoendoscopia pelo HC-FMUSP. Doutorando em Ciências da Gastroenterologia pela Faculdade de Medicina da Universidade de São Paulo (FMUSP).

Igor Mendonça Proença

Médico pela Escola Paulista de Medicina (EPM-UNIFESP). Cirurgião Geral pela EPM-UNIFESP. Endoscopista pelo Hospital das Clínicas da Faculdade de Medicina da Universidade de São Paulo (HC-FMUSP). *Fellow* em endoscopia biliopancreática no HC-FMUSP. Médico preceptor do Serviço de Endoscopia Gastrointestinal do HC-FMUSP.

João Remi de Freitas Júnior

Cirurgião Geral pelo Hospital das Clínicas da Faculdade de Medicina da Universidade de São Paulo (HC-FMUSP). Residente de endoscopia pelo HC-FMUSP.

John Alexander Lata Guacho

Gastroenterologista pelo Hospital das Clínicas da Faculdade de Medicina da Universidade de São Paulo (HC-FMUSP). Endoscopista pelo HC-FMUSP. *Fellow* em Endoscopia oncológica.

José Eduardo Brunaldi

Coordenador do CET do Hospital de Clínicas de Ribeirão Preto.

José Celso Ardengh

Livre-docente do Departamento de Cirurgia e Anatomia da Faculdade de Medicina de Ribeirão Preto da Universidade de São Paulo (FMRP). Professor da Pós Graduação do Departamento de Diagnóstico por Imagem da Universidade Federal de São Paulo (Unifesp). Médico Assistente do Serviço de Endoscopia do Hospital 9 de Julho/DASA. Chefe do Serviço de Endoscopia do Hospital Moriah.

Kiyoshi Hashiba

Coordenador do CET do Hospital Sírio-Libanês.

Luiz Gustavo de Quadros

Mestre em Cirurgia pela Universidade Federal de Pernambuco (UFPE). Doutor em Cirurgia pela UFPE. Professor Colaborador Centro Universitário Faculdade de Medicina do ABC (FMABC). Professor e Orientador Pós-Graduação Ciências da Saúde Faculdade de Medicina de São José do Rio Preto (FAMERP).

Maria Vitória Cury Vieira Scatimburgo

Médica pela Universidade São Francisco (USF-Bragança Paulista). Cirurgia Geral pelo Hospital das Clínicas da Universidade Estadual de Botucatu (HCFMB). Médica residente em Endoscopia Digestiva pelo Hospital das Clínicas da Faculdade de Medicina da Universidade de São Paulo (HC-FMUSP).

Marcelo Mochate Flor

Cirurgião Geral pelo Instituto de Assistência Médica ao Servidor Público Estadual de S. Paulo (IAMSPE). Endoscopista pelo Hospital das Clínicas da Faculdade de Medicina da Universidade de São Paulo. Fellow em Endoscopia Oncológica pelo Instituto do Câncer do Estado de São Paulo

Marcos Eduardo Lera dos Santos

Mestrado pelo Hospital das Clínicas da Faculdade de Medicina da Universidade de São Paulo (HC-FMUSP). Doutorando pelo HC-FMUSP. Membro Titular da Sociedade Brasileira de Endoscopia Digestiva (SOBED). Médico Assistente do Serviço de Endoscopia Gastrointestinal do HC-FMUSP.

Marina Tucci Gammaro Baldavira Ferreira

Médica pela Faculdade de Ciências Médicas da Universidade Estadual de Campinas (Unicamp). Cirurgiã Geral e Endoscopista pelo Hospital das Clínicas da Faculdade de Medicina da Universidade de São Paulo (HC-FMUSP). *Fellow* em Endoscopia Oncológica pelo Instituto do Câncer do Estado de São Paulo.

Mateus Bond Boghossian

Médico pela Faculdade de Ciências Médicas da Universidade do Estado do Rio de Janeiro. Cirurgião Geral pelo Hospital das Clínicas da Faculdade de Medicina da Universidade de São Paulo (HC-FMUSP). Residente de Endoscopia Gastrointestinal pelo HC-FMUSP.

Mateus Pereira Funari

Residência médica em cirurgia geral e endoscopia pelo Hospital das Clínicas da Faculdade de Medicina da Universidade de São Paulo (HC-FMUSP). Programa de ecoendoscopia e endoscopia avançada pelo HC-FMUSP. Mestrado pelo HC-FMUSP. Doutorando pelo HC-FMUSP. Membro titular e do núcleo jovem da Sociedade Brasileira de Endoscopia Digestiva (SOBED). Médico assistente do serviço de endoscopia do HC-FMUSP.

Pastor Joaquín Ortiz Mendieta

Médico pela Faculdade de Medicina da Universidade Autónoma Gabriel René Moreno (UAGRM). Cirurgião Geral pelo Hospital "San Juan de Dios" de Santa Cruz de la Sierra - Bolívia. Residente de Endoscopia Gastrointestinal pelo Hospital das Clínicas da Faculdade de Medicina da Universidade de São Paulo (HC-FMUSP).

Pedro Victor Aniz Gomes de Oliveira

Médico graduado pela Faculdade de Medicina da Universidade de Brasília (UnB). Cirurgião Geral pela Irmandade da Santa Casa de Misericórdia de São Paulo. Residência médica em Endoscopia no Hospital das Clínicas da Faculdade de Medicina da Universidade de São Paulo (HC-FMUSP). Complementação especializada em Endoscopia Avançada, CPRE e Ecoendoscopia no HC-FMUSP. Mestrando em Ciências da Gastroenterologia no HC-FMUSP.

Rodrigo Tadeu Rodrigues Silvestre

Coordenador do CET da Santa Casa de Misericórdia de São José do Rio Preto.

Sergio Barbosa Marques

Mestre em Gastroenterologia na Universidade de São Paulo (USP). Médico assistente do Serviço de Endoscopia Gastrointestinal do Hospital das Clínicas da Faculdade de Medicina da Universidade de São Paulo (HC-FMUSP).

Talles Bazela Lima

Disciplina de Gastroenterologia do Departamento de Clínica Médica da Faculdade de Medicina de Botucatu (UNESP-FMB). Graduação, Residência de Clínica Médica Geral, Residência de Gastroenterologia e Doutorado em Gastroenterologia pela UNESP-FMB.Especialista em Gastroenterologia pela Federação Brasileira de Gastroenterologia (FBG) e especialista em Endoscopia Digestiva pela Sociedade Brasileira de Endoscopia Digestiva (SOBED).

Thiago Festa Secchi

Médico assistente do Serviço de Endoscopia Gastrointestinal do Hospital 9 de Julho. Médico Assistente do Hospital Ipiranga - SP. Ex-presidente da Sociedade Brasileira de Endoscopia Digestiva (SOBED-SP).

Vitor Massaro Takamatsu Sagae

Especialista em Cirurgia do Aparelho Digestivo e Endoscopia Digestiva pelo Hospital das Clínicas da Faculdade de Medicina da Universidade de São Paulo (HC-FMUSP).

Waldir Egidio Barbosa Mitidiero

Coordenador do CET do Hospital da Universidade do Oeste Paulista – Unioeste.

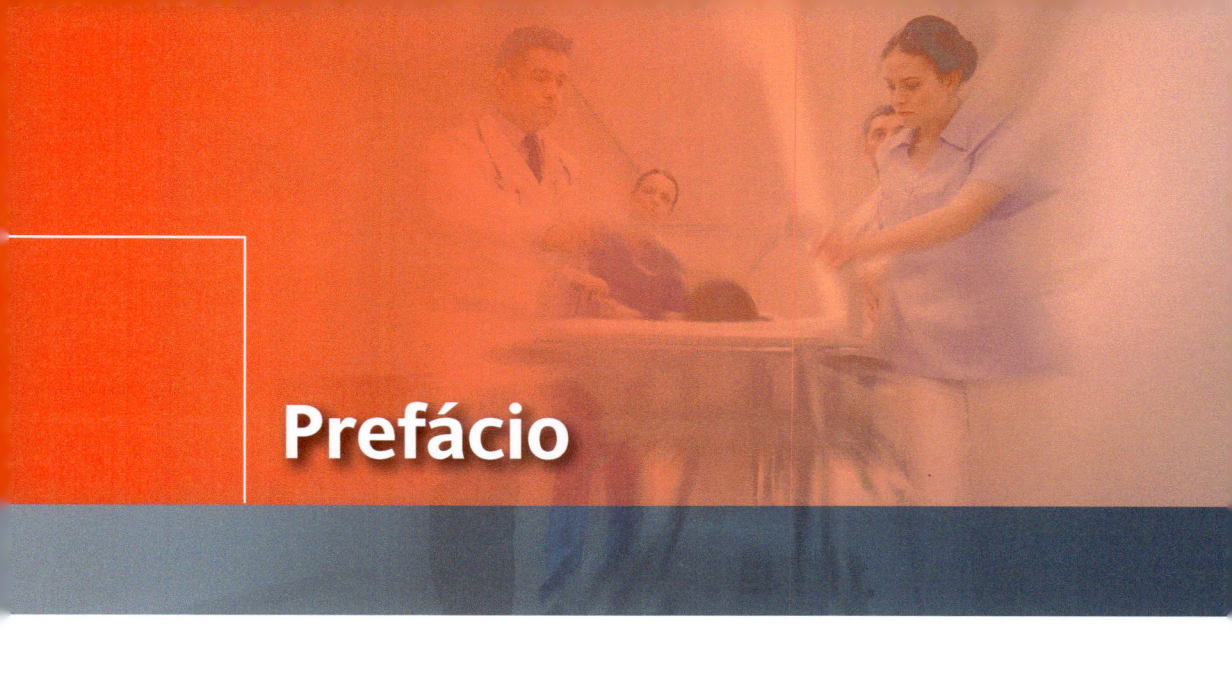

Prefácio

Em uma situação de emergência médica, que portanto não pode ser adiada, que deve ser resolvida rapidamente, em decorrência do elevado risco de óbito, é premente uma tomada de decisão.

Essa consiste no processo da escolha dentre as alternativas possíveis, ou seja, opções já pré-existentes. A faculdade de optar, entre uma ou outra conduta, baseia-se na experiência pessoal ou no conhecimento difundido na literatura.

O conhecimento nos remete ao ato de perceber ou compreender por meio da razão e/ou da experiência, a melhor forma de ofertar o atendimento ao paciente.

No código de ética médica, está escrito que "o alvo de toda a atenção do médico é a saúde do ser humano, em benefício da qual deverá agir com o máximo de zelo e o melhor de sua capacidade profissional."

Neste contexto elaboramos esse livro baseado nas melhores evidências, visando aumentar a eficiência e qualidade dos serviços de saúde prestados à população.

Na elaboração deste, convidamos os coordenadores de diversos centros de excelência em endoscopia do estado de São Paulo, que têm como princípios a padronização de condutas, baseadas em processos e conhecimentos essenciais desenvolvidos e aplicados na formação dos médicos residentes.

A padronização de condutas em uma instituição de saúde é de extrema importância e necessária, principalmente para reduzir o risco de erros médicos, e trazer a qualidade na assistência médica, gerando satisfação e segurança na realização dos procedimentos, tanto para profissionais de saúde, quanto para pacientes

Estamos convictos que esta obra preenche uma lacuna, e que em muito ajudará os colegas que atuam no segmento da emergência, orientando um caminho e ponderando os seus resultados.

Eduardo Guimarães Hourneaux de Moura

Apresentação

As últimas décadas foram marcadas por um crescimento exponencial do conhecimento médico. Vivemos uma era na qual novos conhecimentos chegam a todo momento, e velhos paradigmas, outrora consolidados, são colocados em xeque constantemente.

O cuidado com o paciente ganhou contexto científico, estatístico e, em boa parte dos casos, tecnológico. A endoscopia figura entre as especialidades que mais cresceram nos últimos anos, permitindo tratamentos cada vez menos invasivos e diagnósticos consistentemente mais acurados.

O papel do endoscopista frente às emergências endoscópicas é fundamental dentro de uma rede de cuidado pronta para oferecer o melhor para o paciente. Neste cenário, fornecer embasamento científico sistematizado é fundamental para a plena atuação na linha de frente do cuidado médico.

Diante do contexto atual, "Emergências em Endoscopia Digestiva" vem como um armamentário prático, objetivo e sistematizado para munir o endoscopista do conhecimento necessário diante de exames de emergência. Fruto das melhores evidências disponíveis na atualidade e da colaboração de grandes profissionais, o livro será um fiel companheiro nos momentos cuja decisão acertada poderá salvar a vida do paciente.

Epifanio Silvino do Monte Junior

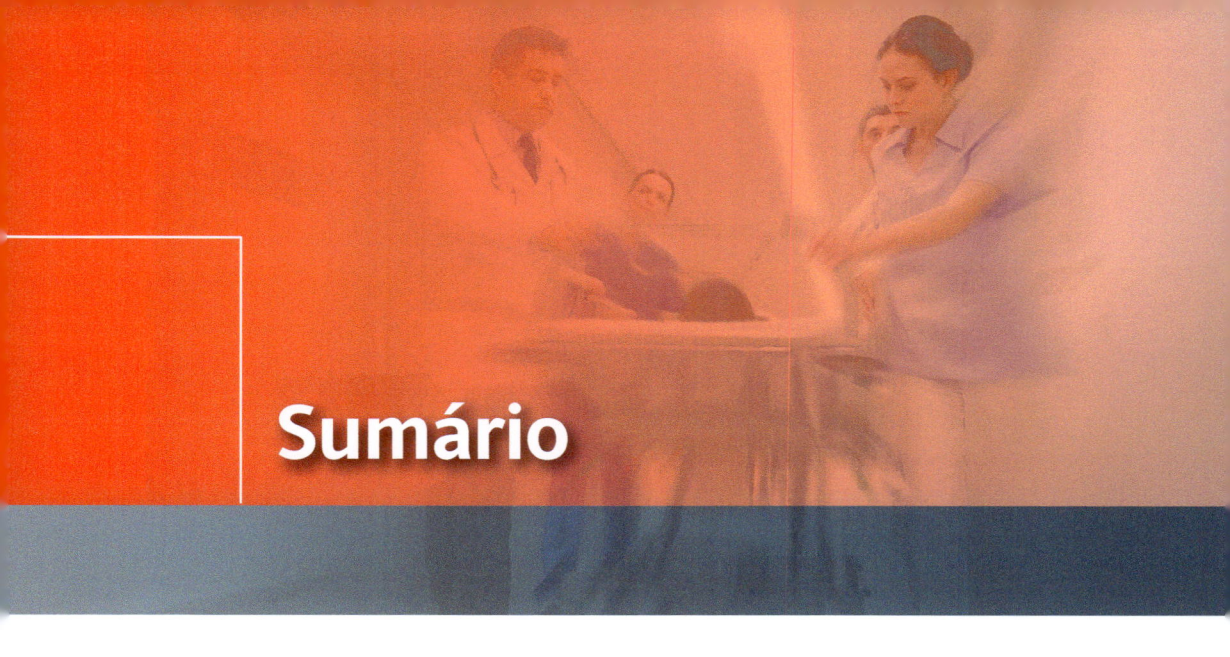

Sumário

PARTE II – TRATO DIGESTIVO BAIXO

PARTE III – VIA BILIAR

PARTE IV – ECOENDOSCOPIA

PARTE I

TRATO
DIGESTIVO
SUPERIOR

Hemorragia Digestiva Alta Não Varicosa

Guilherme Henrique Peixoto de Oliveira
Fabio Marioni

Introdução

Hemorragia digestiva alta (HDA) é uma das emergências gastrointestinais mais frequentemente encontradas no setor de emergência. Definida como sangramento proximal a papila duodenal maior, é dividida de forma abrangente em etiologias não varicosas (HDAnV) e varicosas (HDAV). Devido sua apresentação clínica e gravidade variada, demanda condutas precoces e bem estruturadas. Avaliação e tratamento endoscópico são os componentes centrais no cuidado desses pacientes. Porém, embora a endoscopia seja a base do manejo, só deve ser realizada após estratificação de risco, tratamento e estabilização clínica. O cuidado desses pacientes deve ser organizado em medidas pré-endoscópicas, endoscópicas e pós-endoscópicas.

Causas mais frequentes

Tabela 1.1
Hemorragia digestiva alta não varicosa (HDAnV)

Etiologia HDAnV
Pépticas (mais frequentes)
Úlceras gástricas e duodenais
Gastrite ou duodenite erosiva intensa
Esofagite erosiva intensa
Malformações Vasculares
Ectasias vasculares

(continua)

(continuação)

Tabela 1.1
Hemorragia digestiva alta não varicosa (HDAnV)

Lesão de Dieulafoy
Laceração
Síndrome De Mallory-Weiss
Biliopancreático
Hemobilia
Hemosuccus pancreaticus
Outros
Fístula aortoentérica
Úlcera de Cameron
Sangramento após intervenção endoscópica

Fonte: Desenvolvida pela autoria.

Apresentação clínica

Pode ocorrer como hematêmese e/ou melena. Em 5 a 10 % dos pacientes pode se apresentar como hematoquezia.

Avaliação pré-endoscópica

A avaliação inicial de qualquer paciente que apresenta HDA, independentemente da etiologia, baseia-se na ressuscitação adequada, obtenção de história, exame físico e exames laboratoriais que possam orientar as decisões sobre triagem, terapia médica e outros testes diagnósticos ou intervenções terapêuticas.

1. Exame físico
2. Ressuscitação hemodinâmica
3. Estratificação de risco
4. Terapia medicamentosa
5. Hemotransfusão
6. Pacientes em uso de medicamentos antiagregantes e/ou anticoagulantes.
7. Tempo para endoscopia
8. Sonda nasogástrica

1. Exame físico

O exame físico é fundamental para acessar o status hemodinâmico de qualquer paciente. Sinais de hipovolemia incluem:

Frequência cardíaca > 100 bpm em repouso, sugere perda sanguínea < 15% volume sanguíneo total;

Hipotensão postural (queda de 20 mmhg na pressão arterial sistólica e/ou aumento de 20 bpm da frequência cardíaca com a mudança da posição supina para ortostática), sugerem perda sanguínea ≥ 15% do volume sanguíneo total;

2. Ressuscitação hemodinâmica

Pacientes com HDAnV e instabilidade hemodinâmica devem receber ressuscitação hemodinâmica precoce. Não existe evidência atual sobre qual solução, coloide ou cristaloide, deve ser utilizada. A maioria dos consensos recomenda que seja usado ringer lactato ou cloreto de sódio a 0,9%. A prioridade é minimizar o comprometimento e disfunção hemodinâmica.

3. Estratificação de risco

Todo paciente com HDA deve ser inicialmente estratificado com escore Glasgow-Blatchford (EGB) (Tabela 1.2). Se houver uma pontuação 0-1 o paciente poderá receber alta hospitalar e ser tratado de forma ambulatorial. Diversos trabalhos mostraram que um EGB ≤ 1 prediz com boa acurácia um baixo risco de ressangramento e mortalidade.[2,5] No entanto, pacientes com EGB ≥ 12 possuem alto risco de ressangramento e mortalidade. EGB ≥ 7 atualmente é o melhor, entre os escores desenvolvidos, para predizer a necessidade de tratamento endoscópico.

Recentemente foi desenvolvido por Horibe et al um novo escore de estratificação de risco para pacientes com hemorragia gastrointestinal, conhecido como **Harbinger**. Esse escore é aplicado de forma simples, levando em conta o uso prévio de IBP, relação entre frequência cardíaca e pressão arterial e a relação entre ureia e creatinina (Tabela 1.3). Por ser recente não existe recomendação formal em nenhum consenso, mas no estudo piloto se mostrou mais acurado que os escores atualmente sugeridos.

Tabela 1.2
**Escore Glasgow-Blatchford; Escore ≥ 7: Alta probabilidade de terapêutica endoscópica;
Escore ≥ 12: paciente de alto risco (ressangramento e mortalidade);
Pressão arterial sistólica (PAS); Batimento por minuto (BPM).**

Escore Glasgow-Blatchford	
Ureia (mg/dL)	Pontuação
≥ 39 – < 48	2
≥ 48 – < 60	3
≥ 60 – < 150	4

(continua)

(continuação)

Tabela 1.2

Escore Glasgow-Blatchford; Escore ≥ 7: Alta probabilidade de terapêutica endoscópica; Escore ≥ 12: paciente de alto risco (ressangramento e mortalidade); Pressão arterial sistólica (PAS); Batimento por minuto (BPM).

≥ 150		6
Hemoglobina (g/dL)		
Homem	≥ 12 - < 13	1
	≥ 10 - < 12	3
	<10	6
Mulher	≥ 10 - < 12	1
	<10	6
PAS (mmhg)		
100 - 109		1
90 - 99		2
< 90		3
Outros		
FC ≥ 100 bpm		1
Melena		1
Sincope		2
Hepatopatia		2
Insuficiência cardíaca		2

Fonte: Desenvolvida pela autoria.

Tabela 1.3

Horibe gastrointesinal bleeding prediction score (Harbinger); Pontuação 0 = alta para domicílio com orientações, 1 = internação hospitalar, ≥ 2 = realização de endoscopia digestiva alta

Harbinger	
Critérios	**Pontuação**
Ausência de IBP diário na semana prévia	1
FC/PAS ≥ 1	1
Uréia/Creatinina > 65	1

Fonte: Desenvolvida pela autoria.

4. Terapia medicamentosa

Os principais objetivos do tratamento medicamentoso são reduzir mortalidade, ressangramento, necessidade de hemotransfusão, duração da internação e necessidade de intervenções (angiografia ou cirurgia). Antagonistas do receptor H2 da histamina (ex: ranitidina), somatostatina e seus análogos já foram extensivamente estudados no tratamento da HDAnV e atualmente não são recomendados por nenhum consenso.

Todo paciente com suspeita de HDAnV deve receber uma dose endovenosa (EV) de ataque de algum inibidor de bomba de próton (IBP) (ex: 80 mg de omeprazol) seguida de dose de manutenção, 40 mg de 12 em 12 horas.

Eritromicina endovenosa, 30-120 minutos antes da endoscopia é recomendada para pacientes com alta probabilidade de ter sangue ou coágulos no estômago. Devido sua ação procinética, aumenta capacidade de visualização endoscópica e reduz a necessidade de uma segunda endoscopia. No entanto, não tem impacto no tempo de internação, mortalidade e necessidade de cirurgia, por isso não deve ser utilizada rotineiramente para todo paciente com HDAnV.

Ácido tranexâmico não deve ser utilizado no tratamento de pacientes com HDA, uma vez que não determina impacto na taxa de mortalidade.

5. Hemoderivados

5.1 Concentrado de hemácias

Paciente com HDAnV e sem doença cardiovascular devem ser submetidos a uma estratégia restritiva para transfusão de hemácias, objetivando níveis de hemoglobina (Hb) entre 7-8 g/dl. Indivíduos com doença cardiovascular devem ter um alvo de Hb individualizado, dependente do quadro clínico. Hb entre 9-10 g/dl para esses pacientes é aceitável pela maioria dos consensos.

5.2 Plaquetas

Pacientes em uso de medicamentos antiplaquetários com HDAnV não devem receber transfusão de plaquetas.

Indivíduos com HDAnV e contagem plaquetária inferior a 50000 devem receber transfusão de plaquetas.

6. Pacientes em uso de medicamentos antiagregantes e/ou anticoagulantes

A decisão de interromper o uso dessas medicações deve ser individualizada levando em conta a gravidade do caso e porquê o paciente faz uso da medicação, a especialidade que controla o uso da mesma deve ser sempre consultada.

Pacientes em uso de varfarina com RNI > 2 e com HDAnV gerando instabilidade hemodinâmica, devem receber vitamina K EV, associada ao concentrado de complexo protrombínico EV (CCP) ou plasma fresco congelado (PFC) se o CCP não estiver disponível. Endoscopia poderá realizada com segurança quando RNI estiver < 2.5.

Pacientes em uso de algum novo anticoagulante oral (NOAC) com suspeita de HDAnV, devem ter seu uso suspenso temporariamente, devendo-se solicitar avaliação de um hematologista ou cardiologista.

7. Tempo para endoscopia

Pacientes com HDAnV com alto risco de ressangramento ou mortalidade, definidos como EGB ≥ 12, devem ser submetidos a endoscopia em até 12 horas. Estudo realizado por Lau et al não demonstrou benefício na realização de endoscopia em menos de 6 horas para esses casos. Porém, em pacientes com instabilidade hemodinâmica refratária as medidas clínicas, ainda não existe consenso quanto ao tempo para endoscopia. Nesses casos uma endoscopia precoce pode ser benéfica. Demais pacientes com HDAnV devem ser submetidos a endoscopia em até 24 horas.

8. Sonda nasogástrica

Seu uso não é mais recomendado para o diagnóstico de HDAnV ou lavagem gástrica por nenhum consenso.

Tratamento endoscópico

1. Medidas para melhorar a visualização
2. Métodos hemostáticos

A etiologia do sangramento guiará o tratamento. Diferentes métodos hemostáticos foram desenvolvidos, podendo ser divididos como mecânicos (ex: hemoclipes), térmicos (ex: heater probe), injetáveis (ex: adrenalina) e tópicos (ex: hemospray).

Para pacientes com HDAnV por úlcera a classificação de Forrest (Tabela 1.4) determinará a necessidade de intervenção.

Terapia hemostática está indicada para toda úlcera com alto risco de ressangramento (sangramento ativo (Ia/b) ou vaso visível (IIa). Para as úlceras com baixo risco de ressangramento (fundo sujo de hematina (IIc) ou recoberta por fibrina (III) a terapia endoscópica não é recomendada.[1,5] Úlceras recobertas por coágulo devem ser exaustivamente irrigadas com intuito de identificar alguma estrutura ou lesão passível de tratamento, o tratamento dessas úlceras ainda é controverso na maioria dos consensos.

Terapia endoscópica pode ser considerada, no entanto, tratamento isolado com IBP em doses adequadas também parece ser efetivo.

Úlceras gástricas com sangramento ativo devem ser biopsiadas para se avaliar a presença de neoplasia subjacente.

Pacientes com laceração do terço distal esofágico (síndrome de Mallory-Weiss) com sangramento ativo devem receber algum método de hemostasia endoscópica. Não existe consenso sobre qual método seja o mais efetivo para essa condição, no entanto, quando for utilizada adrenalina é razoável que seja parte de uma terapia combinada, e não em monoterapia. Alguns relatos reportam boa taxa de sucesso utilizando monoterapia com método mecânico (clipe ou banda elástica).

HDAnV causada por lesões de Dieulafoy são raras, atualmente é aceito que o tratamento hemostático de escolha seja mecânico, podendo-se fazer uso de hemoclipes ou banda elástica, com uma taxa de sucesso de aproximadamente 90%.

Tabela 1.4
Classificação de Forrest

Classificação de Forrest			Ressangramento
Sangramento ativo			
I	a	Sangramento arterial em jato	≈100%
	b	Sangramento em porejamento	55%
Sangramento recente			
II	a	Vaso visível	43%
	b	Coágulo aderido	22%
	c	Base com hematina	10%
Sem sinais de sangramento			
III	Base clara ou com fibrina		5%

Fonte: Desenvolvida pela autoria.

1. Medidas para melhorar a visualização

Irrigação abundante do local é sempre a primeira escolha, quando houver presença de grande quantidade de sangue ou coágulos, deve-se optar por aparelhos com canal de trabalho maiores (aparelho de duplo canal). O uso de cap deve ser sempre considerado. Mudar o paciente de decúbito quando não for possível aspirar todo conteúdo gástrico é uma alternativa para avaliar antro, corpo e fundo.

2. Métodos hemostáticos

Não existe superioridade de métodos térmicos sobre mecânicos para tratamento de sangramento ativo ou para estigma de sangramento recente.

2.1 Injetor

Adrenalina diluída (1:10000 equivalente a 100 mcg/mL) pode ser injetada no interior ou próxima ao local de sangramento, gerando vasoespasmo e cessando o sangramento de forma temporária. Esse método deve ser utilizado para melhorar a visualização do local e facilitar a terapia definitiva. Adrenalina não deve ser utilizada como monoterapia, sendo recomendado o emprego de outro método (terapia combinada). No entanto, ainda não existe evidencia que a terapia combinada seja superior a algum método mecânico ou térmico empregado adequadamente.

2.2 Mecânico

Clipes

A hemostasia por esse método é atingida pela compressão mecânica da estrutura vascular. Aplicação precisa do clipe é essencial para se evitar ressangramento. Em algumas condições como úlceras crônicas com base fibrótica ou em posição desfavorável pode ser difícil aplicar compressão suficiente. Após o disparo do clipe é fundamental se atentar para possíveis perfurações que possam ocorrer devido laceração da camada muscular.

Banda elástica

Desenvolvida para o tratamento de varizes esofágicas, recentemente seu uso se expandiu para varias causas de HDAnV. Como tratamento de lesões de Dieulafoy's, ectasias vasculares em antro gástrico (GAVE) e síndrome de Mallory-Weiss.

Over-The-Scope-Clip (OTSC)

A maioria dos consensos recomenda que seja utilizado apenas quando métodos térmicos e mecânicos foram insatisfatórios ou o uso desses seja presumivelmente ineficaz.

3. Térmico

3.1 Coagulação por plasma de argônio

A coagulação por plasma de argônio é um método térmico sem contato no qual a corrente é aplicada aos tecidos alvo por meio de gás argônio ionizado por uma corrente elétrica. A aplicação de plasma de argônio é adequada para hemostasia de hemorragia difusa superficial, principalmente para angiectasias. O operador deve ter controle preciso do endoscópio para manter uma adequada distância entre a ponta do aplicador e o tecido alvo.

3.2 Heater probe

Método de termocoagulação por contato, assim como eletrocoagulação mono e bipolar, o sangramento é interrompido devido trombose do vaso, decorrentes da pressão (mínimo de 8 segundos) e calor gerados pelo cateter. Os níveis de energia recomendados são 25-30J por pulso, com 4 a 5 pulsos no total de 100-150 J.[1]

3.4 Eletrocoagulação monopolar e bipolar.

Pode ser utilizado como dois tipos de circuitos elétricos: monopolar (hot biopsy) multipolar/bipolar (Gold probe). É importante aplicar corrente diretamente no vaso para evitar que uma extensa área seja afetada gerando perfuração tardia. São boas alternativas para lesões em posições de difícil acesso ou com intensa camada fibrótica. Os níveis de energia recomendados são 10-15 W para o duodeno e 15-20 W para o estômago. Preferir sempre cateteres de 10 Fr, são mais efetivos que os de 7 Fr.

3.5. Ablação por radiofrequência

Nenhum consenso recomenda seu uso no contexto de HDAnV. Porem esse método pode ser utilizado como alternativa para o tratamento de GAVE e malformações vasculares.

4. Tópico

Hemospray (Cook Medical)

Opção de método sem contato que deve usado apenas em casos de sangramento ativo. Preferencialmente como terapia de resgate e não para hemostasia primária, exceto em casos de sangramento maligno ou sangramento maciço com incapacidade de realização de terapia térmica ou mecânica.

Pós endoscópico

1. Ressangramento
2. Second-Look
3. Tempo de internação
4. Supressão ácida
5. *H. pylori*

6. Reintrodução de medicamentos antiplaquetários

7. Reintrodução de medicamentos anticoagulantes

8. Uso de anti-inflamatórios não esteroidais (AINE)

1. Ressangramento

Pacientes que apresentem novo episódio de sangramento após terapia endoscópica devem ser submetidos a uma segunda endoscopia. Embolização transarterial deve ser considerada em todo paciente que houver falha na hemostasia. Abordagem cirúrgica pode ser uma opção quando houver falha de hemostasia endoscópica e não houver disponibilidade de intervenção radiológica. Embolização transarterial profilática após hemostasia endoscópica bem-sucedida de úlceras com alto risco de ressangramento não é recomendada.

2. Second–Look

A endoscopia second-look é definida como o exame realizado dentro de 1 a 2 dias após a hemostasia endoscópica. Os atuais consensos não recomendam essa prática, porém, concordam que se o risco de ressangramento for alto ou o se endoscopista não alcançou uma terapêutica inteiramente satisfatória uma endoscopia second-look pode ser considerada.

3. Tempo de internação

Após terapia endoscópica em pacientes com úlcera de alto risco de sangramento (Forrest Ia/b e IIa) devem permanecer internados por no mínimo 3 dias.

4. Supressão ácida

Todo paciente com HDAnV decorrente de úlcera de alto risco de ressangramento devem receber IBP de 12 em 12 horas EV por 3 dias, seguido de 2 vezes ao dia VO por 14 dias. Após esse período o uso oral uma vez ao dia é aceitável, por tempo indeterminado. Essa medida parece reduzir o risco de ressangramento.

Pacientes que fazem uso de ao menos um medicamento antiagregante plaquetário ou anticoagulante e desenvolveram HDAnV por úlcera devem fazer uso contínuo de algum IBP.

5. H.pylori

Todo paciente com HDAnV decorrente de DUP, deve ser testado para H.pylori, durante a endoscopia por meio do método anatomopatológico. Se confirmada a infecção deve ocorrer tratamento e confirmação de cura. Os testes de diagnóstico de H.pylori negativos obtidos no quadro agudo de sangramento devem ser repetidos.

6. Reintrodução de medicamentos antiplaquetários

Os pacientes com alto risco cardioembólico que fazem uso de agentes antiplaquetários, devem ter sua medicação reiniciada assim que a hemostasia for estabelecida. Naqueles recebendo dupla antiagregação, pelo menos um agente antiplaquetário deve ser reiniciado em casos de HDAnV.

7. Reintrodução de medicamentos anticoagulantes

Pacientes em uso de warfarina ou de algum NOAC que tenham alto risco tromboembólico devem ter o uso dessas medicações retomado assim que houver hemostasia adequada.

8. Uso de anti-inflamatórios não esteroidais (AINE)

Em pacientes com HDAnV que requerem uso contínuo de AINEs, é recomendada a associação de algum IBP. Os inibidores de COX-2 são os AINEs de escolha para se reduzir o risco de ressangramento.

SUMÁRIO E RECOMENDAÇÕES

Pré endoscópico

- Ressuscitação hemodinâmica é o objetivo principal em todo paciente com instabilidade hemodinâmica

- Endoscopia só deverá ser realizada após estratificação de risco, tratamento e estabilização clínica

- Escore de Glasgow Blatchford é o mais bem validade para estratificação de paciente em baixo e alto risco de ressangramento e mortalidade.

- Transfusão de hemácias em pacientes sem cardiopatia deve ocorre apenas quando Hb < 7 g/dl

- Acido tranexâmico não deve ser utilizado no contexto de HDAnV

- Endoscopia deve ser realizada em até 12-24 horas, em pacientes que alcançaram estabilidade hemodinâmica

Endoscópico

- Úlceras Forrest IIb, devem ter o coagulo removido apenas quando ao menos duas modalidades hemostáticas estiverem disponíveis (ex: injetora +

mecânica). Do contrário é aceitável manter o paciente com supressão ácida em dose adequada

▎ Adrenalina não deve ser usada como monoterapia

▎ Não existe evidencia de superioridade entre terapia mecânica ou térmica para o tratamento de úlceras com sangramento ativo ou vaso visível.

▎ Eletrocoagulação monopolar/bipolar de baixa voltagem pode ser uma alternativa eficaz a outros tratamentos mecânicos e térmicos para HDAnV, particularmente para úlceras em posição desfavorável ou aquelas com base rígida e fibrótica

▎ Terapia dupla com adrenalina e outro método hemostático não é superior a monoterapia (térmica ou mecânica) bem aplicada

▎ OTSC e hemospray são recomendados como terapia de resgate

Pós endoscópico

▎ No caso de ressangramento uma nova EDA esta recomendada, devendo-se consultar equipe cirúrgica e de radiologia intervencionista

▎ Endoscopia second-look não é recomendada de rotina

▎ Supressão ácida com algum IBP é fundamental para se prevenir ressangramento em pacientes HDAnV ulcerosa

▎ Todo paciente com HDAnV ulcerosa deve ser testado para infecção por H.pylori

▎ Pacientes com HDAnV decorrente de úlcera com baixo risco de sangramento (base com hematina ou fibrina), devem receber IBP VO uma vez ao dia e alta precoce.

▎ Pacientes com alto risco cardioembólico devem ter suas medicações antiagregantes/anticoagulantes reiniciadas assim que houver hemostasia adequada

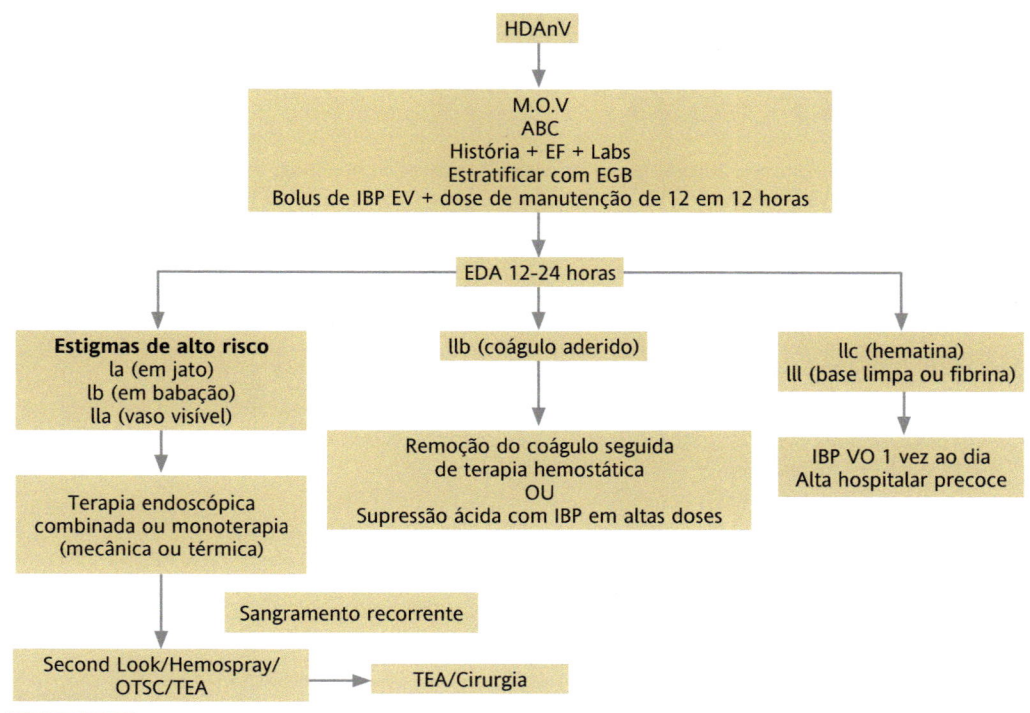

Figura 1.1 Fluxograma: Monitorização, oxigênio e acesso venoso (M.O.V); fluxo de cuidados por prioridades, acessar necessidade de proteção de vias aéreas, suporte respiratório e hemodinâmico (ABC); Exame físico (EF); Exames laboratoriais (Labs); Escore Glasgow-Blatchford (EGB); Clipe Over-the-scope (OTSC); Terapia endoarterial (TEA).

Fonte: Desenvolvido pela autoria.

REFERÊNCIAS

1. Mullady DK, Wang AY, Waschke KA. AGA Clinical Practice Update on Endoscopic Therapies for Non-Variceal Upper Gastrointestinal Bleeding: Expert Review. Gastroenterology. 2020 Sep;159(3):1120-1128. doi: 10.1053/j.gastro.2020.05.095. Epub 2020 Jun. 20. PMID:32574620. [acesso em 2021 out 21].

2. Sung JJ, Chiu PW, Chan FKL, Lau JY, Goh KL, Ho LH, et al. Asia-Pacific working group consensus on non-variceal upper gastrointestinal bleeding: an update 2018. Gut. 2018 Oct;67(10):1757-1768. doi: 10.1136/gutjnl-2018-316276. Epub 2018 Apr. 24. Erratum in: Gut. 2019 Feb;68(2):380. PMID: 29691276; PMCID: PMC6145289.

3. Hwang JH, Fisher DA, Ben-Menachem T, Chandrasekhara V, Chathadi K, Decker GA, et al. Standards of Practice Committee of the American Society for Gastrointestinal Endoscopy. The role of endoscopy in the management of acute non-variceal upper GI bleeding. Gastrointest Endosc. 2012 Jun;75(6):1132-8. doi: 10.1016/j.gie.2012.02.033. PMID: 22624808.

4. Kim JS, Kim BW, Kim DH, Park CH, Lee H, Joo MK, et al. Guidelines for Nonvariceal Upper Gastrointestinal Bleeding. Gut Liver. 2020 Sep 15;14(5):560-570. doi: 10.5009/gnl20154. PMID: 32921639; PMCID: PMC7492499.

5. Barkun AN, Almadi M, Kuipers EJ, Laine L, Sung J, Tse F, et al. Management of Nonvariceal Upper Gastrointestinal Bleeding: Guideline Recommendations From the International Consensus Group. Ann Intern Med. 2019 Dec 3;171(11):805-822. doi: 10.7326/M19-1795. Epub 2019 Oct.22. PMID: 31634917; PMCID: PMC7233308.

6.   Horibe M, Iwasaki E, Bazerbachi F, Kaneko T, Matsuzaki J, Minami K, et al. Horibe GI bleeding prediction score: a simple score for triage decision-making in patients with suspected upper GI bleeding. Gastrointest Endosc. 2020 Sep;92(3):578-588.e4. doi: 10.1016/j.gie.2020.03.3846. Epub 2020 Mar.30. PMID: 32240682.

7.   Gralnek IM, Dumonceau JM, Kuipers EJ, Lanas A, Sanders DS, Kurien M, et al. Diagnosis and management of nonvariceal upper gastrointestinal hemorrhage: European Society of Gastrointestinal Endoscopy (ESGE) Guideline. Endoscopy. 2015 Oct;47(10):a1-46. doi: 10.1055/s-0034-1393172. Epub 2015 Sep.29. PMID: 26417980.

8.   Karstensen JG, Ebigbo A, Aabakken L, Dinis-Ribeiro M, Gralnek I, Le Moine O, et al. Nonvariceal upper gastrointestinal hemorrhage: European Society of Gastrointestinal Endoscopy (ESGE) Cascade Guideline. Endosc Int Open. 2018 Oct;6(10):E1256-E1263. doi: 10.1055/a-0677-2084. Epub 2018 Oct.8. PMID: 30302383; PMCID: PMC6175685.

9.   HALT-IT Trial Collaborators. Effects of a high-dose 24-h infusion of tranexamic acid on death and thromboembolic events in patients with acute gastrointestinal bleeding (HALT-IT): an international randomised, double-blind, placebo-controlled trial. Lancet. 2020 Jun 20;395(10241):1927-1936. doi: 10.1016/S0140-6736(20)30848-5. PMID: 32563378; PMCID: PMC7306161.

10.   Lau JYW, Yu Y, Tang RSY, Chan HCH, Yip HC, Chan SM, et al. Timing of Endoscopy for Acute Upper Gastrointestinal Bleeding. N Engl J Med. 2020 Apr 2;382(14):1299-1308. doi: 10.1056/NEJMoa1912484. PMID: 32242355.

2

Hemorragia Digestiva Alta Varicosa

Maria Vitória Cury Vieira Scatimburgo
Celso Eduardo Patrício

Introdução

Define-se hemorragia digestiva alta varicosa (HDAV) o sangramento decorrente da ruptura das varizes esofágicas e/ou gástricas, sendo uma das principais complicações da hipertensão portal (HP), a qual é caracterizada pelo aumento do gradiente pressórico entre a veia porta e veia cava inferior, gerando uma redução e desvio do fluxo venoso portal e consequentemente ao surgimento das varizes esofagogástricas. Quando o gradiente pressórico ultrapassa 5 mmHg, surge a HP. Pressões acima de 10 mmHg aumentam o risco de formação de varizes e acima de 12 mmHg de ruptura e sangramento das mesmas.

A HP pode ser classificada em pré-hepática (por exemplo, trombose de veia porta), intra-hepática (por exemplo, Cirrose hepática) e pós-hepática (por exemplo, Síndrome de Budd-Chiari, ou trombose de veia hepática). A intra-hepática pode ainda ser dividida em três tipos: pré-sinusoidal (por exemplo, Esquistossomose), sinusoidal (por exemplo, Cirrose hepática), pós sinusoidal (por exemplo, Síndrome veno-oclusiva).

No Brasil, a principal causa de HP é a cirrose hepática. Neste grupo, a incidência das varizes esofagogástricas é de 5 a 15% ao ano, sendo que um terço desses pacientes apresentarão HDAV.

A hemorragia digestiva alta (HDA) em pacientes cirróticos tem como sua principal causa as varizes esofágicas (60 a 70%), seguida pela doença ulcerosa péptica (20%), varizes gástricas (10%) e gastropatia congestiva (10%). A HDAV apresenta mortalidade entre 10 a 20%.

Classificação

Com base na avaliação endoscópica, segundo Palmer & Brick, podemos classificar as varizes em: fino calibre, quando menores que 3 mm, médio calibre, entre 3 e 6 mm e grosso calibre quando maiores que 6 mm. Esta é uma avaliação dinâmica e portanto, realizada com diferentes níveis de insuflação do órgão.

Em relação as varizes gástricas, a classificação mais utilizada é a Classificação de Sarin, que divide as varizes de acordo com sua localização anatômica (Tabela 2.1):

Tabela 2.1
Classificação de Sarin

Varizes esofagogástricas	
GOV 1	Continuação das varizes esofágicas, se estendendo 2 a 5 cm abaixo da transição esofagogástrica para pequena curvatura.
GOV 2	Continuação das varizes esofagogástricas se estendendo para fundo gástrico
Varizes gástricas isoladas	
IGV 1	Varizes gástricas localizadas em fundo gástrico
IGV 2	Varizes gástricas ocorrendo em qualquer outro local do estômago.

Localização:

GOV1   GOV2   IGV1   IGV2

Tamanho:

F1: tortuosa   F2: nodular   F3: tumoral

Fonte: Adaptada do site: www.endoscopiaterapeutica.com.br.

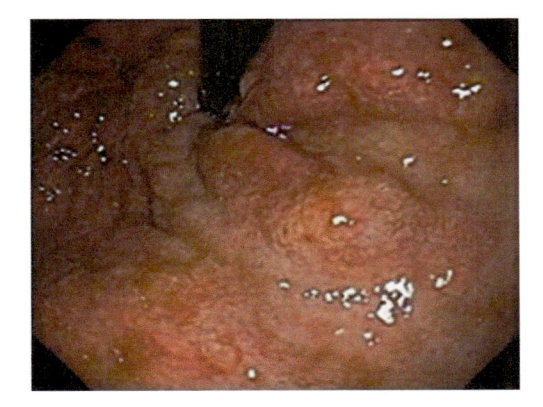

Figura 2.1 Prolongamento varicoso para pequena curvatura (GOV 1).
Fonte: Imagem gentilmente cedida por Maurício Minata.

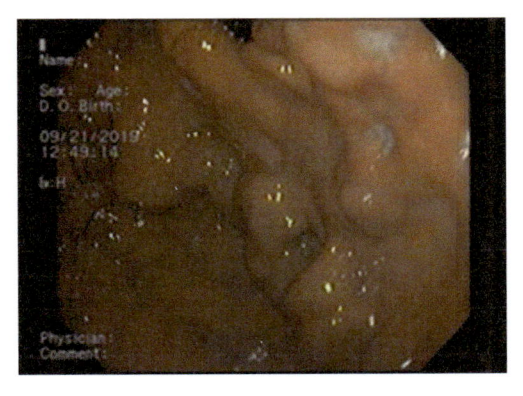

Figura 2.2 Varizes de fundo gástrico isoladas (IGV 1).
Fonte: Imagem gentilmente cedida por Maurício Minata.

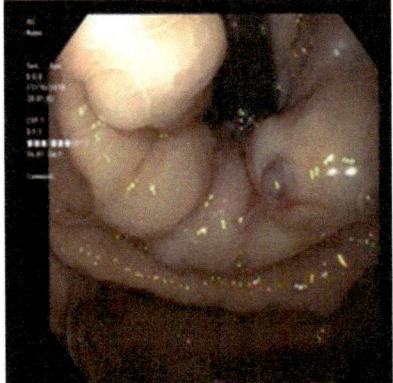

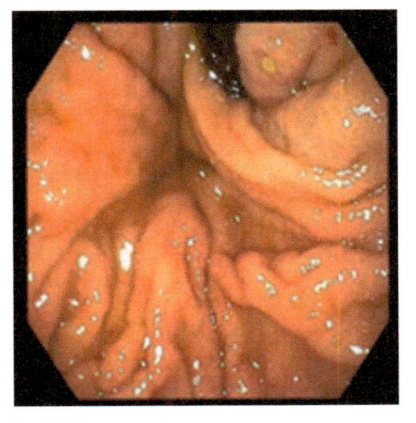

Figura 2.3 Ponto de ruptura em prolongamento subcárdico.
Fonte: Imagem gentilmente cedida por Maurício Minata.

Figura 2.4 Prolongamento subcárdico com
ponto de ruptura após hemostasia.
Fonte: Imagem gentilmente cedida por Maurício Minata.

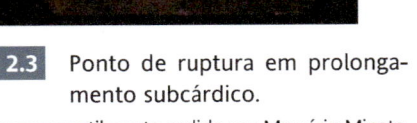

Preditores de risco de sangramento

- Calibre das varizes: é o principal fator; maior calibre representa maior risco.

- Presença de sinais vermelhos ou *red spot* (vergões vermelhos, manchas vermelhas, hematocistos e eritema difuso).

- Grau de cirrose: pacientes com Classificação Funcional de Child Pugh C apresentam maior risco de sangramento.

- História de sangramento varicoso prévio.

Apresentação clínica

A HDAV é mais comumente manifestada através de hematêmese e/ou melena, porém pode ainda manifestar-se por enterorragia ou até mesmo diminuição da hemoglobina, sem exteriorização.

Os critérios clínicos de alto risco de morbidade e mortalidade para HDA (não especificamente varicosa) são:

- Idade maior que 60 anos;

- Melena persistente ou hematêmese/enterorragia volumosa;

- Instabilidade hemodinâmica;

- Hemorragia em pacientes internados;

- Necessidade de transfusão sanguínea;

- Uso de anticoagulantes ou AINES;

- Ressangramento pós tratamento endoscópico;

- Comorbidades associadas (cardiorrespiratória e renal, por exemplo).

Diagnóstico

O diagnóstico presuntivo é dado ao associar sintomas clássicos de hemorragia digestiva alta com uma história clínica sugestiva de hipertensão portal. Já o diagnóstico definitivo é realizado com a visualização de sinais de sangramento varicoso ativo e/ou recente pela Endoscopia Digestiva Alta, sendo este também o exame que realizará a terapêutica.

Avaliação laboratorial

Diante de um paciente com suspeita de hemorragia digestiva alta varicosa, deve-se solicitar exames laboratoriais que auxiliarão nas condutas tomadas para estabilização e orientar sobre a necessidade de realizar transfusão de hemácias, plaquetas e plasma fresco congelado. Os exames laboratoriais que devem ser solicitados são: Hemograma com contagem de plaquetas, tempo de protrombina, ureia e creatinina, sódio e potássio, e tipagem sanguínea.

Além destes, diante da suspeita de hipertensão portal, pode-se ainda solicitar exames complementares que auxiliem na avaliação da presença de hepatopatia crônica: bilirrubina e albumina (para calcular a Classificação funcional de Child Pugh) e transaminases hepáticas.

Abordagem clínica

A abordagem clínica de uma HDAV deve ser feita idealmente em unidade de terapia intensiva, com o paciente sob monitorização contínua.

O tratamento baseia-se em três pontos principais: reposição volêmica, controle terapêutico farmacológico e endoscópico, e controle de infecção. As medidas clínicas iniciais objetivam garantir via aérea pérvia e protegida e restaurar os parâmetros hemodinâmicos do paciente.

Já na admissão, é indicado a realização de oxigenação suplementar com cateter de O2, devendo ser avaliada a necessidade de intubação orotraqueal (IOT). É prática rotineira de muitos centros, indicar IOT antes da endoscopia para facilitar a realização do exame e de técnicas terapêuticas. Na Tabela abaixo, estão descritos os principais critérios de IOT na HDAV.

Tabela 2.2
Critérios de intubação orotraqueal na HDAV

Sangramento ativo maciço (hematêmese volumosa).
Alteração do nível de consciência com impossibilidade de proteção de via aérea (por exemplo paciente em encefalopatia e/ou choque, apresentando-se agitado ou com rebaixamento do nível de consciência).
Evidência de aspiração.

Fonte: Desenvolvida pela autoria.

A estabilização hemodinâmica inicia-se com dois acessos intravenosos periféricos e com reposição de cristalóides (soro fisiológico 0,9% ou Ringer Lactato) ou, se necessário, com transfusão de hemácias. O objetivo é manter a pressão arterial sistólica entre 90 e 100 mmHg, frequência cardíaca menor que 100 batimentos por minuto e Hemoglobina entre 7 e 8 mg/dL. Em cardiopatas ou idosos, os níveis de hemoglobina podem ter sua meta individualizada. Atenção ao fato de que a ressuscitação vigorosa com cristaloides e hemoderivados deve ser evitada, uma vez que ela pode aumentar a pressão portal, levando ao aumento do risco de ressangramento e consequentemente, da mortalidade.

A transfusão de plaquetas pode ser indicada em pacientes que apresentam plaquetopenia significativa (menor que 50.000) e a transfusão de plasma fresco congelado (PFC), quando há coagulopatia considerável (INR maior que 1,7). Há muita controvérsia na literatura sobre o valor do INR na definição de condutas nos pacientes cirróticos com HDAV, uma vez que o valor numérico obtido possivelmente não reflete seu verdadeiro status de coagulação.

Terapia farmacológica

A terapia farmacológica deve ser iniciada quando houver suspeita de HDAV, já na admissão hospitalar do paciente, antes da realização da EDA.

Ela é constituída por quatro pilares principais:

1. **Antibioticoprofilaxia:** É fundamental no tratamento inicial do paciente cirrótico com HDAV, uma vez que diminui o risco de peritonite bacteriana espontânea (PBE) e a mortalidade.

   Em Child Pugh A, deve ser utilizado Norfloxacino 400 mg de 12 em 12 horas, por cinco dias.

   Em pacientes Child Pugh B ou C, ou naqueles hospitais em que existe resistência às quinolonas, deve ser utilizado Ceftriaxone 1 g, uma vez ao dia, por 5 dias.

2. **Prevenção de Encefalopatia Hepática:** Em pacientes com cirrose e HDAV, está indicado o uso de Lactulose (iniciar 25 ml a cada 12 horas e titular para manter a frequência de 2 a 3 evacuações por dia).

3. **Eritromicina:** Deve ser utilizada antes da endoscopia nos pacientes que não apresentam contraindicação (prolongamento de QT, por exemplo). A dose utilizada é 250 mg IV, correr em 30 a 120 minutos, antes da endoscopia).

   A eritromicina tem um efeito prócinético e tem o objetivo de aumentar a visibilidade durante o exame endoscópico, diminuindo a necessidade de um novo exame diagnóstico e/ou terapêutico.

4. **Drogas vasoativas:** Na suspeita de HDAV, as drogas vasoativas devem ser iniciadas o mais rápido possível, antes mesmo da realização da endoscopia digestiva alta, com o objetivo de reduzir a pressão portal e a taxa de sangramento. Elas devem ser continuadas por até 5 dias após o episódio. Na tabela a seguir são demonstradas as drogas que podem ser utilizadas.

Tabela 2.3
Doses de drogas vasoativas utilizadas na HDAV

Terlipressina	<ul><li>É um análogo sintético da vasopressina.</li><li>É a única droga vasoativa que apresenta redução da mortalidade.</li><li>Não utilizar em paciente com insuficiência coronariana, insuficiência vascular periférica e hipertensão arterial não controlada.</li><li>Atentar para o risco de hiponatremia: monitorar sódio sérico.</li><li>Dose: 2 mg *em bolus* + 2 mg a cada 4 horas, por 48 horas. Após manter 1 mg a cada 4 horas até completar 5 dias.</li></ul>
Somatostatina	<ul><li>Dose: 250 µg em *bolus*, seguido de infusão contínua de 250 µg/h, devendo ser mantido por 3 a 5 dias.</li></ul>
Octreotide	<ul><li>É um análogo sintético da somatostatina.</li><li>Dose: 50 µg em *bolus*, seguido de infusão contínua de 50 µg/h, devendo ser mantido por 5 dias.</li></ul>

Fonte: Desenvolvida pela autoria.

Terapia endoscópica

Na suspeita de HDAV, a endoscopia digestiva alta deve ser realizada em até 12 horas, após ressuscitação volêmica e estabilização hemodinâmica do paciente, com o objetivo diagnóstico e terapêutico.

Alguns agentes farmacológicos empregados na sedação do exame endoscópico, como xilocaína spray a 10%, midazolam e propofol, apresentam metabolização hepática e, com isso, apresentam meia vida aumentada em pacientes hepatopatas. Por isso, deve-se utilizar doses reduzidas dessas medicações.

O midazolam pode induzir encefalopatia hepática, entretanto apresenta segurança similar a do propofol para pacientes Child A e B. Por outro lado, o propofol apresenta início de ação e despertar rápidos, porém pode induzir a bradicardia, principalmente por interação medicamentosa com a terlipressina.

Nas varizes esofágicas, podem ser feitos dois tipos de terapia, a ligadura elástica e a escleroterapia, ambas com taxa de sucesso em torno de 80 a 90%. Nas varizes gástricas, GOV 2 e IGV 1, o tratamento endoscópico de escolha é a injeção com cianoacrilato, apresentando taxa de sucesso entre 90 e 100%. Já nas GOV1, pode ser realizado tanto ligadura elástica quanto injeção de cianoacrilato.

Escleroterapia

A escleroterapia foi descrita a primeira vez em 1939 por Craaford e Frenckner, porém só se tornou amplamente utilizada após o desenvolvimento dos endoscópios flexíveis. No Brasil, esta técnica passou a ser mais difundida a partir da década de 1990, e desde então, a solução de oleato de etanolamina é a mais utilizada.

A escleroterapia consiste na injeção de uma solução esclerosante no interior do vaso, técnica intravasal, ou adjacente à variz, técnica paravasal. Isto resulta na obliteração da variz e consequentemente diminui a taxa de sangramento.

Dentre as soluções esclerosantes utilizadas, tem-se álcool, polidocanol, glicose, tetradecilsulfato de sódio, morruato de sódio e, a mais utilizada atualmente, o oleato de etanolamina de 2,5% a 3%. Estes agentes causam uma reação inflamatória local, levando a irritação da camada endotelial e flebite, resultando em fibrose da parede do vaso e trombose da variz.

Indicações

- Pacientes em que a ligadura elástica é difícil, por exemplo entre áreas de ligadura prévia, onde há retração cicatricial.

- Varizes esofagogástricas junto à transição esofagogástrica. (GOV 1).

- Crianças pequenas. Indisponibilidade de kit de ligadura elástica dimensionado para idade (impossibilitando a passagem pelo músculo cricofaríngeo).

Técnica

A solução de oleato de etanolamina a 5% é diluída em glicose a 50%, formando uma solução a 3%. O preparo que pode ser utilizado para chegar a esta concentração é 6 mL de oleato de etanolamina 5% com 4 mL de glicose a 50%.

Como dito previamente, existem duas formas de aplicar esta solução, a técnica paravasal e intravasal, sendo esta última mais utilizada. Em ambas, deve-se preencher o cateter antes de realizar as injeções.

As aplicações são realizadas distal e proximal ao ponto de ruptura, sendo observado a intumescência do vaso após a injeção de cerca de 3 ml. Deve-se sempre retirar o cateter injetando a solução, para que forme um tampão na saída do vaso e evite sangramento. O volume total infundido é cerca de 10 a 20 ml.

Complicações

As complicações podem ser locais e sistêmicas.

Dentre as complicações locais, pode ocorrer dor retroesternal devido à espasmo esofagiano, odinofagia e disfagia, úlcera hemorrágica no local da aplicação, estenose (que apresenta boa resposta à dilatação esofágica), hematoma dissecante, sangramento, mediastinite e perfuração.

Dentre as complicações sistêmicas, podemos citar tromboembolismo, febre e bacteremia.

Ligadura elástica (LE)

A técnica da ligadura elástica foi introduzida em 1988 e desde então é utilizada na profilaxia primária e secundária das varizes esofagogástricas. Atualmente é o tratamento de escolha na hemorragia digestiva alta varicosa, exceto para as varizes gástricas isoladas e GOV 2.

Após a ligadura elástica, dentro de 24 a 48 horas ocorre trombose do vaso, levando à necrose e descamação tecidual dentro de 5 a 10 dias, seguido de uma ulceração superficial da mucosa, que é reepitelizada em torno de 2 a 3 semanas. Por isso, a utilização do Inibidor da Bomba de Prótons (IBP) é recomendada após o procedimento.

Contraindicações

- Presença de coagulopatias (Plaquetas menores que 50000/ mm^3 e INR> 2) notadamente tratando-se de ligadura elástica eletiva.
- Varizes gástricas: GOV 2, IGV 1 e 2.

Técnica

É necessário um kit específico para LE, composto por um *cap* com inúmeras bandas elásticas (o número varia de acordo com o fabricante) acoplado a um sistema de disparo.

Ao localizar a variz sangrando, deve-se aspirar o cordão varicoso para dentro do *cap* e disparar a banda, causando a oclusão e consequente trombose. As ligaduras são realizadas de distal para proximal, de forma helicoidal, distando ao menos 2 cm entre si, para diminuir o risco de estenose, sempre evitando a transição esofagogástrica. Em média utiliza-se de 4 a 6 bandas.

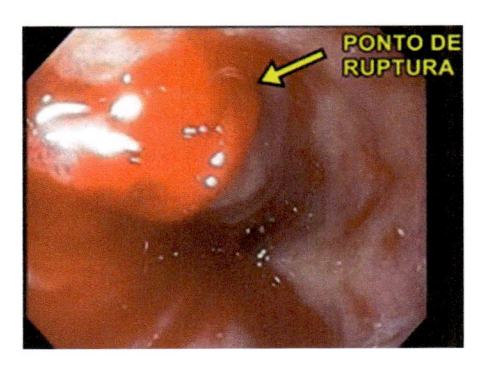

Figura 2.5 Prolongamento varicoso para pequena curvatura (GOV 1).
Fonte: Imagem gentilmente cedida por Maurício Minata.

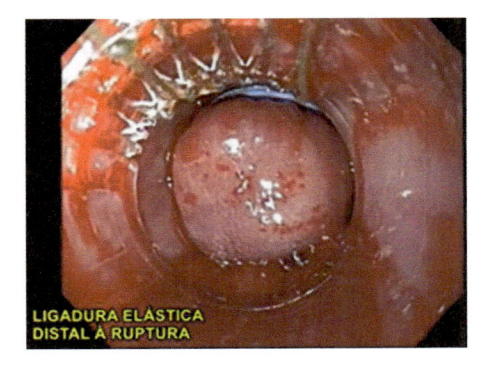

Figura 2.6 Ligadura elástica distal ao ponto de ruptura.
Fonte: Imagem gentilmente cedida por Maurício Minata.

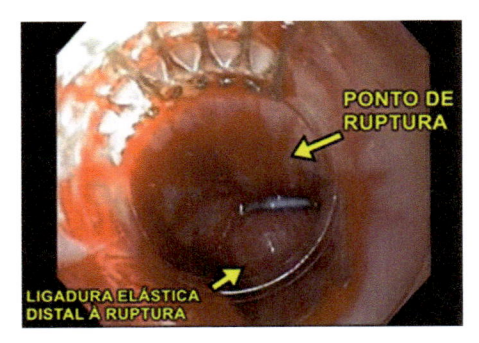

Figura 2.7 Ponto de ruptura com ligadura elástica distal.
Fonte: Imagem gentilmente cedida por Maurício Minata.

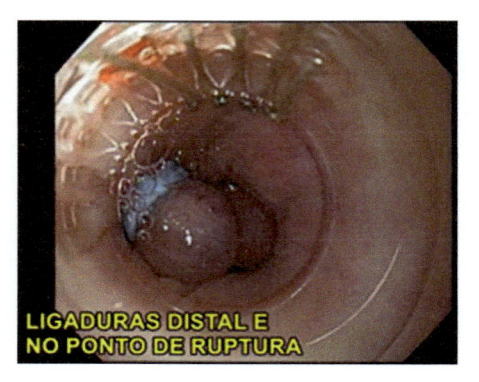

Figura 2.8 Ligadura elástica distal e no ponto de ruptura.
Fonte: Imagem gentilmente cedida por Maurício Minata.

Complicações

As complicações são predominantemente locais e incluem: dor torácica, infecções, estenose esofágica e sangramento das úlceras pós ligadura elástica.

Injeção de cola tecidual (Cianoacrilato)

A cola tecidual é composta por n-butil-2 cianoacrilato, um polímero líquido que ao entrar em contato com uma substância alcalina (sangue), polimeriza-se imediatamente, levando a obliteração do vaso.

É o tratamento endoscópico para as varizes gástricas, apresentando taxa de sucesso de 93 a 100% e taxa de ressangramento em torno de 30%.

Indicação

- Sangramento de varizes gástricas (GOV 2, IGV 1 e 2).

- Sangramento de varizes esofágicas em pacientes com cirrose descompensada e coagulopatia.

- Ressangramento de varizes esofágicas tratadas previamente com ligadura elástica.

Técnica

A técnica é semelhante à escleroterapia. O uso do cianoacrilato deve ser realizado por uma equipe experiente e com os devidos cuidados, uma vez que o manuseio inadequado pode causar danos ao aparelho.

Inicialmente, a superfície externa do endoscópio e o canal de trabalho devem ser lubrificados com óleo de silicone.

O cianoacrilato é guardado acondicionado e deve ser realizada uma solução com lipiodol, uma vez que este retarda a solidificação na seringa e no cateter injetor. A solução é preparada na diluição de 1:1, com 0,5 a 1 ml de cianoacrilato. Então ao puncionar o vaso, deve-se injetar cerca de 1 ml de água destilada para avaliar se está intravasal, após, injeta-se de 1 a 2 ml da solução, seguida novamente da injeção de 1 a 2 ml de água destilada, para limpar o lúmen da agulha.

Complicações

A principal complicação relacionada é a embolização sistêmica, resultante da infusão de grandes volumes da solução, sendo rara na infusão do volume recomendado.

Outras complicações existentes são: formação de úlceras gástricas, sangramento recorrente, hematoma mesentérico, peritonite bacteriana e sepse persistente.

Resgate terapêutico

Diante de uma HDAV, o tratamento de escolha inicial é a terapêutica endoscópica. Entretanto, em 10 a 20% dos casos, ela pode falhar.

Após uma terapêutica endoscópica, caso não haja controle ou em paciente em que há controle inicial com ressangramento precoce, deve-se realizar uma nova tentativa endoscópica. Ainda assim, se a hemorragia persiste, devemos indicar uma abordagem alternativa que chamaremos de **métodos de resgate**. Estes podem ser temporários (Balão de tamponamento e Stents esofágicos) ou definitivos (Shunt portossistêmico intra-hepático transjugular e cirurgias).

Stent metálico autoexpansível

Os stents metálicos autoexpansíveis podem ser uma opção mais segura que o tamponamento com balão em paciente com sangramento varicoso refratário.

O stent utilizado é um stent metálico totalmente recoberto, que é introduzido sobre um fio guia e posicionado distalmente no esôfago, não necessitando de radioscopia. Ele pode permanecer no esôfago por 14 dias, tempo suficiente para a realização do controle hemostático.

A desvantagem desta terapia é não comprimir varizes gástricas.

Balão de tamponamento

O balão de tamponamento pode ser utilizado de forma eficaz para obter a hemostasia a curto prazo, mas devido às suas complicações e ao risco de ressangramento após desinsuflado é uma medida temporária até ser instituído um tratamento definitivo.

Existem três tipos de balões: o balão de Sensgtaken-blakemore (apresenta balão gástrico, esofágico e uma via de aspiração gástrica), o balão de Minnesota (é como o anterior, porém com via de aspiração também acima do balão esofágico) e o balão de Linton-Nachlas (possui um único balão gástrico).

Técnica

O paciente deve ser intubado antes de iniciar o procedimento.

Deve-se lubrificar o balão e inseri-lo pela boca ou pela narina até ser introduzido 50 cm. Então, o balão gástrico deve ser insuflado com 100 ml de ar, para confirmação da posição gástrica (identificado abaixo do diafragma com radioscopia). Uma vez confirmado, o balão gástrico é preenchido com 300 ml de ar.

A seguir o balão é tracionado contra a transição esofagogástrica lentamente até haver resistência. O balão é então preso a um dispositivo de contenção de roldana, com um contra-peso que pode ser um frasco de 500 ml de soro, para manter a pressão no tubo e consequentemente tamponar as varizes.

Se o sangramento persistir, o balão esofágico pode também ser insuflado, com 30 mmHg de ar.

O balão de tamponamento deve ser mantido por até 24 horas.

Complicações: Necrose de asa do nariz, pneumonia aspirativa, isquemia e/ou necrose de mucosa gástrica e esofágica, ruptura e perfuração.

Radiologia: Shunt portossistêmico intra-hepático transjugular (TIPS)

O TIPS é um procedimento realizado pela radiologia intervencionista que consiste na colocação de um stent recoberto por via transjugular, da veia hepática até a porção intra-hepática da veia porta, criando um canal de baixa resistência, diminuindo a pressão no sistema e nas varizes esofagogástricas.

O procedimento não necessita de anestesia geral, apresenta morbimortalidade menor em comparação a cirurgia de shunt e apresenta controle hemostático das HDAV em 90 a 100% dos casos.

Indicações

- Sangramento varicoso recorrente apesar da terapêutica endoscópica.

- Na prevenção secundária de pacientes sem encefalopatia e sinais de disfunção hepática grave (ou seja, MELD <18) que não toleram ou tem complicações com betabloqueador ou com LE e portanto não podem se beneficiar da combinação desses métodos.

- Deve ser considerado TIPS precoce (< 72 horas) naquelas pacientes com alto risco de sangramento após terapêutica endoscópica e farmacológica.

Contraindicações

a. **Absolutas:** Encefalopatia hepática atual ou prévia, insuficiência hepática avançada (Child Pugh B ou C), Abscesso hepático, doença hepática policística, insuficiência cardíaca, hipertensão pulmonar grave, sepse e regurgitação tricúspide grave.

b. **Relativas:** Carcinoma hepatocelular (principalmente se for central), trombose de veia porta, e coagulopatia ou trombocitopenia grave.

c. **Complicações:** Encefalopatia hepática, oclusão do *stent* (com recorrência da HP e possibilidade de HDAV), complicações técnicas (por exemplo arritmias cardíacas e laceração hepática).

Intervenção cirúrgica

O tratamento cirúrgico nos casos de falência do tratamento inicial de HDAV é eficaz em interromper e prevenir ressangramento, porém apresenta taxa de mortalidade de até 50%.

Existem dois tipos de procedimento cirúrgico: shunt e não-shunt.

As cirurgias de shunt podem ser não seletivas (desviam todo o fluxo portal, como o shunt portocaval) ou seletivas (como o shunt esplenorrenal distal).

Entre as outras opções (não shunt) destaca-se a transecção esofágica.

O paciente ideal é aquele que apresenta função hepática preservada, com falha do tratamento endoscópico, sem apresentar complicações em decorrência da endoscopia ou do sangramento.

As contra-indicações são as mesmas da colocação do TIPS.

Transplante hepático

Prevenção primária e secundária

Prevenção primária

A profilaxia primária é a terapêutica indicada para pacientes com HP que nunca apresentaram hemorragia digestiva, porém apresentam alto risco.

As principais indicações para realização de profilaxia primária são:

- Varizes de fino calibre, porém com alto risco de sangramento (Pacientes Child Pugh B e C ou presença de *red spots*).

- Varizes de médio ou grosso calibre.

Essa profilaxia pode ser realizada de duas formas, utilizando betabloqueadores (nadolol, propranolol ou carvedilol) ou realizando ligadura elástica a cada duas a oito semanas até a erradicação das varizes.

Prevenção secundária

A profilaxia secundária é realizada em pacientes com história de sangramento por varizes esofagogástricas. Ela deve ser iniciada no sexto dia após o episódio, se o paciente mantiver estabilidade hemodinâmica.

A terapia de primeira linha é a combinação de betabloqueador (nadolol ou propranolol) com ligadura elástica. O carvedilol não apresentou eficácia similar aos demais betabloqueadores e por isso não deve ser utilizado na prevenção de ressangramento.

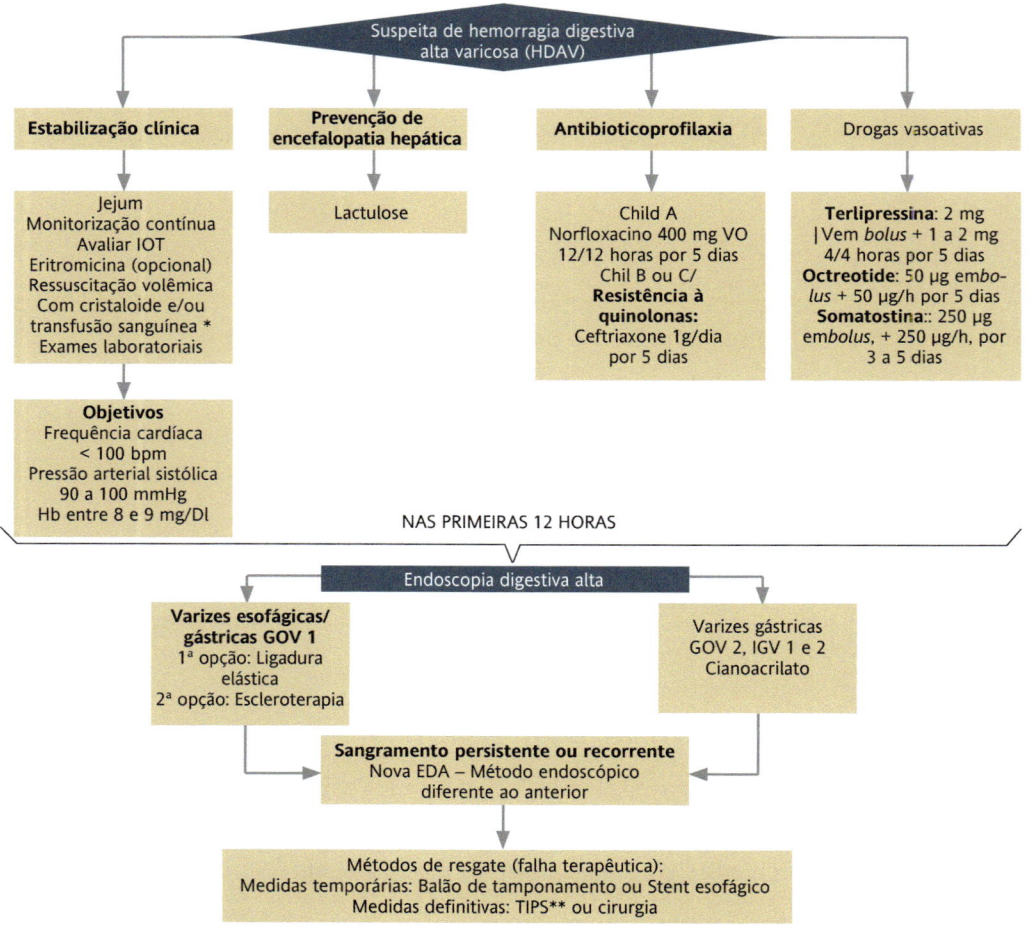

Figura 2.9   Fluxograma.

*Considerar transfusão de plaquetas se plaquetopenia significativa (< 50000/mm³) e Plasma fresco congelado se INR > 1,7

**Considerar TIPS precoce (< de 72 horas) se alto risco de sangramento após terapêutica farmacológica e endoscópica.

Fonte: Desenvolvido pela autoria.

A ligadura elástica é realizada no momento da HDAV, e deve ser repetida a cada um a três meses até a erradicação das varizes. Após a erradicação, a primeira EDA deve ser realizada após um a três meses, e após, a cada seis a doze meses para avaliar recorrência.

Nos casos em que os pacientes apresentam cirrose que não possam realizar LE (como na presença de coagulopatia), ou naqueles que não querem realizar o procedimento, os betabloqueadores podem ser utilizados em monoterapia. Da mesma forma, para cirróticos com contraindicação ou intolerância aos betabloqueadores, a LE pode ser realizada em monoterapia.

SUMÁRIO E RECOMENDAÇÕES

▌ O manejo inicial do paciente com HDAV inclui a estabilização clínica (ressuscitação volêmica e avaliação de via aérea), tratamento farmacológico e tratamento endoscópico.

▌ A ressuscitação volêmica é realizada com cristalóide ou transfusão sanguínea. O objetivo é manter pressão sistólica entre 90 a 100 mmHg, frequência cardíaca menor que 100 batimentos por minuto e hemoglobina entre 7 e 8 mg/dL (sendo que idosos e cardiopatas podem ter uma meta individualizada). A transfusão de plaquetas está indicada em plaquetopenia menor que 50000/mm³ e a transfusão de plasma fresco congelado em INR > 1,7.

▌ O tratamento farmacológico inclui a prevenção de infecções bacterianas (realizada por 5 a 7 dias, com norfloxacino em pacientes Child Pugh A ou ceftriaxona em pacientes Child Pugh B ou C), prevenção de encefalopatia hepática com lactulose e drogas vasoativas para diminuição do fluxo sanguíneo local (terlipressina, somatostatina ou octreotide).

▌ A eritromicina é um agente procinético que pode ser utilizado antes da endoscopia para melhor visualização durante o exame.

▌ O tratamento endoscópico de escolha é a ligadura elástica, exceto para varizes gástricas GOV 2, IGV 1 e 2.

▌ Em caso de impossibilidade de ligadura elástica, em varizes esofágicas, deve ser utilizado a escleroterapia com oleato de etanolamina.

▌ Nas varizes gástricas GOV 2, IGV 1 e 2, deve ser realizado tratamento endoscópico com cianoacrilato.

▌ Em caso de falha terapêutica ao tratamento farmacológico e endoscópico, existem métodos temporários (balão de tamponamento e stent esofágico) e métodos definitivos (TIPS, cirurgia de shunt portossistêmico e transplante) que podem ser utilizados para alcançar a hemostasia.

▌ A Profilaxia primária é realizada com betabloqueador (nadolol, propranolol e carvedilol) OU ligadura elástica.

▌ A Profilaxia secundária é realizada com betabloqueador (nadolol ou propranolol) E ligadura elástica.

REFERÊNCIAS

1. Goff JS. Endoscopic varicela ligation. Review 2020. Last updated 2019. Disponível em: https://www.uptodate.com/contents/endoscopic-variceal-ligation?search=varizes%20de%20esofago&topicRef=1260&source=see_link

2. de Franchis R; Baveno VI Faculty. Expanding consensus in portal hypertension: Report of the Baveno VI Consensus Workshop: Stratifying risk and individualizing care for portal hypertension. J Hepatol. 2015 Sep;63(3):743-52. doi: 10.1016/j.jhep.2015.05.022

3. Luz GO, Sena CRV, Sakai P, et al. Manual do residente de Endoscopia digestiva- USP. 2014;Cap 32- Hemorragia digestiva alta varicosa.

4. Averbach M, Ferrari Jr AP, et al. Tratado ilustrado de endoscopia digestiva- SOBED. 2018;p. 692-701

5. Sanyal JA, Bajaj JS. Prevention of recurrent bleeding from esophageal varices in patients with cirrhosis. Uptodate. Review 2020. Last updated 2019. Disponível em: https://www.uptodate.com/contents/prevention-of-recurrent-bleeding-from-esophageal-varices-in-patients-with-cirrhosis?search=varizes%20de%20esofago&topicRef=1254&source=see_link#H70339949

6. Sanyal JA. Overview of the management of patients with varicela bleeding. Uptodate. Review 2020. Last updated 2019. Disponível em: https://www.uptodate.com/contents/overview-of-the-management-of-patients-with-variceal-bleeding?search=varizes%20de%20esofago&source=search_result&selectedTitle=3~127&usage_type=default&display_rank=3#H16

7. Bajaj JS, Sanyal JA. Methods to achieve hemostasis in patients with acute variceal hemorrhage. Uptodate. Review 2020. Last updated 2020. Disponível em: https://www.uptodate.com/contents/methods-to-achieve-hemostasis-in-patients-with-acute-variceal-hemorrhage?search=Methods%20to%20achieve%20hemostasis%20in%20patients%20with%20acute%20varicel%20hemorrhage&source=search_result&selectedTitle=1~150&usage_type=default&display_rank=1

8. Sanyal AJ, Bajaj JS. Prediction of variceal hemorrhage in patients with cirrhosis. Uptodate. Review 2020. Last updated 2019. Disponível em: https://www.uptodate.com/contents/prediction-of-variceal-hemorrhage-in-patients-with-cirrhosis?search=8.%09Predi%C3%A7%C3%A3o%20de%20hemorragia%20varicosa%20em%20pacientes%20com%20varizes&source=search_result&selectedTitle=2~150&usage_type=default&display_rank=2

9. Saltzman JR. Approach to acute upper gastrointestinal bleeding in adults. Uptodate. Review 2020. Last updated 2020. Disponível em: https://www.uptodate.com/contents/approach-to-acute-upper-gastrointestinal-bleeding-in-adults?search=hemorragia%20digestiva%20varicosa&source=search_result&selectedTitle=2~150&usage_type=default&display_rank=2#H16

10. ASGE Technology Committe, Hwang JH, Shergill AK, Acosta RD, et al. The role of endoscopy in the management of varicela hemorrhage. Gastrointestinal Endoscopy 2014. p. 221-227

11. Karstensen JG, Ebigbo A, Bhat Purnima. Endoscopic treatment of varicela upper gastrointestinal bleeding: Europeann Society of Gastrointestinal Endoscopy (ESGE) Cascade Guideline. Endoscopy Internacional Open 2020; p. 990-997

3

Síndrome de Boerhaave

Fernando Lopes Ponte Neto
Rodrigo Tadeu Rodrigues Silvestre

Introdução

A ruptura esofágica espontânea, também conhecida como Síndrome de Boerhaave (SB), foi descrita pela primeira vez em 1724 por Hermann Boerhaave, e pode ser caracterizada como uma lesão esofágica transmural que ocorre mesmo na ausência de intervenções, instrumentação local, presença de corpo estranho ou trauma. Corresponde a cerca de 15% das perfurações esofágicas, sendo mais comumente localizada no terço distal da porção torácico do esôfago. É uma condição rara, grave e com elevada letalidade, sendo fatal diante da ausência de tratamento, devido à contaminação de estruturas adjacentes e comprometimentos de órgão vizinhos. Apesar de ser descrita como espontânea, a SB tem causa barogênica, ocorrendo devido ao aumento súbito da pressão intraesofágica após situações de esforço, associada à pressão negativa intratorácica como nos casos de tosse, vômitos e esforço físico de maior intensidade.

Apresentação clínica

O diagnóstico da SB se torna um desafio devido à apresentação da síndrome ter sintomas inespecíficos, o que por vezes leva ao atraso no início da terapêutica específica. A SB é mais prevalente entre homens de meia-idade e etilistas. Esofagite erosiva, esôfago de Barrett e hérnia hiatal também podem ser considerados fatores de risco para a perfuração esofágica espontânea. Mais recentemente, casos de SB foram correlacionados com esofagite eosinofílica.

Os pacientes podem apresentar dor torácica e/ou epigástrica, vômitos, dispneia e disfagia. Ao exame físico pode-se identificar enfisema subcutâneo, pneumotórax e derrame pleural. Alguns pacientes apresentam-se com sinais relacionados à infecção que vão de febre e taquicardia até casos mais graves com sepse. A tríade de Mackler é caracterizada por vômito, dor torácica e enfisema subcutâneo, esta apesar de ser sugestiva da SB é pouco encontrada. Diante de casos com quadro clínico compatível e associação com hematêmese, deve-se excluir Síndrome de Mallory-Weiss pois esta passa a ser um diagnóstico alternativo, já que hematêmese não é comumente encontrado nos pacientes com SB. Infarto do miocárdio, pancreatite aguda e pneumotórax espontâneo estão entre os outros possíveis diagnósticos clínicos diferenciais.

Diagnóstico

Em caso de quadro clínico compatível a suspeição diagnóstica é de extrema importante. A hipótese é reforçada após realização de exames de imagens como radiografia contrastada ou tomografia computadorizada de tórax. A endoscopia digestiva alta além de confirmar a perfuração, consegue definir o local e a extensão da laceração.

Abordagem clínica

Devido à gravidade do caso, o atendimento dos pacientes com suspeita de perfuração esofágica deve ser o mais breve possível, priorizando inicialmente medidas de estabilização clínica. Pacientes instáveis precisam ser encaminhados à sala de emergência para realização das medidas iniciais como obtenção de acesso venoso calibroso, monitorização hemodinâmica, suporte de oxigênio se necessário, coleta de exames laboratoriais, e em caso de suspeita de sepse prosseguir com expansão volêmica mais antibioticoterapia endovenosa. Após estabilização deve-se realizar investigação radiológica e em casos inconclusivos, porém de alta suspeição, deve-se utilizar a endoscópica como ferramenta diagnóstica.

Após confirmação, o paciente precisa ser manejado em leito de terapia intensiva, mesmo se clinicamente estável. Para todos os pacientes deve-se prescrever jejum, suspender qualquer ingesta via oral e mantendo suporte nutricional preferencialmente por via parenteral. Inibidor de bomba de prótons e antibioticoterapia de amplo espectro devem ser administrados por via intravenosa. Entre os esquemas iniciais de antibióticos pode-se administrar esquemas com única droga como ertapenem ou piperacilina-tazobactam, ou esquemas combinados com cefalosporinas (cefazolina, cefuroxima, ceftriaxona, cefotaxima) ou fluoroquinolonas (ciprofloxacina ou levofloxacina), em combinação com metronidazol. Em caso de paciente de alto risco para infecções grave, como os associados a cuidados de saúde, idosos com comorbidades ou imunocomprometidos, pode-se usar meropenem como esquema único, ou adicionar ampicilina ou vancomicina ao esquema combinado. Em caso de coleções ou tecidos necróticos estes precisam ser tratados respectivamente com drenagem e desbridamento. Recomenda-se que independentemente da modalidade terapêutica escolhida, a equipe cirúrgica avalie o paciente devido a possibilidade de mudança do quadro clínico e necessidade de abordagem cirúrgica mesmo após tratamento conservador ou endoscópico.

Avaliação laboratorial

Embora os exames laboratoriais não façam diagnóstico de perfuração esofágica, a avaliação com hemograma e proteína C reativa rastrearão casos de infecção. Em caso de instabilidade clínica ou sepse é necessário complementar a investigação com dosagem sérica de creatinina, uréia, lactato, sódio e potássio, além de gasometria, tempo tromboplastina parcial ativada (PTTa) e tempo de protrombina (TP). Os pacientes que irão ser submetidos à abordagem cirúrgica também precisam de exames laboratoriais. Entre os possíveis achados laboratoriais pode-se encontrar leucocitose, e em caso de instabilidade é possível a identificação de discrasias sanguíneas e distúrbios hidroeletrolíticos. A análise do liquido pleural pode apresentar alto nível de amilase salivar, um pH<6 e ser positiva para presença de fibras alimentares.

Avaliação radiológica

A radiografia simples de tórax, mesmo quando sem alterações, não é suficiente para afastar a hipótese de SB, pois pode ser normal em cerca de 15% dos casos de perfuração esofágica. A radiografia de tórax com contraste via oral é considerada padrão-ouro pois confirma a lesão perfurante transmural caso o contraste extravasa para fora da luz do órgão, além de identificar alterações como alargamento mediastinal, pneumomediastino, pneumotórax e derrame pleural que contribuem para a suspeição diagnóstica de SB. A tomografia computadorizada apresenta sensibilidade acima de 90% na confirmação de perfuração esofágica, e auxilia na identificação de complicações como coleções líquidas e gasosas, além de poder avaliar e excluir alguns diagnósticos diferenciais. Em pacientes com dreno de tórax também é possível o teste com ingesta de azul de metileno, que em caso de perfuração esofágica identifica-se pelo dreno o efluente de coloração azulada após 12 a 24 horas.

Terapia endoscópica

A endoscopia digestiva alta é recomenda pela maioria dos autores para confirmação da SB, visto ter sensibilidade de 100% e especificidade de 83%. Durante a realização da endoscopia há risco de aumento do pneumotórax e enfisema subcutâneo local devido a insuflação gasosa, assim recomenda-se, quando possível, a utilização de dióxido de carbono (CO_2) na tentativa de reduzir os possíveis danos causados pela insuflação gasosa.

Diante da confirmação da SB, a conduta conservadora é exceção, sendo possível em caso de diagnóstico tardio, ausência de infecção sistêmica e contaminação pleural controlada, podendo ser feito jejum, antibioticoterapia e drenagem percutânea de coleções.

Paciente com diagnóstico precoce, com menos de 48h de evolução e sem sinais de sepse, podem ser candidatos a terapia endoscópica, entretanto os dados estatísticos quanto a estes tratamentos são limitados pois a SB é uma condição relativamente incomum. As possibilidades de tratamento endoscópico diante dos casos de perfuração esofágica são diversas e incluem desde a colocação de *stents* esofágicos totalmente cobertos, *ThroughThe-Scope-Clips(TTSC)*, *Over-The-Scope-Clips* (OTSC, OvescoInc., Tubingen, Germany) até técnica de sutura endoscópica e terapia endoscópica à vácuo (EVT). Essas terapias são alternativas ao manejo cirúrgico convencional, entretanto estima-se que cerca de 20% dos pacientes que foram submetidos à tratamento endoscópico primário necessitarão de outra intervenção endoscópica ou cirúrgica em um segundo momento.

Entre os *stents* utilizados em caso de perfuração esofágica, existem os metálicos autoexpansíveis (SEMS) que tem maior risco de estenose após sua retirada, e os plásticos autoexpansíveis (SEPS) que apresentam maiores taxas de migração. A vedação adequada da parede esofágica se torna difícil com o uso de *stents* devido a tortuosidade do lúmen na transição esofagogástrica, o que pode comprometer os resultados da terapia. Se após 2 dias da passagem do *stent* for confirmado a ausência de extravasamento de contraste no local da perfuração e o paciente manter estabilidade, pode-se liberar q ingesta de dieta líquida e monitorizar a evolução. Apesar de não haver consenso do tempo ideal de permanência do *stent*, sugere-se a retirada do mesmo após 6 semanas. Séries de caso relatam a terapia com o uso de *Over-The-Scope-Clips* (OTSC), *ThroughThe-Scope-Clips(TTSC)* ou sutura endoscópica (utilizando o dispositivo Apollo®) para a reparação primária da perfuração em conjunto com a colocação de *stent*, e para fixação do *stent* na tentativa de reduzir o risco de migração dos SEMS/SEPS.

Mais recentemente, a terapia endoscópica a vácuo (EVT) foi relatada como possibilidade terapêutica em caso de perfurações por SB. Estudos retrospectivos preliminares sugerem superioridade da técnica quando comparada a colocação de *stents*. A pressão negativa resultante do vácuo realiza colapso e drenagem ativa da cavidade da ferida o que causa reparo da perfuração. EVT deve ser utilizada em conjunto com drenagem torácica externa em caso de coleções torácicas volumosas ou empiema.

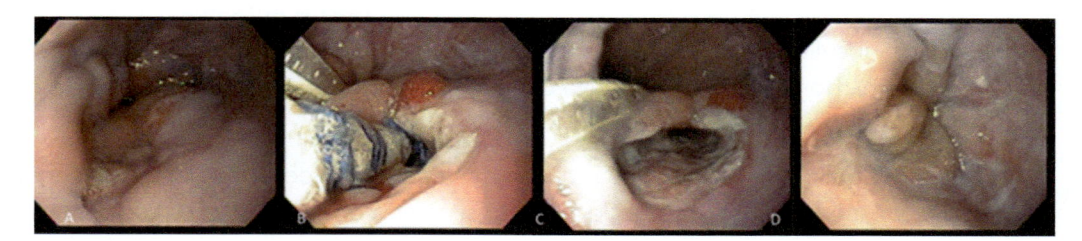

Figura 3.1   A: perfuração esofágica (SB). B: EVT com sonda intracavitária. C: EVT com sonda intraluminal. D: esôfago cicatrizado após 3 semanas.
Fonte: Imagens gentilmente cedidas por Danielle Bonilha e Júlia Costa – Gastrocentro/UNICAMP.

Intervenção cirúrgica

O tratamento cirúrgico passa ser a escolha nos casos com diagnóstico precoce e quadro de sepse, e em caso de terapia de resgate após falha de tratamento conservador ou endoscópico. A técnica cirúrgica mais comumente utilizada nos casos de SB é o reparo primário com sutura esofágica associada ou não a reforço com fundoplicatura. A esofagectomia é reservada a pacientes com grandes perfurações já que este procedimento carrega maior morbimortalidade. Associado a reparação esofágica cirúrgica pode ser necessária a drenagem torácica externa. A passagem de sonda nasoenteral é controversa, pois esse dispositivo predispõe a refluxo gastroesofágico ácido o que pode perpetuar a perfuração e gerar complicações.

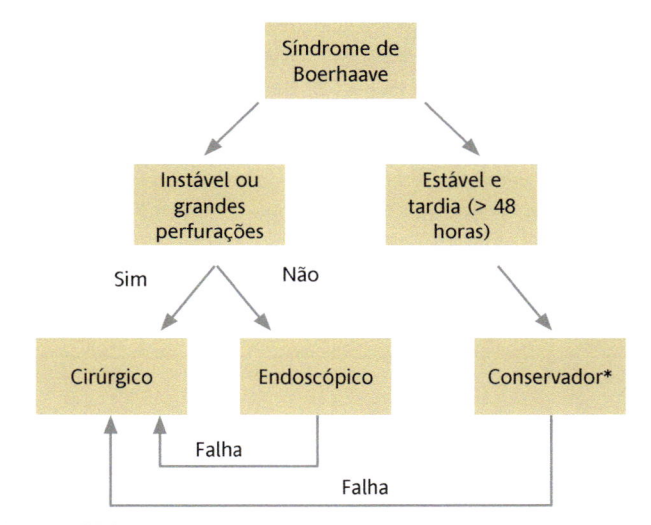

Figura 3.1 Fluxograma de decisão entre modalidades terapêuticas.
Fonte: Desenvolvido pela autoria.

SUMÁRIO E RECOMENDAÇÕES

▎ Em caso de vômito, dor torácica e enfisema subcutâneo deve-se suspeitar de perfuração esofágica.

▎ O diagnóstico é feito com história clínica compatível e exame de imagem (radiografia contrastada ou tomografia) em conjunto com endoscopia digestiva.

▎ Após confirmação, deve-se manejar o paciente em leito de terapia intensiva, com jejum por via oral, suporte de nutrição parenteral, inibidor de bomba de prótons e antibioticoterapia.

▎ Tratamento conservador deve ser exceção, e deve-se propor abordagem cirúrgica em caso de piora clínica.

▎ Em casos de tratamento cirúrgico optar por reparo primário, com ou sem fundo-plicatura de reforço. Realizar esofagectomia somente se grandes perfurações.

▎ Em caso de tratamento endoscópico deve-se optar pela utilização de terapia endoscópica a vácuo ou *stent* recoberto.

REFERÊNCIAS

1. Turner AR, Turner SD. Boerhaave Syndrome. In: StatPearls [Internet]. Treasure Island (FL): StatPearls Publishing; 2020 Jan. 2020 Mar 2. PMID: 28613559.

2. Chirica M, Bonavina L. Esophageal emergencies: WSES guidelines. World J Emerg Surg . 2019 May 31;14:26. doi: 10.1186/s13017-019-0245-2. eCollection 2019. DOI: 10.1186/s13017-019-0245-2.

3. Schipper JP, Pull ter Gunne AF, Oostvogel HJM, van Laarhoven CJHM. Spontaneous rupture of the oesophagus: Boerhaave's syndrome in 2008. Literature review and treatment algorithm. Dig Surg . 2009;26(1):1-6. doi: 10.1159/000191283. Epub 2009 Jan 15. DOI: 10.1159/000191283.

4. Tellechea JI, Gonzalez JM, Miranda-García P, Culetto A, D'Journo XB, Thomas PA, et al. Role of Endoscopy in the Management of Boerhaave Syndrome. Clin Endosc. 2018 Mar; 51(2):186-191. doi: 10.5946/ce.2017.043. Epub 2017 Sep 20. DOI: 10.5946/ce.2017.043.

5. Ainda S, Mencio M, Ontiveros E, Burdick J, Leeds SG. Vacuoterapia endoluminal primária e de resgate no tratamento de perfurações e vazamentos esofágicos. Ann Thorac Cardiovasc Surg . 2018 Aug 20;24(4):173-179. doi: 10.5761/atcs.oa.17-00107.

6. Aloreidi K, Patel B, Ridgway T, Yeager T, Atiq M. Non-surgical management of Boerhaave's syndrome: a case series study and review of the literature. Endosc Int Open. 2018 Jan; 6(1):E92-E97. doi: 10.1055/s-0043-124075.

4

Sonda Nasoenteral (SNE)

Fábio Catache Mancini
Epifanio Silvino do Monte Junior

Introdução

A passagem de sondas enterais é um dos procedimentos mais comuns para o endoscopista que atua em ambiente hospitalar. Ela está indicada quando há bom funcionamento do trato gastrointestinal na impossibilidade de ingestão via oral. A inserção às cegas é a forma mais comum, no entanto, em sua falha ou na necessidade de posição pós pilórica, a endoscopia é o método de escolha.

Indicações

- Uso por menos de 4 semanas
- Megaesôfago avançado
- Trauma de face e crânio
- Estenoses benignas ou malignas de estômago, esôfago e duodeno
- Gastroparesia
- Descompressão
- Refluxo gastroesofágico

Contraindicações

- Estenose complexa desconhecida
- Fratura de face e base de crânio
- Cirurgia oronasal recente

- Deformidade anatômica
- Distúrbio grave de coagulação

Abordagem clínica

À requisição pela equipe assistente pela passagem de SNE, devemos nos preparar e separar os materiais para o procedimento. Existem algumas técnicas descritas, pelas quais optaremos de acordo com as circunstâncias. Temos que ter alguns cuidados, como jejum de pelo menos 6 horas, porém na maioria dos casos, exceto a falha na passagem às cegas, é mais seguro um tempo maior de jejum, devido à diminuição do clearance do trato gastrointestinal alto. Isso deve ser avaliado caso a caso.

Técnicas descritas

Visão direta

Usaremos a ponta do aparelho para empurrar a sonda na direção que queremos e a fricção entre a sonda e o aparelho para arrastá-la. Após realização do exame completo, o aparelho é posicionado na hipofaringe. A sonda lubrificada com gel anestésico é passada pela narina mais pérvia até surgir na visão endoscópica. Direcionaremos a sonda para um dos recessos piriformes, seguiremos o trajeto habitual. Ao entrar na cavidade gástrica, é importante que a sonda se apoie na grande curvatura seguindo seu caminho até o antro ou piloro, dependendo do pedido médico e indicação clínica. Chegando no local de interesse, o auxiliar segura a sonda junto à narina, o estômago é desinsuflado e o aparelho é puxado em movimentos de chicote, para diminuir a fricção e evitar que o endoscópio retire a sonda. Ao chegar na faringe e boca é importante checar se a sonda não está enrolada.

Drag and pull

A técnica é similar à anterior, mas, antes de iniciar o procedimento, deve-se amarrar um fio na ponta do aparelho e, dependendo da situação a cada 10 cm. Prossegue-se com a técnica anterior até o momento de dificuldade, onde o fio será apreendido com uma pinça de biópsia ou corpo estranho e retraído para o interior do canal de trabalho. O conjunto endoscópio-sonda é levado ao local de interesse. Na retirada do aparelho, o auxiliar segura junto à narina, o endoscopista avança a pinça com a sonda enquanto retira o aparelho simetricamente, em seguida abre e retrai a pinça com cautela.

Over the guidewire

Costuma ser útil nos casos em que o endoscópio não alcança o local onde se deseja locar a sonda, por exemplo, estenoses. Nesses casos, o ideal é conhecer a alteração anatômica através de estudos contrastados. O exame deve ser realizado locando o aparelho no ponto de interesse, seja estenose, estômago ou segunda porção duodenal. Um fio guia teflonado de 0.035mm é passado, o aparelho retirado mantendo a posição do fio, que estará exteriorizado pela boca. A técnica de transferência nasal consiste em passar a sonda pelo nariz e, com os dedos, retirar pela boca. A ogiva metálica distal da sonda deve ser cortada para passagem do fio pela ponta, quando sair na extremidade distal, ele é fixado na orofaringe com o dedo para retificar e progredir a sonda. Esse último passo deve ser feito com cautela para não retirar o fio no processo. E, diferente dos métodos anteriores, deve-se fazer controle radiológico da posição da sonda.

Trough the scope

Similar à técnica anterior, o exame é feito com um aparelho terapêutico com canal de 6 mm, até a posição de interesse. Uma sonda mais fina, com calibre de 8 Fr é passada pelo canal de trabalho, o aparelho retirado, mantendo ela no local. Aplica-se a técnica de transferência nasal com auxílio de um catéter nasal. Introduzindo-o pelo nariz, retirando pela boca, prendendo-o com fita ou ponto transfixante para levar à narina.

Transnasal

Muito prática, porém é necessário o uso de um aparelho fino (< 6 mm). Consiste na mesma técnica de *Over the guidewire,* porém acessando pela narina e dispensando a transferência nasal. Uma técnica rápida, eficiente e necessita de menos ou nenhuma sedação.

Avaliação radiológica

Apenas as técnicas que usam fio-guia e a *Drag and pull* necessitam de controle radiológico, uma vez que a extremidade distal não é posicionada sob visualização endoscópicas nestas técnicas.

SUMÁRIO E RECOMENDAÇÕES

- Passagem de sonda é um procedimento relativamente simples, mas, por vezes, pode frustrar até o mais experiente endoscopista.

- Sempre estar preparado para usar as diferentes técnicas caso seja necessário.

- Trocar o fio guia da sonda por um mais rígido ou até mesmo uma pinça, deixa a sonda mais rígida e pode facilitar o procedimento.

- Coagulopatias e discrasias sanguíneas não impedem a realização do procedimento, mas aumentam o risco de uma epistaxe grave.

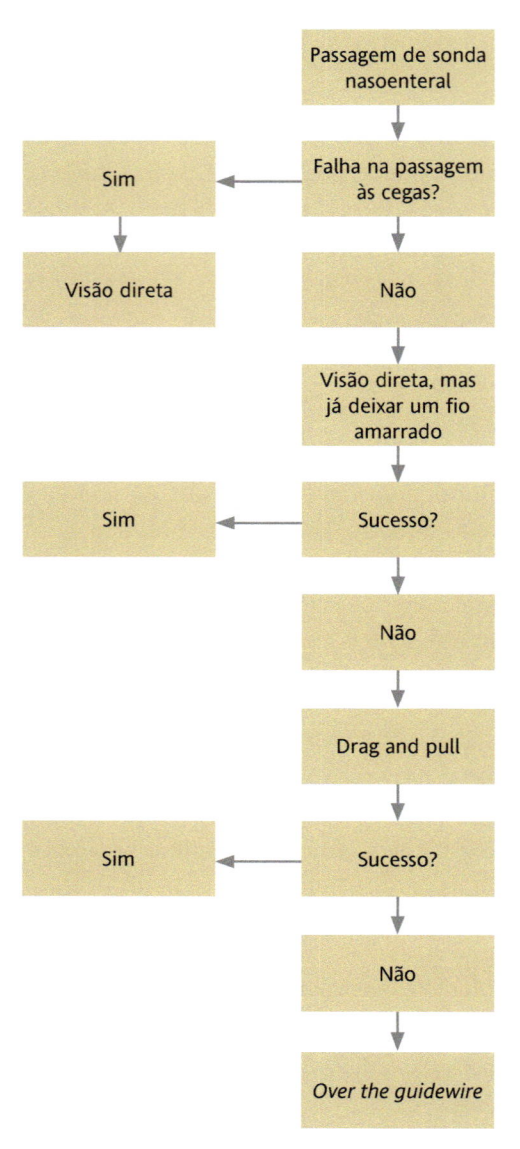

Figura 4.1 Algoritmo passagem de sonda nasoenteral.

Fonte: Desenvolvido pela autoria.

REFERÊNCIAS

1. Moura, EGH. Manual do Residente em Endoscopia Digestiva. 1ª ed. Brasil: Editora Manole; 2014.

2. Soehendra, N. Color Atlas of Operative Techniques for the Gastrointestinal Tract. 2nd edition. EUA: Thieme; 2005.

3. Haycock, A. Gastrointestinal Endoscopy: The Fundamentals. 7th edition. UK: Wiley Blackwell; 2014.

5

Ingestão de Substância Corrosiva

Pastor Joaquín Ortiz Mendieta
Talles Bazeia Lima

Introdução

A ingestão de substâncias cáusticas, principalmente ácidos ou álcalis fortes, está relacionada a lesões de gravidade variável e potencialmente letais no trato gastrointestinal, bem como nas vias aéreas por aspiração (amônia, formaldeído). Substâncias específicas também podem causar efeitos sistêmicos graves, como hipocalcemia (ácidos fosfórico e fluorídrico), hiponatremia (ácidos / álcalis fortes), hipocalemia e acidose. Trata-se de um grave problema de saúde pública, com uma taxa de mortalidade de aproximadamente 8% e cerca de 1/3 destes pacientes necessitam de abordagem cirúrgica em algum momento. São reportados de 5.000 a 15.000 casos por ano nos Estados Unidos, mas a subnotificação e a falta de estudos comparativos e controlados prejudicam a padronização de condutas. A identificação da natureza, forma física e volume do agente ingerido, além das circunstâncias da ingestão (acidental ou voluntária), são os pilares no manejo de emergência.

Fisiopatologia

A injúria cáustica pode ser dividida em três fases: a primeira, de 1 a 4 dias, em que ocorrem necrose aguda e trombose; a segunda fase, de 3 a 12 dias, caracterizada por descamação e adelgaçamento da mucosa, invasão bacteriana e formação de tecido de granulação, sendo a fase em que há maior risco de perfuração; finalmente a terceira fase ou fase de cicatrização, que se inicia na terceira semana e é onde as estenoses se desenvolvem.

Determinantes de gravidade

Propriedades corrosivas da substância ingerida (pH): as substâncias alcalinas (hidróxido de amônio, hidróxido de sódio, hidróxido de potássio, hipoclorito de sódio) são as mais frequentes nesses eventos e produzem uma lesão penetrante chamada necrose de liquefação, que pode se espalhar rapidamente pela parede esofágica em direção ao mediastino, levando à perfuração esofágica, mediastinite e morte em casos graves; no estômago, devido à neutralização parcial da substância alcalina, o dano costuma ser limitado, sendo no duodeno ainda menos comum. As substâncias ácidas (ácido acético, ácido fosfórico, ácido sulfúrico), ao contrário das alcalinas, que são mais viscosas, produzem necrose por coagulação de proteínas, formando uma camada de proteção da mucosa que dificulta a penetração do agente lesivo. Por isso tendem a passar rapidamente para o estômago, produzindo menos danos ao esôfago; ao percorrerem a pequena curvatura do estômago, produzem piloroespasmo, retardando o tempo de esvaziamento, aumentando, portanto, o tempo de contato com a mucosa antral, local onde ocorre o maior dano.

Concentração e volume ingerido: ingestão de substâncias com pH acima 12, abaixo de 2 ou em quantidades superiores a 200 - 300 ml, sejam de natureza ácida ou alcalina, estão relacionadas a lesões mais graves e extensas. A diferença dos eventos em crianças, que são os mais frequentes e geralmente acidentais, a ingestão de cáusticos em adultos costuma ser intencional (tentativa de suicídio) e, portanto, tendem a ser mais graves devido ao maior volume ingerido, com mortalidade de até 20%. Geralmente as substâncias ácidas são amargas e provocam dor imediata, limitando a ingestão de grandes volumes quando comparada a substâncias alcalinas, que geralmente são inodoras.

Forma física do agente (líquido ou sólido): os materiais sólidos produzem lesões localizadas e mais profundas na cavidade oral e esôfago devido ao maior tempo de contato com a mucosa; pelo contrário, as soluções líquidas cobrem uma área maior da superfície da mucosa e passam mais rapidamente em direção ao estômago ou a segmentos mais distais do trato digestivo.

Duração do contato com a mucosa.

Apresentação clínica

Os pacientes podem apresentar as seguintes queixas, nem sempre relacionadas à gravidade das lesões:

- Dor orofaríngea, retroesternal ou epigástrica, disfagia, odinofagia, hipersalivação, vômito ou hematêmese são as mais frequentes.

- Estridor, afonia ou dificuldade respiratória sugerem lesões na epiglote ou na laringe.

- Dor intensa retroesternal ou dorsal pode estar relacionada à perfuração esofágica com mediastinite.

- Rigidez, sensibilidade e descompressão brusca dolorosa abdominal sugerem perfuração gástrica com peritonite.

- Febre, taquicardia e choque implicam a presença de lesão mais grave e extensa.

Complicações

- **Hemorragia:** em 3% dos casos, geralmente de 2 a 4 semanas após a ingestão.

- **Fistulização:** traqueoesofágica (3%), que se manifesta por tosse após ingestão de alimentos, bronquite purulenta ou pneumonias de repetição por aspiração, além de desnutrição. Fístula aorto entérica (0,02%), associada a alta letalidade por hemorragias graves com exsanguinação.

- **Estenoses:** ocorrem em até um terço dos pacientes e se relacionam à gravidade da lesão. Geralmente se desenvolvem em 2 meses, mas podem ser precoces (3 semanas) ou tardias (após anos). São mais comuns no esôfago e podem ser solitárias ou múltiplas, comprometendo a motilidade do órgão. No estômago, frequentemente associadas à ingestão de ácidos, ocorrem ao nível pilórico, obstruindo a saída do conteúdo gástrico para o duodeno, manifestando-se por saciedade precoce e vômito pós-prandial.

- **Carcinoma epidermóide de esôfago:** ocorre em até 30% dos pacientes, com período de latência de 13 a 71 anos. A vigilância endoscópica deve ser realizada a cada 2 a 3 anos, preferencialmente com cromoscopia óptica ou com solução de Lugol, começando 10 a 20 anos após a lesão por agente corrosivo. Recomenda-se biópsias e escovado citológico das áreas suspeitas.

Diagnóstico

História e exame físico

A avaliação inicial deve ser focada na distinção entre pacientes com lesões leves, que podem ser tratadas de forma conservadora, e pacientes com lesões graves com risco de morte, que requerem intervenção cirúrgica de emergência.

A história deve incluir as características do agente corrosivo, como sua concentração, forma física e volume. É imprescindível checar o tempo da ingestão, verificar se foi realizado algum tratamento pré-hospitalar ou houve ingestão concomitante de outras substâncias e se a ingestão foi acidental ou proposital.

No exame físico, deve-se avaliar a orofaringe e pesquisar a presença de edema, erosões, úlceras, necroses e sangramentos em lábios, língua, palato, úvula, sialorréia, sinais de comprometimento das vias aéreas superiores (taquipneia, rouquidão, estridor laríngeo), além da avaliação cervical, torácica e abdominal em busca de sinais de perfuração (enfisema subcutâneo, pneumotórax, pneumoperitônio / sinal de Jobert).

Testes laboratoriais

Em pacientes sintomáticos, com lesões orais ou alto risco de lesão grave, exames como o hemograma completo, lactato sérico, eletrólitos, coagulograma, testes de função hepática, função renal, PCR, alcoolemia e beta-HCG em mulheres jovens podem ser úteis. Inicialmente, os testes podem ser normais; a presença de alterações como acidose grave, testes de função hepática alterados, leucocitose, insuficiência renal e trombocitopenia podem sugerir lesão transmural extensa ou complicações.

Estudos de imagem

- **Radiografia de tórax:** avalia a presença de pneumomediastino, dilatação mediastinal, enfisema subcutâneo, derrame pleural, hidropneumotórax ou pneumoperitônio.

- **Tomografia computadorizada (TC):** estudos recentes têm mostrado que a TC com contraste é superior à endoscopia na detecção de lesões transmurais do trato gastrointestinal e é melhor preditora da formação de estenose, impactando na decisão sobre o tratamento cirúrgico, podendo inclusive evitar esofagectomias desnecessárias ou indicar cirurgia mais precocemente. TC cervical, de tórax e abdominal deve ser realizada 3 a 6 horas após a ingestão de cáusticos, antes e depois da administração endovenosa de agente de contraste não-iônico, a fim de avaliar a gravidade das lesões, presença de perfuração ou envolvimento de órgãos vizinhos e, assim, orientar para um manejo conservador ou cirúrgico (Tabela 5.1).

Endoscopia

A endoscopia costuma ser a base dos algoritmos de manejo pós-ingestão cáustica, pois avalia a extensão do dano esofágico, gástrico ou duodenal, é preditora do risco de estenose e pode direcionar a conduta terapêutica. A classificação de achados endoscópicos mais amplamente usada na fase aguda é a de Zargar (Tabela 5.1). De acordo com esta classificação, pacientes com lesão grau 0, 1 e 2ª geralmente não evoluem para estenose, enquanto que no grau 2b e 3 a probabilidade de evolução para estenose ou perfuração é alta. O ultrassom endoscópico pode ser útil para aumentar a acurácia em relação ao risco de estenose, uma vez que o risco de estenose é muito baixo se a camada muscular não for atingida.

Como citado anteriormente, a TC vem ganhando espaço na abordagem inicial das lesões cáusticas. Tanto que, de acordo com guideline recente, a endoscopia de emergência estaria indicada isoladamente apenas na indisponibilidade de TC, contraindicação ao uso de contraste, nos casos pediátricos devido à radiação, ou quando a interpretação da imagem tomográfica for duvidosa. Sugere-se, portanto, a combinação de achados endoscópicos e tomográficos para tomada de decisões, com indicação de cirurgia nos casos de lesões Zargar 3b à endoscopia e/ou necrose transmural à TC (Tabela 5.1).

Na fase tardia, a endoscopia é a principal ferramenta no manejo da disfagia relacionada às estenoses. Não há uma classificação endoscópica, mas é importante a análise do calibre, trajeto, distensibilidade e característica dos anéis estenóticos (extensão, diâmetro, consistência e lesões associadas).

Tabela 5.1
Classificação endoscópica e tomográfica das lesões por agentes corrosivos

Classificação endoscópica	Classificação tomográfica	Gravidade das lesões
0 – Normal	**1** - Órgãos aparentemente normais	Baixo grau
1 – Edema e hiperemia da mucosa		
2A – Úlceras superficiais localizadas, sangramento, exsudatos		
2B – Úlceras profundas focais ou circunferenciais	**2** – Edema de parede, com alterações inflamatórias nos tecidos moles circundantes, com maior realce da parede pós-contraste	Alto grau
3A – Necrose focal com múltiplas ulcerações profundas e pequenas áreas dispersas de necrose		
3B – Necrose extensa	**3** – Necrose transmural, com ausência de realce da parede pós-contraste	

Fonte: Desenvolvido pela autoria.

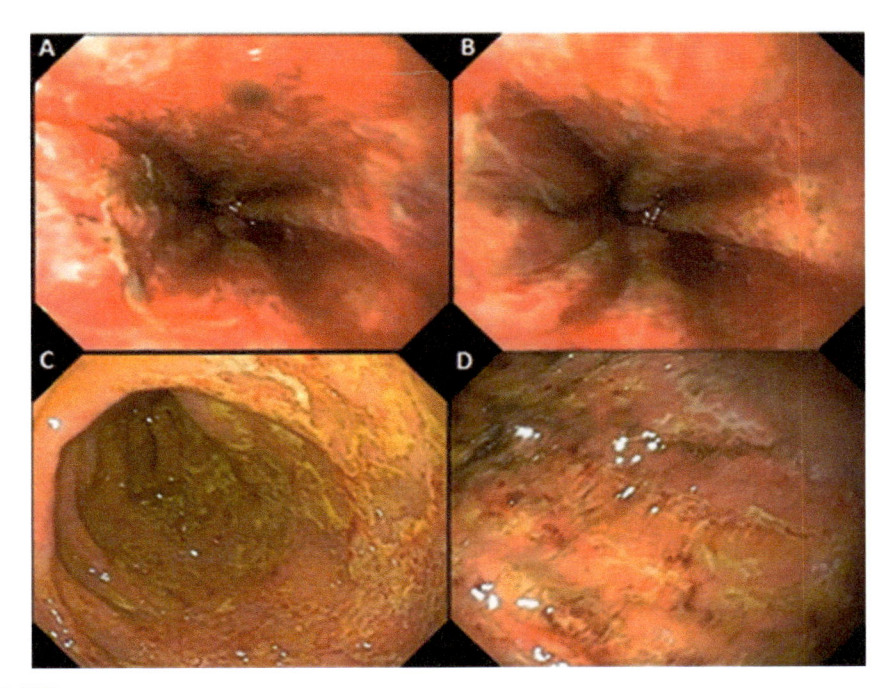

Figura 5.1 Imagens endoscópicas após ingestão de cáusticos. (A, B) Edema, enantema, friabilidade esofágica (Zargar 1). (C, D) Edema, enantema, friabilidade e erosões em mucosa gástrica (Zargar 2a).

Fonte: Cortesia de Mauricio Minata – HCFMUSP.

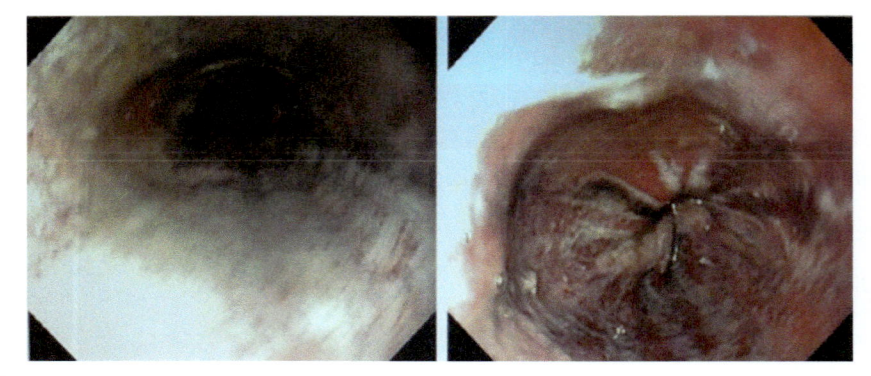

Figura 5.2 Ingestão intencional de soda cáustica. As áreas enegrecidas correspondem às áreas de necrose (Zargar 3).
Fonte: Acervo da autoria.

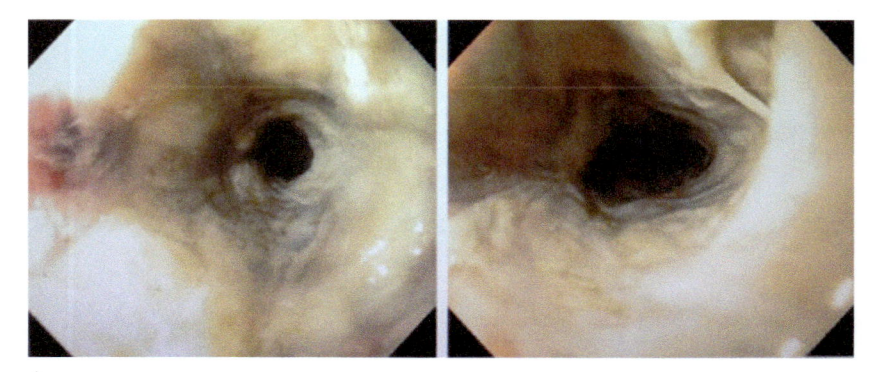

Figura 5.3 Ingestão intencional de soda cáustica. As áreas enegrecidas correspondem às áreas de necrose (Zargar 3).
Fonte: Acervo da autoria.

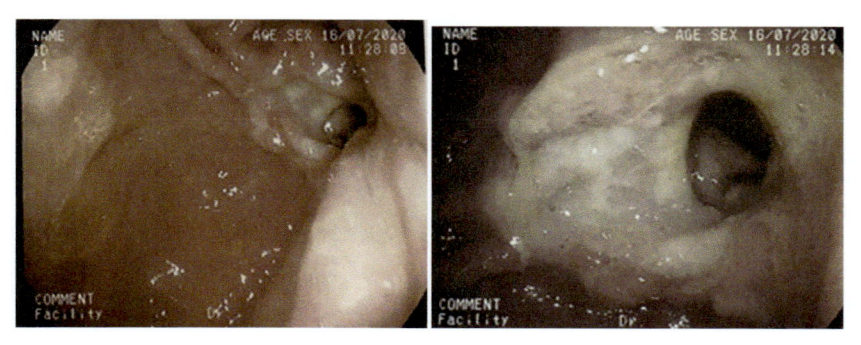

Figura 5.4 Tentativa de homicídio. Bandidos obrigaram esse paciente a ingerir água de bateria e gasolina. Nota-se lesão ulcerada, necrótica com perfuração na grande curvatura distal do corpo gástrico.
Fonte: Acervo da autoria.

Abordagem clínica

- **Pacientes assintomáticos sem ingestão significativa:** ausência de lesões orais, baixa concentração ou volume de álcalis ou ácidos. A endoscopia não é necessária e eles podem receber alta do hospital.

- **Pacientes sintomáticos ou com ingestão significativa:** pacientes sintomáticos, com lesões orais, alta concentração de álcalis ou ácidos ingeridos ou volume superior a 200 ml devem ser internados para cuidados de suporte e avaliação adicional na unidade de emergência. OBS: para alguns autores, nos adultos a endoscopia deve sempre ser realizada, independente dos sintomas, pois na maioria dos casos se trata de ingestão intencional e pode haver injúria esofágica grave, mesmo em pacientes assintomáticos.

Medidas gerais

- Suporte respiratório. Na presença de dificuldade respiratória, a laringoscopia deve ser realizada para avaliar a necessidade de intubação.

- Ressuscitação volêmica, de acordo com a gravidade das lesões ou estado hemodinâmico do paciente. Sugestão em lesões de alto grau: cristalóide EV 20 ml/kg.

- Controle da dor (analgésicos opiáceos).

- Jejum absoluto com cabeceira elevada até completar a avaliação inicial.

- A colocação de sondas nasogástricas deve ser evitada inicialmente, devido ao risco de vômitos e complicações de lesões pré-existentes por reexposição ao material corrosivo, além do risco de perfuração da mucosa friável pela sondagem às cegas.

- Supressão de ácido gástrico com uso de inibidores da bomba de prótons. Sugestão: omeprazol, 40-80 mg EV 12-12h por pelo menos 48h. Considerar infusão contínua de esomeprazol (8mg/h) nas lesões de alto grau.

- Antibióticos de amplo espectro quando houver suspeita de perfuração

- Evitar o uso de eméticos e neutralizantes ácidos ou alcalinos pelo risco de lesões adicionais. O carvão ativado pode ainda prejudicar a visibilização endoscópica.

- Evitar corticosteroides pela falta de eficácia demonstrável.

- Na ausência de lesões graves, a alimentação por via oral deve ser iniciada assim que o paciente for capaz de engolir normalmente. Dor durante a deglutição, hipersalivação e disfagia devem postergar o início da alimentação oral e, se os sintomas persistirem, deve-se iniciar o suporte nutricional por meio de sondas nasogástricas, preferencialmente guiadas por endoscopia, jejunostomia ou nutrição parenteral.

- A avaliação psiquiátrica é necessária em todos os pacientes com tentativa de suicídio antes da alta hospitalar.

Terapia endoscópica

O melhor momento para realização de endoscopia ainda é motivo de muita controvérsia entre autores. Muitos recomendam endoscopia o mais precoce possível, pois até 30% dos casos não apresentam lesões, reduzindo o tempo de internação e os custos hospitalares. Na literatura esse momento varia de 3-48 horas, preferencialmente nas primeiras 24 horas. É recomendado que seja feita sempre com cautela durante a inserção do gastroscópio, com progressão lenta e insuflação mínima. Deve-se evitar exames após 48h até 2 semanas, pois nesse período as lesões se encontram no maior grau, ainda sem deposição de colágeno, com maior risco de perfuração. A endoscopia está contraindicada em pacientes hemodinamicamente instáveis, insuficiência respiratória ou quando houver suspeita de perfuração.

Nos casos de lesão leve (Zargar 1 ou 2a), orienta-se dieta líquida ou pastosa e inibidores de bomba de prótons. Porém, nas lesões Zargar 2b e 3, a passagem de sonda nasogástrica guiada por endoscopia está indicada para descompressão gástrica (prevenção de perfuração espontânea), garantir uma via de acesso nutricional, prevenção de estenose precoce e manutenção de pertuito intraluminal para passagem de fio guia em caso de futura dilatação endoscópica. Nos casos muito graves, com comprometimento gástrico importante, considerar nutrição parenteral e avaliação da equipe cirúrgica.

Após o manejo da fase aguda, a endoscopia é fundamental para avaliação e tratamento das estenoses, que acontecem em mais de 1/3 dos pacientes, principalmente nos que apresentam classificação de Zargar 2b e 3. A dilatação endoscópica está indicada nos casos de disfagia persistente, baixa ingestão de alimentos e broncoaspiração recorrente. Exames contrastados antes das dilatações ajudam no planejamento terapêutico e podem detectar outras complicações, como as fístulas. As dilatações endoscópicas devem ser iniciadas de 3 a 6 semanas após a ingestão, com intervalos de 1 a 3 semanas, objetivando resolução da disfagia e melhora do estado nutricional. Geralmente são usadas as sondas termoplásticas de Savary-Gilliard, com cautela, respeitando a "regra dos 3". Em caso de falha do tratamento após 5 ou 7 sessões, deve ser considerada a reconstrução cirúrgica.

Como tratamentos alternativos ou complementares nas estenoses refratárias, podemos citar a aplicação do acetato de triancinolona (40mg/ml) nos bordos da laceração, um corticoide que pode inibir a formação de colágeno. Nesta técnica, uma agulha de escleroterapia é utilizada para injetar 10 mg nos quatro quadrantes (dose total por sessão: 40 mg) imediatamente após a dilatação, semanalmente, por 4 semanas.

A mitomicina C, utilizada como agente quimioterápico, possui efeito antiproliferativo sobre fibroblastos, podendo ser usada nos casos de estenoses refratárias. Uma das técnicas possíveis seria a aplicação tópica na área dilatada, guiada por endoscopia. Para isso, utiliza-se um chumaço de algodão de aproximadamente 5 cm de comprimento, embebido por 0.4ml de Mitomicina (0.1 mg/ml). Esse chumaço é envolvido e amarrado na extremidade de um longo barbante, que então é introduzido dentro de uma sonda Levine, que funcionaria como um *overtube*, de maneira que o algodão possa ser tracionado para dentro da sonda. Na extremidade distal do algodão é feita também uma alça com o próprio barbante, de maneira que possa ser tracionada por uma pinça endoscópica, expondo o algodão com Mitomicina no momento correto, sob visão endoscópica direta. O sistema Levine – algodão – barbante é introduzido paralelamente e juntamente com o endoscópio até a área da estenose. A Levine evitaria o contato da Mitomicina no algodão com a mucosa normal. A aplicação dura de 2 a 3 minutos e pode ser repetida 3 vezes, no intervalo de 4 semanas. Outra técnica seria injetar 3mg de Mitomicina, divididas em 4 alíquotas de 0,75mg, nos 4 quadrantes, a cada 2 semanas. As complicações incluem: ulceração, necrose, aplasia, alopecia, náuseas, vômitos e fibrose pulmonar.

A terapia incisional ou estenotomia com *needle-knife* ou *it-knif* pode também ser empregada. Consiste na realização de incisões radiais para secção do anel fibrótico. Próteses esofágicas também podem ser utilizadas, geralmente por 6 a 8 semanas (exceto próteses biodegradáveis), com o objetivo de promover um remodelamento local. Porém não são isentas de complicações, como migração (próteses plásticas), perda da força expansível, dor, sangramento, crescimento de tecido de granulação (próteses não recobertas).

Intervenção cirúrgica

Sinais clínicos de perfuração (mediastinite, peritonite), evidências tomográficas de necrose transmural são indicadores de cirurgia de emergência por laparotomia ou abordagem laparoscópica. Lesões necróticas transmurais devem ser ressecadas. No caso de envolvimento do estômago e do esôfago, a esofagectomia e a gastrectomia devem ser realizadas por meio de uma abordagem cervical e abdominal combinada, com ressecções estendidas se houver lesões concomitantes de outros órgãos. Quando há achado de necrose extensa do intestino, a ressecção deve ser interrompida devido ao grande comprometimento nutricional e baixa sobrevida.

SUMÁRIO E RECOMENDAÇÕES

▌ A gravidade das lesões cáusticas dependerá das propriedades corrosivas da substância ingerida, concentração e quantidade ingerida, forma física e tempo de exposição com a mucosa.

▌ As medidas iniciais devem focar o suporte respiratório, ressuscitação volêmica e controle da dor.

▌ O uso de sondas ou eméticos deve ser evitado inicialmente devido ao risco de reexposição ao agente corrosivo.

▌ Alterações laboratoriais ou de imagem podem sugerir lesão transmural extensa ou complicações que exigirão abordagem cirúrgica.

▌ A revisão endoscópica deve ser realizada preferencialmente nas primeiras 24 horas e na ausência de sinais de perfuração. Junto com a tomografia permite avaliar a gravidade das lesões.

▌ Pacientes assintomáticos, sem lesões orofaríngeas ou sem história de ingestão de grandes volumes ou substâncias concentradas podem receber alta sem exames complementares.

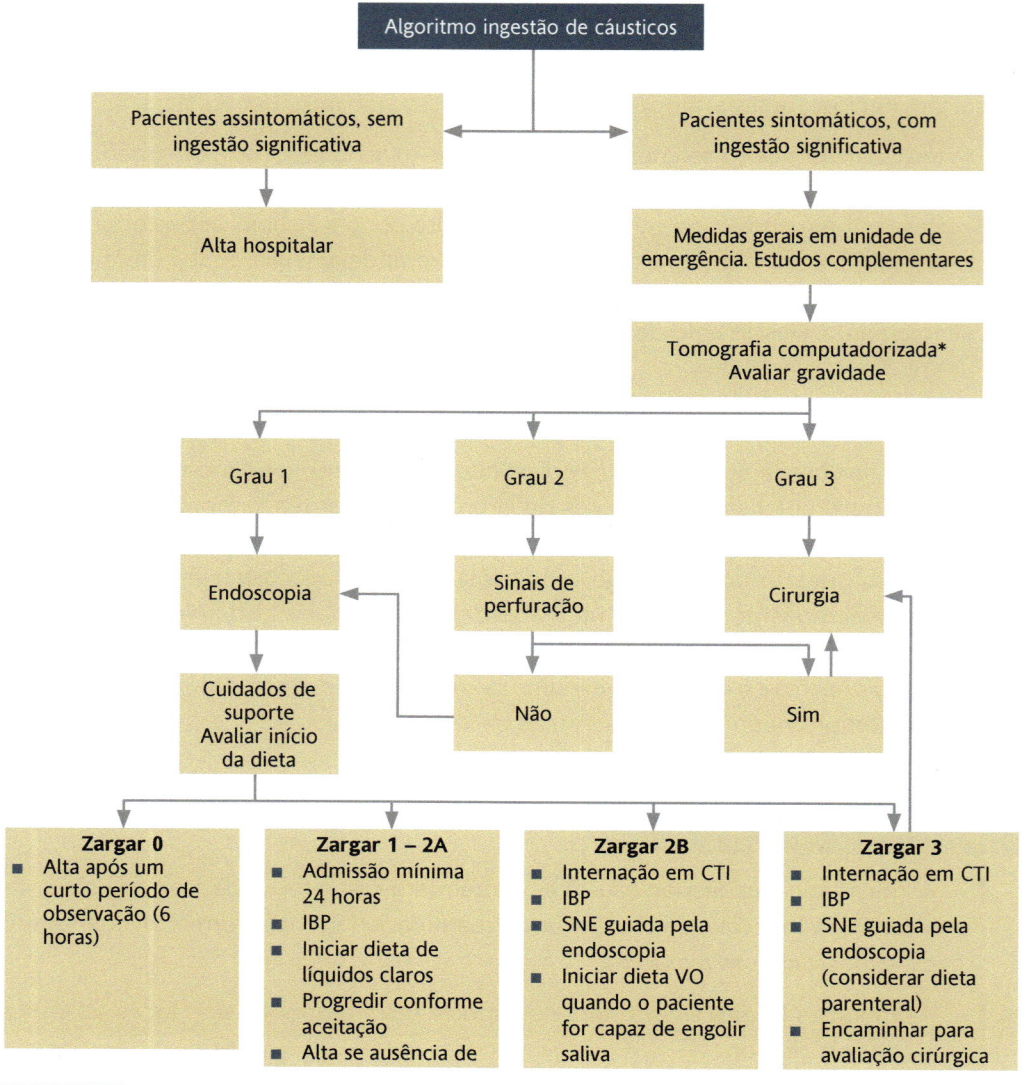

Figura 5.5 Algoritmo ingestão de cáusticos

IBP: inibidores de bomba de prótons. SNE: sonda nasoenteral

* Endoscopia deve ser realizada na indisponibilidade de tomografia, alergia a contraste, casos pediátricos e quando as imagens tomográficas forem inconclusivas.

Fonte: Desenvolvido pela autoria.

❚ Pacientes com tentativa de suicídio devem ser avaliados pela psiquiatria antes da alta.

❚ A alimentação oral começará assim que o paciente conseguir engolir. Em caso de lesões graves ou incapacidade de ingerir alimentos, o suporte nutricional enteral ou parenteral deve ser iniciado.

REFERÊNCIAS

1. Chirica M, Kelly MD, Siboni S. Esophageal emergencies: WSES guidelines. World J Emerg Surg. 2019; 14:26.

2. Methasate A, Lohsiriwat V. Role of endoscopy in caustic injury of the esophagus. World J Gastrointest Endosc. 2018;10(10):274-282.

3. Triadafilopoulos G. Caustic esophageal injury in adults. UpToDate. [acesso em 2021 out 27]. Topic 2267 Version 21.0. Disponível em: https://www.uptodate.com/contents/caustic-esophageal-injury-in adults/print?search=caustic%20ingestion&source=search_result&selectedTitle=1~33&usage_type=default&display_rank=1

4. ASGE Standards of Practice Committee, Evans JA, Early DS, Fukami N. Standards of Practice Committee of the American Society for Gastrointestinal Endoscopy. The role of endoscopy in Barrett's esophagus and other premalignant conditions of the esophagus. Gastrointest Endosc. 2012; 76(6):1087-94.

5. Chirica M, Bonavina L, Kelly MD. Caustic ingestion. Lancet. 2017; 389(10083):2041-2052.

6. Pelclová D, Navrátil T. Do corticosteroids prevent oesophageal stricture after corrosive ingestion? Toxicol Rev. 2005;24(2):125-9.

7. Hoffman RS, Burns MM, Gosselin S. Ingestion of Caustic Substances. N Engl J Med. 2020; 382(18):1739-1748.

8. Alipour Faz A, Arsan F, Peyvandi H, et al. Epidemiologic Features and Outcomes of Caustic Ingestions; a 10-Year Cross-Sectional Study. Emerg (Tehran) 2017; 5:e56.

9. Gummin DD, Mowry JB, Spyker DA, et al. 2016 Annual Report of the American Association of Poison Control Centers' National Poison Data System (NPDS): 34th Annual Report. Clin Toxicol (Phila) 2017;55:1072–1252.

10. Moura EGH, Artifon ELA, Sakai P. Manual do residente em endoscopia digestiva. Barueri, SP: Manole; 2014.

11. Marcelo A, Ferrari Junio AP, Segal F, et al. Tratado Ilustrado de Endoscopia Digestiva – 1. Ed. - Rio de Janeiro – RJ: Thieme Revinter Publicações, 2018.

12. Cakal B, Akbal E, Köklü S, et al. Acute therapy with intravenous omeprazole on caustic esophageal injury: a prospective case series. Dis Esophagus. 2013 Jan; 26(1):22-6.

13. Rosseneu S, Afzal N, Yerushalmi B, et al. Topical application of mitomycin-C in oesophageal strictures. J Pediatr Gastroenterol Nutr. 2007 Mar;44(3):336-41.

14. Bustamante TF, Lourenção PLTA, Higa KL, et al. The use of mitomycin C in caustic esophagitis in rats. Acta Cirúrgica Brasileira. 2013;28:136-41.

15. Sakai P, Ishioka S, Maluf Filho F, Moura EGH, Martins BC. Tratado de Endoscopia Digestiva Diagnóstica e Terapêutica - Esôfago. São Paulo: Editora Atheneu; 2014.

6

Obstrução Gastroduodenal

Bruno Salomão Hirsch
Francisco Susumo Correa Koyama

Introdução

A obstrução gastroduodenal (OGD) é definida como impossibilidade do esvaziamento gástrico secundária a uma obstrução completa ou parcial do estômago distal, piloro ou duodeno. Esta síndrome, também chamada de obstrução do trato de saída gástrica, é caracterizada por dor epigástrica e vômitos frequentes, e representa cerca de 5% das obstruções gastrointestinais. Apesar de ser relativamente pouco frequente, é extremamente importante a sua identificação, pois um diagnóstico oportuno pode evitar complicações, como isquemia e morte.

Etiologia

No passado, a maioria dos casos de OGD era de etiologia benigna, mas atualmente estima-se que até 50% a 80% dos casos sejam atribuídos a doenças malignas.

A doença ulcerosa péptica era a causa mais comum de OGD, porém com o advento dos inibidores de bomba de prótons (IBP) e a identificação do H. pylori, estima-se que menos de 5% das úlceras duodenais e 1 a 2% das úlceras gástricas complicadas podem evoluir com quadro obstrutivos. Apesar do melhor manejo das úlceras pépticas, ela ainda é a causa benigna mais comum de OGD, sendo responsável por aproximadamente 90% dos casos.

A principal causa de obstrução maligna do trato gastrointestinal alto é a neoplasia pancreática (Figura 6.1). Estima-se que 15% a 20% dos tumores pancreáticos podem desenvolver OGD. Tumores gástricos (Figura 6.2), biliares, duodenais e compressão extrínseca por lesões de retroperitônio são outras causas que podem levar a OGD. Na maior parte dos casos, estes pacientes possuem doença avançada, com grande comprometimento do status-performance. As principais causas de OGD estão descritas na Tabela 6.1.

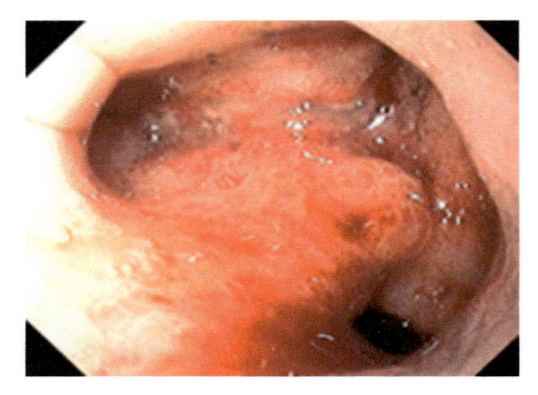

Figura 6.1 Estenose bulbar relacionada à neoplasia de pâncreas.
Fonte: Acervo da autoria.

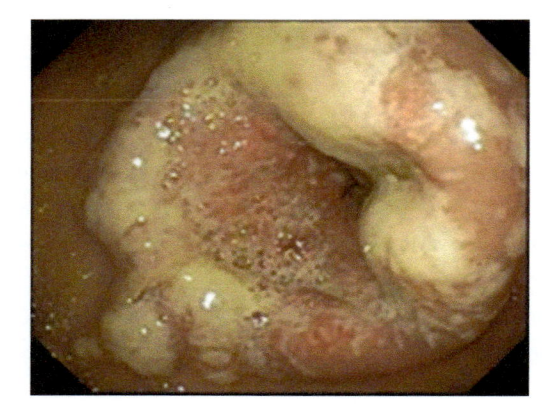

Figura 6.2 Neoplasia gástrica.
Fonte: Cortesia de Maurício Minata.

Diagnóstico e abordagem clínica

O diagnóstico de OGD é sugerido pela história clínica e exame físico. Suspeita-se de OGD em pacientes que apresentam quadro de vômitos frequentes e dor epigástrica, associado a alterações hidroeletrolíticas, como hipocalemia, hipocloremia e alcalose metabólica. Outros sinais e sintomas podem acompanhar o quadro, dependendo da patologia que originou a OGD (Tabela 6.2).

Pacientes com suspeita de OGD devem ser avaliados com anamnese, exame físico, avaliação laboratorial com hemograma e eletrólitos, e exame de imagem.

O exame radiológico simples do abdome pode mostrar um aumento da sombra gástrica. Exame contrastado pode fornecer informações adicionais, como distensão gástrica e orientar para o ponto de obstrução. A ausência de passagem do contraste sugere OGD completa.

Tabela 6.1
Causas de obstrução gastroduodenal

Doenças Benignas	
Doença ulcerosa péptica	Complicação pós cirúrgica
Pancreatite aguda	Lesão cáustica
Pancreatite crônica (ex. pancreatite de sulco)	Corpo estranho, bezoar gástrico
Pseudocisto pancreático/ walled-off pancreatic necrosis (WOPN)	Gastroenterite eosinofílica
Doença de Crohn	Amiloidose gastroduodenal
Tuberculose gástrica	Migração de sonda de gastrostomia
Síndrome de Bouveret	Intussuscepção
Volvo gástrico	Pâncreas anular
Pólipos benignos (ex. prolapso de pólipo antral)	Estenose hipertrófica do piloro
Hematoma intramural	Membranas duodenais
Doenças Malignas	
Neoplasia gástrica (adenocarcinoma, linfoma)	Metástases
Neoplasia de pâncreas	GIST
Neoplasia de papila duodenal	Linfadenopatia retroperitoneal (ex. linfoma)
Colangiocarcinoma	Leiomiossarcoma
Neoplasia de vesícula biliar	Sarcoma retroperitoneal

Fonte: Desenvolvida pela autoria.

A tomografia computadorizada (TC) pode identificar espessamento mural da parede gástrica, piloro e duodeno, bem como avaliar a presença de linfonodos, alterações no pâncreas, trato biliar e do retroperitônio, permitindo identificar a localização e extensão da doença.

A EDA tem papel fundamental na OGD, pois pode permitir a obtenção de biópsias, e dependendo da etiologia, permite tratamento endoscópico (curativo ou paliativo). Antes de realizar EDA, o paciente idealmente deve ser submetido à avaliação radiológica, e em caso de suspeita de obstrução completa, é indicado realizar EDA com o paciente intubado para evitar risco de broncoaspiração. Deve-se atentar ao jejum adequado, e quando necessário, proceder o esvaziamento gástrico através de sondas nasogástricas. Independente do aspecto endoscópico, úlceras gástricas e áreas de estenoses devem ser biopsiadas.

No diagnóstico diferencial, devem constar: obstrução mecânica do trato gastrointestinal baixo, distúrbios de motilidade (gastroparesia), e síndrome de Zollinger-Ellison.

Tabela 6.2
Sinais e sintomas de obstrução gastroduodenal

Dor epigástrica	Distensão abdominal	Sinais de desnutrição
Náuseas e vômitos	Emagrecimento	Dor à palpação abdominal
Saciedade precoce	Desidratação	Massa palpável abdominal

Fonte: Desenvolvida pela autoria.

Tratamento

O manejo inicial deve ser realizado com hidratação intravenosa, correção de distúrbios hidroeletrolíticos, descompressão gástrica (sonda nasogástrica) e IBP. Suporte nutricional parenteral ou enteral, quando possível, pode ser necessário até a realização de tratamento definitivo. O tratamento depende da etiologia da obstrução.

Etiologia benigna

Em casos de OGD causadas por úlceras pépticas agudas, os pacientes podem apresentar melhora com as medidas iniciais, após 48 a 72 horas, devido à redução do edema e do espasmo determinado pelo processo inflamatório local. Nos casos que não respondem à terapêutica clínica, uma intervenção endoscópica ou cirúrgica é necessária.

A dilatação endoscópica com balão hidrostático é um método menos invasivo que a cirurgia, e apresenta sucesso clínico em 70 a 80% dos casos[5] (Figura 6.3). A escolha do tamanho do balão depende da gravidade da estenose, e em alguns casos, várias sessões podem ser necessárias. Geralmente os sintomas melhoram com dilatação de 12 a 15 mm. Entre os eventos adversos, a perfuração é o mais temido, podendo ocorrer em 3 a 7 % dos casos. O sangramento pós dilatação é autolimitado na maioria das vezes, raramente sendo arterial e necessitando de terapêutica. Nos casos de OGD por úlcera péptica, é importante erradicar o *H. pylori*, caso presente, suspender o uso de anti-inflamatórios não-esteroidais (AINE) quando possível, e manter supressão ácida com IBP. As OGD pós ingestão de substâncias cáusticas também podem ser tratadas com dilatações endoscópicas, porém o número de sessões necessárias para o tratamento parece ser maior na etiologia cáustica.

Em estenoses pilóricas refratárias à dilatação, a incisão endoscópica (estenotomia) pode ser considerada. A utilização de triancinolona intralesional após a dilatação também pode ser utilizada para inibir a formação de colágeno e evitar retração cicatricial. A utilização de prótese metálica autoexpansível (SEMS) é controversa devido às complicações, como migração (que ocorre com próteses totalmente recobertas), obstrução da prótese e dificuldade de retirada das próteses. Caso for utilizada, a preferência é por próteses totalmente cobertas em etiologias benignas, por permitir a remoção posterior de forma mais fácil.

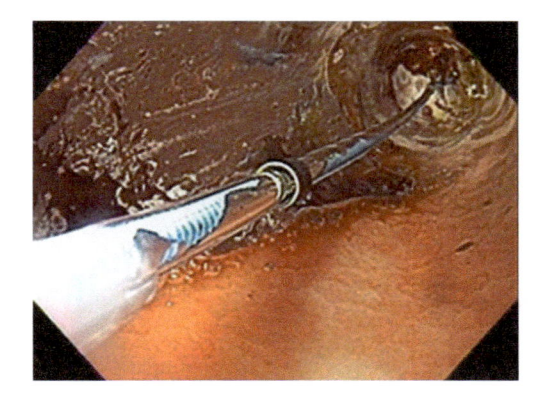

Figura 6.3 Dilatação hidrostática de estenose péptica de canal pilórico.
Fonte: Cortesia de Maurício Minata.

Mais recentemente, a gastroenterostomia endoscópica ecoguiada (GEE), usando próteses metálicas de aposição luminal (LAMS), foi utilizada no tratamento transitório de OGD de etiologia benigna. James TW et al. publicaram uma série de casos com 22 pacientes submetidos ao procedimento como ponte para o tratamento definitivo da OGD. Em 83,3% dos casos foi possível evitar uma intervenção cirúrgica. As próteses foram mantidas por um período médio de 8,5 dias, e após a sua retirada, apenas 5,6% dos pacientes tiveram recidiva da OGD, demonstrando os bons resultados iniciais deste método como tratamento temporário.

Outras etiologias benignas de OGD, como Doença de Crohn e tuberculose, necessitam do tratamento específico da doença de base, podendo também se beneficiar de dilatação hidrostática em alguns casos.

Com relação ao pseudocisto pancreático e *walled-of pancreatic necrosis* (WOPN), a drenagem está indicada quando sintomáticos (OGD, obstrução biliar e dor), associados a infecção, ou em coleções em rápido crescimento, preferencialmente quando já existe a formação de uma cápsula (pelo menos quatro semanas após o início do quadro). Atualmente o tratamento padrão-ouro é a punção guiada por ecoendoscopia, seguida pela colocação de *stent*, por ser menos invasivo e altamente efetivo. Entre as opções de próteses estão: stent plástico duplo pigtail (podendo ser instalados de 2 a 3 *stents* 10Fr conforme necessário), SEMS totalmente coberto e LAMS. Modelos mais recentes de LAMS podem possuir um sistema de entrega que permite a cauterização e introdução do stent simultaneamente (Figura 6.4). Os *stents* metálicos podem permitir a passagem do endoscópio e realização de necrosectomia endoscópica. É recomendado não manter *stents* metálicos por mais de 3-4 semanas, devido ao risco de sangramento.

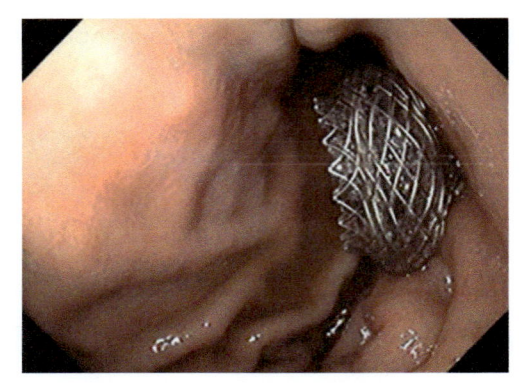

Figura 6.4 Drenagem de pseudocisto pancreático com LAMS.
Fonte: Acervo da autoria.

Pacientes com volvo gástrico devem ser submetidos à EDA para descompressão gástrica, posicionando a sonda nasogástrica distal ao ponto de torção. O tratamento definitivo depende da etiologia do volvo. Nos pacientes com volvo gástrico primário (anormalidade nos ligamentos gástricos), o tratamento definitivo pode ser realizado com gastropexia cirúrgica ou pexia endoscópica através de gastrostomia endoscópica percutânea. Em casos de volvo secundário (associada a defeito anatômico, por exemplo hérnia paraesofágica), o reparo cirúrgico do defeito anatômico pode ser suficiente.

Etiologia maligna

Pacientes com obstrução maligna necessitam avaliação multidisciplinar (endoscopista, oncologista e cirurgião), para que o melhor tratamento seja oferecido. Os pacientes que não apresentam indicação de tratamento cirúrgico curativo podem ser tratados por paliação cirúrgica ou endoscópica. Entre as opções estão: ressecção cirúrgica higiênica, gastroenterostomia cirúrgica, próteses endoscópicas, e gastroenterostomia ecoguiada. Em pacientes cuja expectativa de vida é maior que 6 meses, o tratamento cirúrgico possui uma melhor indicação. Se a expectativa de vida for inferior a 6 meses ou se o paciente não possuir condições clínicas para cirurgia, o tratamento endoscópico paliativo deve ser indicado.

As próteses enterais permitem rápida paliação, melhorando os sintomas obstrutivos e a qualidade de vida do paciente, com a vantagem de ser um procedimento pouco invasivo, com menor morbidade, menor tempo de recuperação e menor período de internação. Existem diversos modelos e tamanhos disponíveis de próteses, podendo ser descobertas, cobertas ou parcialmente cobertas. A primeira é mais utilizada pois apresenta menor risco de migração. Apesar das suas vantagens, os stents podem obstruir, migrar, apresentar obstrução por crescimento tumoral entre a malha da prótese (*ingrowth*), ou além da malha (*overgrowth* tumoral), necessitando serem reposicionados ou a passagem de outra prótese no interior da prótese obstruída. As próteses cobertas apresentam a vantagem de apresentar menos *ingrowth*, porém apresentam maior taxa de migração. Novos stents com mecanismos anti-migração reduzem este evento indesejado. As principais contraindicações à passagem de stent enteral são: impossibilidade de passar o fio-guia, lesão obstrutiva distal que não possa ser ultrapassada por uma ou duas próteses sobrepostas, e suspeita de perfuração ou isquemia intestinal. As complicações mais temidas são perfuração e sangramento, que ocorrem em cerca de 1% dos casos. Outras complicações possíveis são dor, impactação alimentar, obstrução biliar, colangite e pancreatite. Em caso de obstrução biliar associada a obstrução duodenal, sugere-se primeiro a instalação de prótese biliar metálica antes da prótese duodenal, caso contrário, o acesso endoscópico à via biliar se torna difícil.

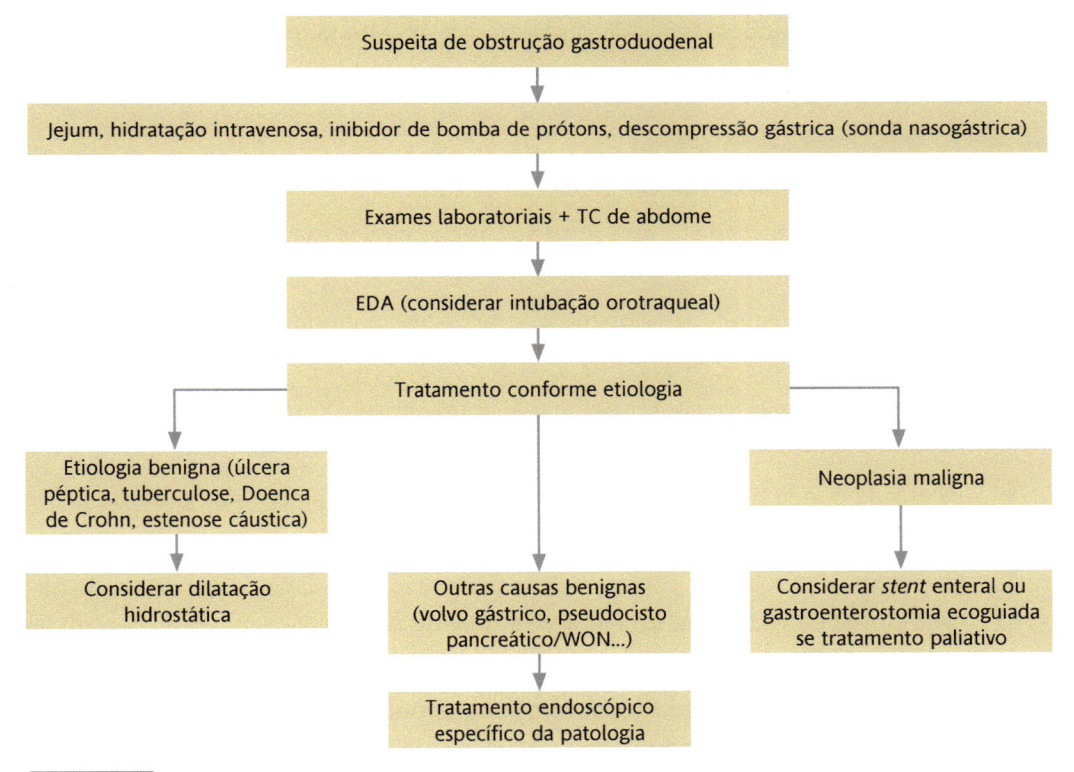

Figura 6.5 Fluxograma do tratamento endoscópico das OGD.
Fonte: Desenvolvido pela autoria.

Mais recentemente, a gastroenterostomia endoscópica ecoguiada (GEE), com utilização de LAMS, surgiu como uma opção com resultados promissores. Com auxílio de ecoendoscopia, é realizada punção de alça intestinal, com passagem de fio-guia, dilatação do trajeto e posterior colocação do stent. Existem algumas variações da técnica, como a gastroenterostomia assistida por duplo balão, além de diferentes possibilidades de próteses. As vantagens da gastroenterostomia ecoguiada são: maior durabilidade da patência do stent, por estar distante do tumor, evitando o desenvolvimento de *ingrowth* e *overgrowth*; e não causar obstrução biliar, portanto evitando o desenvolvimento de complicações pancreatobiliares. Um estudo de Kouanda A. et al. comparando a GEE com gastroenterostomia cirúrgica demonstrou que ambas as técnicas apresentaram taxas semelhantes de sucesso clínico, necessidade de reintervenção, readmissão hospitalar e mortalidade. Pacientes submetidos a GEE necessitaram menos dias para reiniciar dieta via oral, apresentaram internações mais curtas e menores custos hospitalares. Apesar dos resultados animadores, novos ensaios clínicos randomizados comparando GEE com outras técnicas devem ser realizados para confirmar sua eficácia e segurança.

O tratamento cirúrgico para as OGD benignas deve ser reservado aos pacientes que não respondem a terapêutica endoscópica ou quando ocorre complicações da mesma. A videolaparoscopia tem sido preferida por apresentar melhores resultados no que se refere a recuperação e alta dos pacientes.

SUMÁRIO E RECOMENDAÇÕES

- Endoscopia digestiva alta é recomendada para investigação de obstrução gastroduodenal. Considerar intubação orotraqueal para proteção de via aérea.

- Em casos de suspeita de obstrução total, é recomendado realizar tomografia computadorizada antes da EDA.

- O manejo inicial deve conter hidratação intravenosa, correção dos distúrbios hidroeletrolíticos, descompressão gástrica (sonda nasogástrica) e IBP intravenoso.

- Dilatação com balão hidrostático pode ser considerada no tratamento de OGD de etiologia benigna,

- Nos casos de OGD por pseudocisto pancreático ou WOPN, a punção e drenagem por ecoendoscopia está indicada quando sintimáticos, infecção ou crescimento rápido.

- Pacientes com volvo gástrico devem ser submetidos à EDA, com proteção de via aérea, para colocação de sonda nasogástrica distal ao ponto de torção, aspiração do ar acumulado e avaliar viabilidade da mucosa. Pacientes com volvo gástrico primário, o tratamento definitivo pode ser realizado com pexia endoscópica através de gastrostomia endoscópica percutânea, caso haja contraindicação à cirurgia aberta.

- Pacientes com OGD de etiologia maligna, com sobrevida estimada inferior a 6 meses, podem ser tratados com stent enteral ou gastroenterostomia endoscópica ecoguiada, dependendo da localização da doença e condições clínicas do paciente. Avaliação multidisciplinar é indicada para a escolha do melhor tratamento para cada paciente.

REFERÊNCIAS

1. Gan SI. Gastric outlet obstruction. In: UpToDate, Post, TW (Ed), UpToDate, Waltham, MA. [Accessed on October 15, 2020].

2. Millet I, Doyon FC, Pages E, Faget C, Zins M, Taourel P. CT of gastro-duodenal obstruction. Abdom Imaging. 2015 Oct;40(8):3265–73.

3. Tringali A. Endoscopic management of gastric outlet obstruction disease. Ann Gastroenterol. 2019 Jul-Aug;32(4):330-337.

4. Kochhar R, Kochhar S. Endoscopic balloon dilation for benign gastric outlet obstruction in adults. World J Gastrointest Endosc. 2010 Jan 16;2(1):29–35.

5. ASGE Standards of Practice Committee, Fukami N, Anderson MA, Khan K, Harrison ME, Appalaneni V, et al. The role of endoscopy in gastroduodenal obstruction and gastroparesis. Gastrointest Endosc. 2011 Jul; 74(1):13–21.

6. James TW, Greenberg S, Grimm IS, Baron TH. EUS-guided gastroenteric anastomosis as a bridge to definitive treatment in benign gastric outlet obstruction. Gastrointest Endosc. 2020 Mar; 91(3):537–42.

7. Howell DA, Shah RJ. Endoscopic management of walled-off pancreatic fluid collections: Techniques. In: UpToDate, Post, TW (Ed), UpToDate, Waltham, MA. [Accessed on October 16, 2020].

8. Baron TH, DiMaio CJ, Wang AY, Morgan KA. American Gastroenterological Association Clinical Practice Update: Management of Pancreatic Necrosis. Gastroenterology. E 1. 2020 Jan;158(1):67-75.

9. Wee JO. Gastric volvulus in adults. In: UpToDate, Post, TW (Ed), UpToDate, Waltham, MA. [Accessed on October 15, 2020].

10. Kouanda A, Binmoeller K, Hamerski C, Nett A, Bernabe J, Watson R. Endoscopic ultrasound-guided gastroenterostomy versus open surgical gastrojejunostomy: clinical outcomes and cost effectiveness analysis. Surg Endosc. 2021 Jan 21.

7

Complicações de Balão Intragástrico

Ana Paula Samy Tanaka Kotinda
Igor Braga Ribeiro
Eduardo Grecco

Introdução

Balão intragástrico (BIG) é uma terapia minimamente invasiva e reversível para perda de peso com boa eficácia e perfil de segurança. Introduzidos no mercado em 1980, os BIG evoluíram muito nestas quatro décadas. Atuam mecanicamente diminuindo o volume do estômago e sua capacidade reservatória, retardam o esvaziamento gástrico e aumentam a saciedade (precoce e prolongada) levando à perda de peso.

Apesar das baixas taxas de complicações e mortalidade, eventos adversos podem ocorrer e serem graves. Neste capítulo realizaremos uma breve revisão das contraindicações, eventos adversos (EA) relacionados ao balão intragástrico, como diagnosticá-los e manejá-los.

Contraindicações

Respeitar contraindicações é o primeiro passo na prevenção de complicações relacionadas ao uso de balão intragástrico. Segundo o Consenso Brasileiro de Balão Intragástrico (BIBC), elas podem ser classificadas como absolutas e relativas (PMID: 4).

Absolutas

Pacientes com cirurgias gástricas prévias (inclusive fundoplicatura), doença ulcerosa péptica ativa (úlceras esofágicas, gástricas ou duodenais), varizes gástricas ou esofágicas, hérnia de hiato volumosa (> 5cm) e uso de anticoagulantes.

Relativas

Angiectasias, esofagite eosinofílicas, pacientes com HIV positivo, pacientes com distúrbios psiquiátricos sem controle e/ou tratamento.

Não são consideradas contraindicações:

- Pacientes com esofagites A e B, gastrites, pacientes com pólipos benignos e/ou hiperplásicos e pacientes com *H. pylori* positivo.

Eventos adversos relacionados ao balão intragástrico

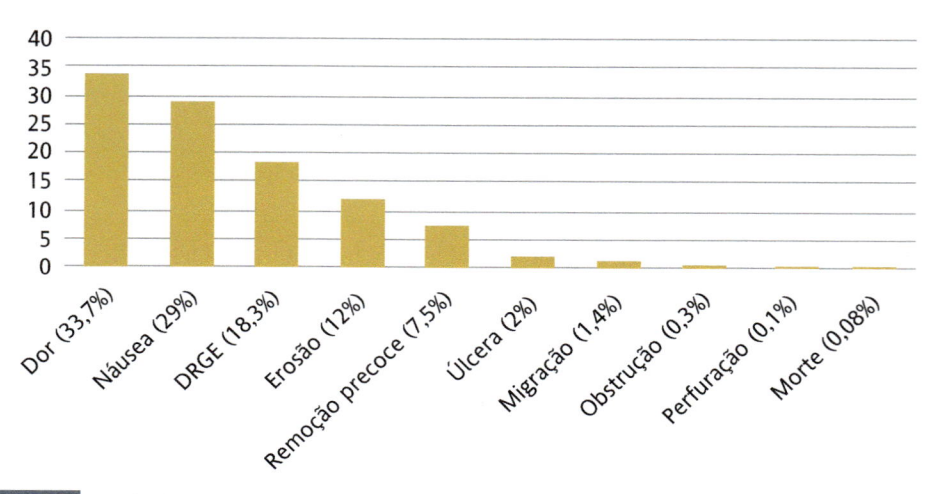

Figura 7.1 Principais eventos adversos do balão intragástrico Orbera.

DRGE: doença do refluxo gastroesofágico.

Fonte: Gráfico adaptado de ASGE Bariatric Endoscopy Task Force (2).

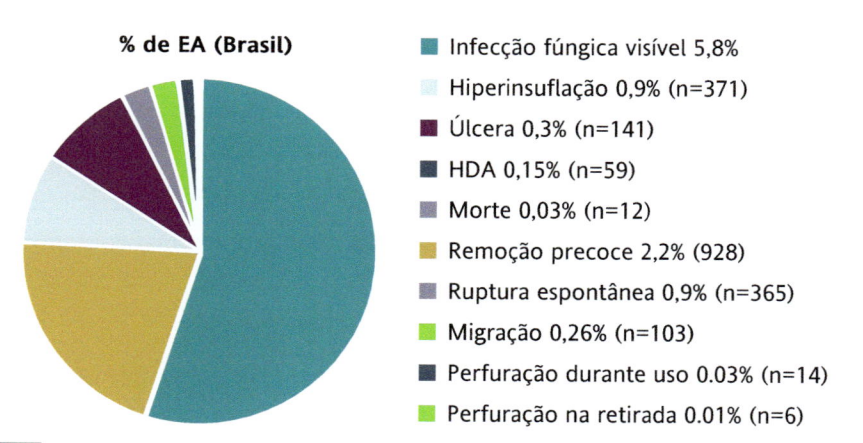

% de EA (Brasil)

- Infecção fúngica visível 5,8%
- Hiperinsuflação 0,9% (n=371)
- Úlcera 0,3% (n=141)
- HDA 0,15% (n=59)
- Morte 0,03% (n=12)
- Remoção precoce 2,2% (928)
- Ruptura espontânea 0,9% (n=365)
- Migração 0,26% (n=103)
- Perfuração durante uso 0.03% (n=14)
- Perfuração na retirada 0.01% (n=6)

Figura.7.2 Principais eventos adversos dos balões intragástricos (78.2% Orbera; 12.4% Medicone; 4.5% Silimed; 2.5% Helioscopie; 2.4% Spatz).

HDA: Hemorragia Digestiva Alta.

Fonte: Gráfico adaptado de Consenso Brasileiro de Balão Intragástrico (4).

Período de adaptação/acomodação

Nos primeiros dias após a colocação do balão, a maioria dos pacientes apresenta sintomas de acomodação gástrica do dispositivo. Os sintomas mais comuns são náuseas, vômitos, desidratação, refluxo gastroesofágico, eructação, dor abdominal, dispepsia e constipação.

Com a finalidade de amenizar tais sintomas, sugere-se que durante a primeira semana a prescrição de sintomáticos seja seguida "de horário" com analgésicos simples em gotas (dipirona ou paracetamol), antieméticos (ondansetrona ou dimenidrato) e anticolinérgicos (escopolamina) (Tabela 7.1). Recomenda-se ainda iniciar terapia com inibidores de bomba de prótons (IBP) antes da inserção do balão e mantê-la durante todo o tratamento.

Tabela 7.1
Adaptado de Brazilian Intragastric Balloon Consensus Statement (BIBC): practical guidelines based on experience of over 40,000 cases (4).

Recomendação de remoção do BIG
Desejo do paciente
Pancreatite aguda moderadamente grave e pancreatite aguda grave
Hemorragia digestiva alta controlada por terapia endoscópica
Presença de úlcera gástrica (se balões não ajustáveis)
Impactação antral recorrente
Hiperinsuflação do balão causando sintomas
Distúrbio hidroeletrolítico recorrente
Se a paciente engravidar durante o tratamento (remover preferencialmente no 2º semestre)
O balão pode ser mantido se
Pancreatite aguda leve
Hemorragia digestiva discreta, controlada espontaneamente
Esofagite erosiva interna
Síndorme de Mallory Weiss controlada por método endoscópico
Hipovitaminose e distúrbio nutricional leve

*Avaliar contraindicações
Fonte: Desenvolvida pela autoria.

Ainda na fase adaptativa, em casos mais avançados, o paciente pode procurar o Pronto-Socorro por desidratação, náuseas e vômitos persistentes. Na maioria dos casos, o quadro apresenta resolução com hidratação e sintomáticos endovenosos. Caso o paciente não apresente melhora, deve-se investigar complicações. Vômitos e dor persistentes, na ausência de complicações, configuram a principal causa de remoção precoce do dispositivo.

Ruptura espontânea do big, migração e obstrução gastrointestinal

O balão intragástrico pode sofrer ruptura espontânea, migrar e causar obstrução intestinal. A chance de rompimento é maior quando o dispositivo permanece em uso além do programado pelo fabricante.

Visando o diagnóstico precoce de vazamento ou rotura do BIG, utiliza-se azul de metileno na solução de preenchimento porquanto o mesmo provocará alteração na coloração da urina, alertando o paciente sobre esta complicação. Assim, pode-se realizar a remoção do dispositivo antes que ocorra sua migração (Figura 7.3).

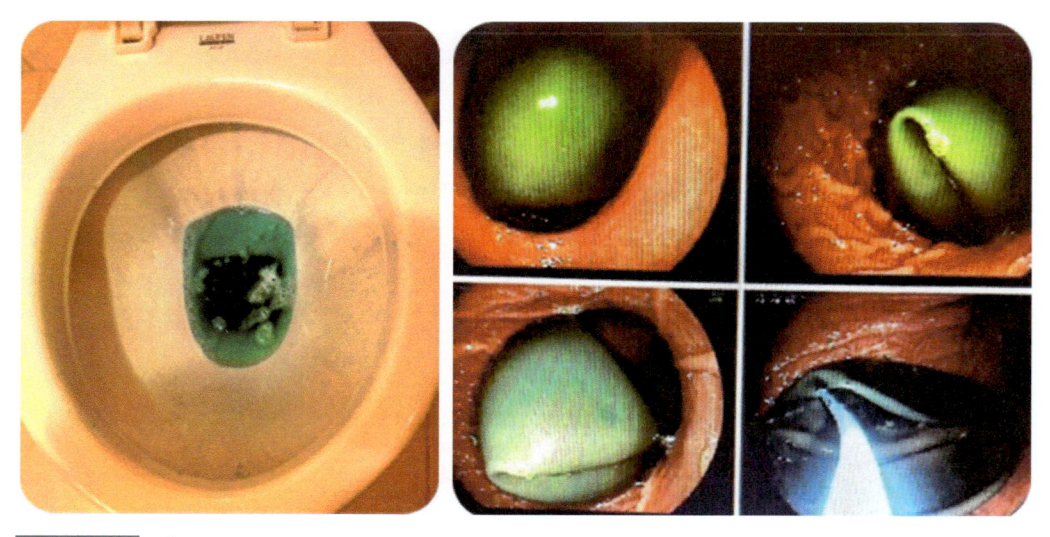

Figura 7.3   À esquerda, alteração da coloração da urina pelo corante azul de metileno, sugerindo ruptura do balão. À direita, imagens endoscópicas evidenciando BIG no estômago, parcialmente insuflado por ruptura espontânea.
Fonte: Acervo da autoria.

Manifestações clínicas de obstrução intestinal com dor e distensão abdominal, náuseas, vômitos, desidratação e parada de eliminação de flatos e fezes devem chamar atenção para esta complicação. O paciente deve ser indagado também sobre mudança da coloração urinária prévia ao quadro.

O manejo inicial deve ter como padrão uma síndrome de abdome agudo obstrutivo e incluir: jejum, hidratação endovenosa vigorosa (20ml/kg), manejo de distúrbio hidroeletrolítico (mais comum hipocalemia) e passagem de sonda nasogástrica (SNG). A antibioticoterapia em obstrução gastrointestinal só está recomendada em casos de complicações (isquemia, necrose ou perfuração).

Exames laboratoriais devem ser solicitados tão quanto a avaliação radiológica que também deve-se ter como padrão a síndrome obstrutiva. Radiografias de abdome agudo podem ser úteis porém a tomografia de abdome com contraste oral e intravenoso é o padrão ouro.

O tratamento definitivo deve ser determinado pelo local da impactação do BIG, gravidade da obstrução e habilidade do endoscopista e/ou cirurgião. Balões que causam obstrução no duodeno são passíveis de recuperação endoscópica, enquanto a impactação no jejuno ou íleo geralmente reque cirurgia (laparoscópica ou aberta). Em casos selecionados é possível também a aspiração do conteúdo do balão por punção percutânea seguida de eliminação do mesmo nas fezes. A exploração cirúrgica imediata está indicada na suspeita de complicações graves como isquemia, necrose e perfuração.

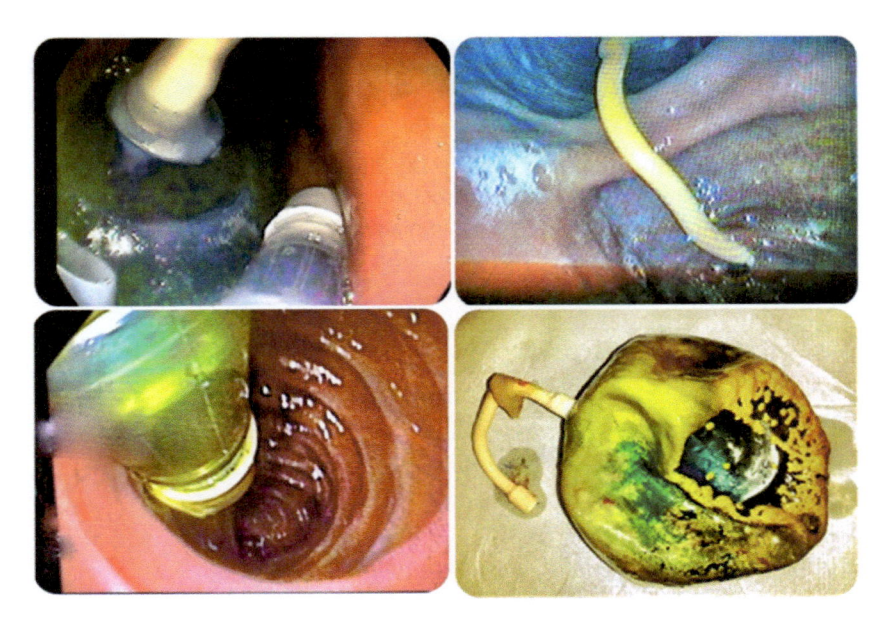

Figura 7.4: Imagens endoscópicas de obstrução duodenal causada por balão intragástrico ajustável. Fonte: Acervo da autoria.

Em casos de impactação do BIG no antro gástrico (Figura 7.5), o quadro clínico será semelhante a um abdome agudo obstrutivo alto e sua conduta deverá ser a mesma sugerida acima. Nestes casos, o tratamento definitivo também poderá ser realizado por endoscopia digestiva alta (EDA) com cuidadosa remoção do balão.

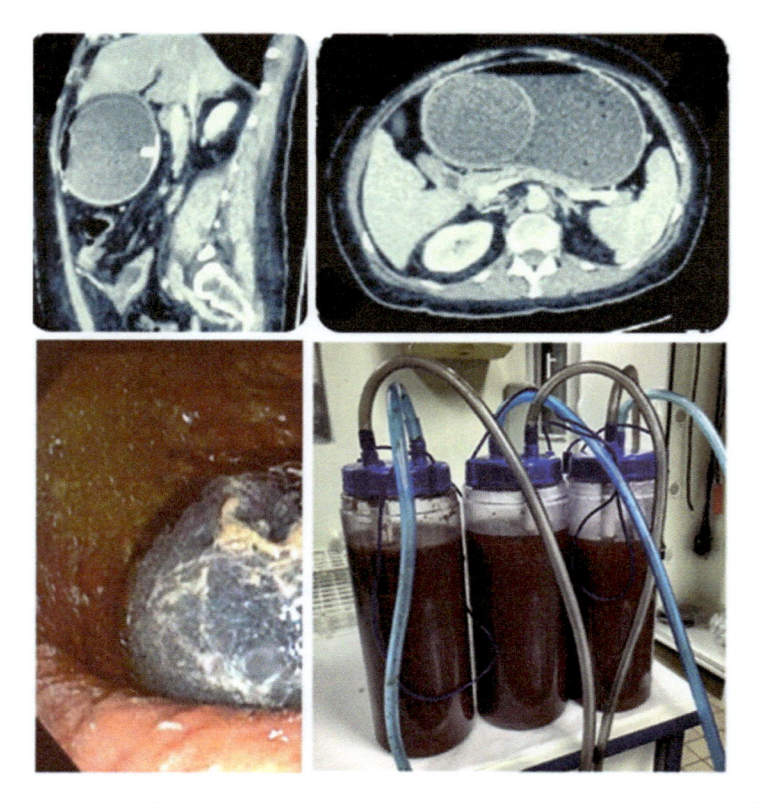

Figura 7.5 Obstrução gástrica por impactação do BIG no antro. Cortes tomográficos evidenciando BIG impactado no antro associado a estase líquida em corpo gástrico. Exame endoscópico com presença de balão em antro com presença de resíduos. Volumosa estase gástrica aspirada.

Fonte: Acervo da autoria.

Úlceras gastrointestinais e sangramento gastrointestinal

Acredita-se que o contato irritativo direto do balão com a mucosa gástrica (provocando alterações na produção de prostaglandinas) associado ao estiramento da mucosa por um longo período (diminuindo sua irrigação sanguínea) podem contribuir para o desenvolvimento de gastrite, erosões, lacerações e ulcerações. Os principais fatores de risco são a interrupção da terapia com IBP e o uso indiscriminado de anti-inflamatórios não esteroidais (AINEs). A incidência de úlceras não é afetada pelo volume do BIG (de 400 a 700ml), como demonstrado por uma revisão sistemática com metanálise que incluiu 44 estudos com um total de 5549 pacientes.

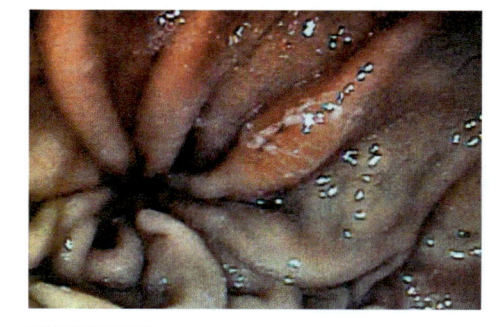

Figura 7.6 Úlcera em paciente durante terapia com BIG.

Fonte: Acervo da autoria.

No geral, as úlceras são diagnosticadas durante o exame endoscópico de retirada do balão ou quando complicam com sangramento ou perfuração. Em caso de hemorragia digestiva alta, recomenda-se avaliação e tratamento endoscópicos (vide manejo em capítulo específico) associada à remoção do balão.

Hiperinsuflação

Ainda sem fundamentos concretos na literatura, acredita-se que pode haver crescimento de microorganismos do gênero *Candida* dentro do balão, que ao produzirem gás por fermentação causam hiperinsuflação do mesmo. A contaminação do fluido de preenchimento pode ocorrer durante passagem pela cavidade oral, ou pela longa exposição a resíduos alimentares em um estômago com esvaziamento lentificado.

O diagnóstico é feito por quadro de êmese intensa e recorrente, dor e distensão abdominal e presença de massa abdominal palpável. A radiografia de abdômen agudo evidencia nível hidroaéreo dentro do balão e aumento de suas proporções (Figura 7.7).

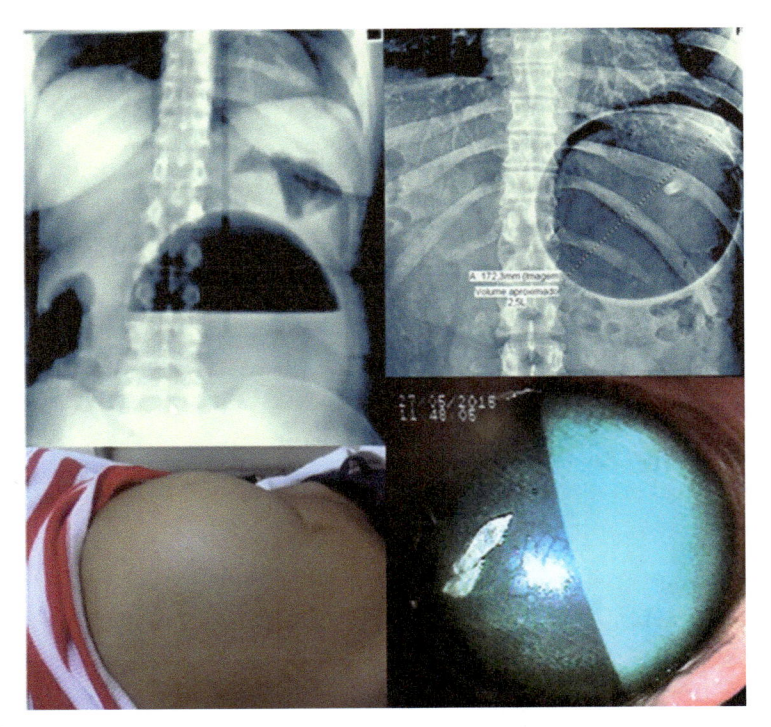

Figura 7.7 A) Radiografia de abdomen em ortostase: nota-se balão com nível-hidroaéreo em seu interior. B) Radiografia de abdômen em decúbito dorsal horizontal: mensuração do raio do balão com cálculo de seu volume (4/3 πr^3 = 2,5L). Balão com volume quatro vezes maior que o inicial. C) À inspeção, abaulamento no andar superior do abdome até a cicatriz umbilical. O balão é facilmente palpável. D) Nota-se balão de proporções aumentadas com nível hidroaéreo visível.

Fonte: Acervo da autoria.

O manejo definitivo inclui jejum, hidratação intravenosa, sintomáticos e, principalmente, remoção do balão sem necessidade de tratamento antifúngico. O atraso no diagnóstico pode complicar com obstrução, pancreatite e perfuração.

A colonização fúngica da superfície do bezoar não complicada com hiperinsuflação ocorre em 5.8% dos pacientes e tem sintomatologia parva, cursando com halitose. Não há comprovação nem consenso a cerca do benefício de uso de antifúngicos orais para prevenir hiperinsuflação.[4] Portanto, seu uso é uma decisão individualizada entre médico e paciente.

Pancreatite

A pancreatite secundária ao BIG é um evento raro que pode ocorrer em qualquer momento do uso do dispositivo com evolução leve a grave. A provável explicação da patologia é que o BIG cause compressão mecânica extrínseca do pâncreas.

O quadro clínico é caracterizado pela tríade diagnóstica: 1) Uso do BIG; 2) quadro clínico compatível com pancreatite; 3) evidência bioquímica ou radiológica de pancreatite. É importante excluir outras causas de pancreatite como a biliar, alcoólica, hipercalcemia e a hipertrigliceridemia. A avaliação radiológica pode evidenciar hiperinsuflação do balão, ausência de colelitíase e dilatação biliar, compressão do corpo do pâncreas, dilatação de ducto pancreático, edema peripancreático e líquido livre intra-peritoneal.

A abordagem terapêutica consiste em medidas clínicas para pancreatite aguda. A remoção precoce do balão parece ser suficiente para resolução do quadro, apesar de serem descritos tratamentos conservadores em casos leves com sucesso.

Perfuração gástrica

O mecanismo pelo qual o BIG induz perfurações gástricas ainda não é bem conhecido. Acredita-se que o dispositivo exerce contato direto e pressão constante sobre a parede gástrica provocando isquemia e ulceração da mesma.

O quadro clínico apresenta-se como um abdome agudo perfurativo, caracterizado por dor abdominal súbita e intensa, irradiação para ombro esquerdo e febre. A palpação abdominal pode ser normal ou ter sinais de peritonite. A radiografia de abdome revelará pneumoperitôneo e a TC pode demonstrar a presença de fístula, líquido livre na cavidade, coleções bloqueadas e o BIG comprimindo a parede gástrica (geralmente a anterior).

A abordagem inicial tem como padrão o tratamento de um abdome agudo perfurativo com manejo clínico seguido da avaliação com exame de imagem. O tratamento definitivo deve levar em consideração o status clínico do paciente, presença de complicações como coleções e a habilidade da equipe assistente. O reparo da perfuração e a remoção do dispositivo podem ser realizadas por abordagem cirúrgica convencional (Figura 7.8), videolaparoscopia (Figura 7.9), laparoscopia combinada com endoscopia ou exclusivamente endoscópico (Figura 7.10). A antibioticoterapia endovenosa é mandatória.

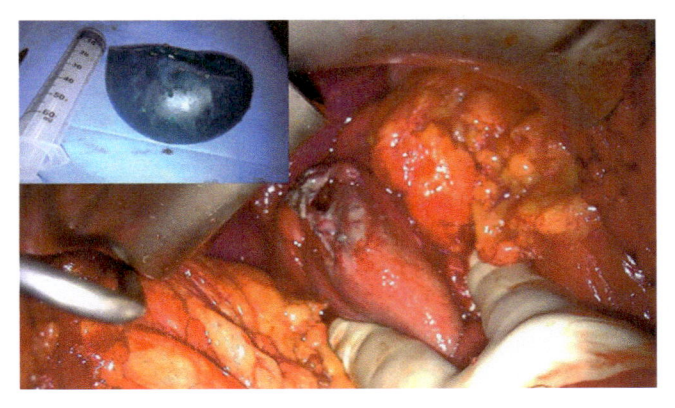

Figura 7.8   Abordagem por laparotomia de perfuração gástrica por BIG.
Fonte: Acervo da autoria.

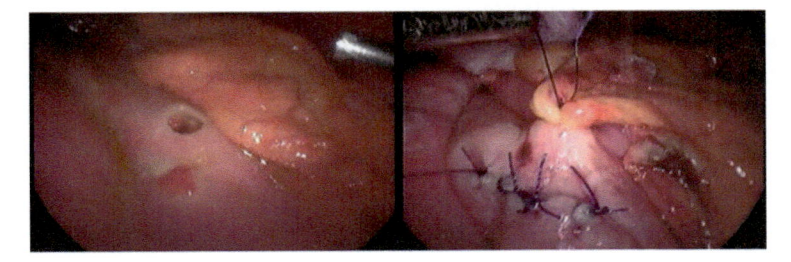

Figura 7.9   Abordagem por videolaparoscopia de perfuração gástrica por BIG.
Fonte: Acervo da autoria.

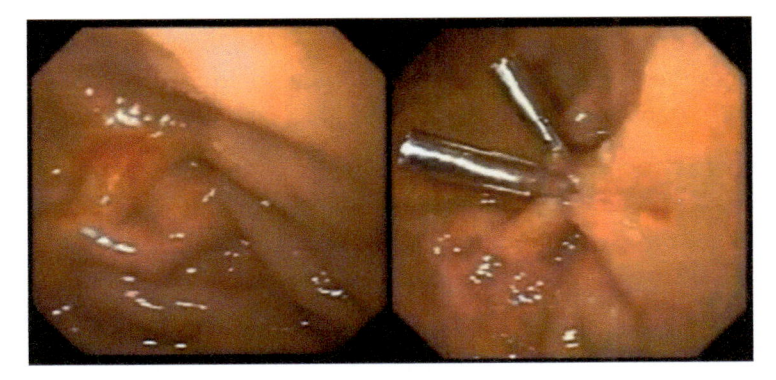

Figura 7.10   Fechamento de perfuração gástrica por BIG com clipes metálicos.
Fonte: Acervo da autoria.

Síndrome de Wernicke-Korsakoff

Apesar de muito rara, há descrição de alguns casos de Síndrome de Wernicke-Korsakoff secundária à vômitos persistentes e desnutrição severa. A deficiência aguda de vitamina B1 (tiamina) pode causar a encefalopatia de Wernicke, uma condição letal que requer tratamento de urgência, caracterizada pela tríade ataxia da marcha, encefalopatia e disfunção oculomotora (nistagmo e oftalmoplegia). Sua cronificação leva a síndrome amnéstica de Korsakoff, uma manifestação neuropsiquiátrica de prognóstico ruim que se caracteriza por desorientação e comprometimento da memória (amnésia anterógrada e retrógrada). O quadro é reversível se diagnosticado e tratado precocemente. O manejo intra-hospitalar foge ao escopo deste livro.

Eventos adversos relacionados ao procedimento

Laceração e perfuração esofágicas

A ESGE publicou recentemente um guideline sobre diagnóstico e manejo de perfurações endoscópicas iatrogênicas. Lacerações e perfurações podem ocorrer na retirada do dispositivo, na transição esôfago-gástrica quando há inflamação intensa associada e em pontos de estreitamento com maior risco de impactação, como em esfíncter esofágico superior. A maioria das perfurações esofágicas são diagnosticada durante o procedimento e, por isso, são passíveis de tratamento endoscópico com clipes metálicos (ver capítulo específico). A perfuração diagnosticada precocemente (< 24h após o procedimento) pode apresentar apresentação clínica variável de acordo com o local da perfuração.

Em casos de perfuração de esôfago cervical, as manifestações clínicas mais comuns são disfagia, enfisema subcutâneo, odinofagia e disfonia. Perfurações em esôfago médio podem apresentar dor torácica, dispneia, taquipneia e enfisema subcutâneo. Enquanto em esôfago distal as características mais comuns são dor retroesternal/epigástrica, náuseas, vômitos e sinais de peritonite aguda.

Em perfurações diagnosticadas tardiamente (> 24h), o paciente pode apresentar-se com sintomas inespecíficos de confusão mental, hipotensão e sepse. Na suspeita de perfuração, o exame padrão ouro é a tomografia com contraste hidrossolúvel VO.

O tratamento dependerá do momento do diagnóstico (intra ou pós-procedimento), da característica da perfuração (tamanho e localização), da presença de resíduos intraluminais, do status do paciente, da disponibilidade de material para fechamento e da experiência do endoscopista/cirurgião. A abordagem poderá ser conservadora, endoscópica ou cirúrgica (veja Capítulo 1 sobre Perfurações pós-procedimentos endoscópicos).

Vale ressaltar que, pelo risco de impactação do balão no cricofaríngeo durante sua retirada, recomenda-se que este procedimento seja realizado sob anestesia geral com intubação orotraqueal.

SUMÁRIO E RECOMENDAÇÕES

▌ O balão intragástrico é uma terapia segura. Apesar de complicações serem raras e indesejáveis, elas podem acontecer e serem graves.

▌ Deve-se suspeitar de complicações em pacientes que apresentam queixas persistentes ou não habituais após a fase adaptativa.

▌ Respeito a contraindicações, adesão às orientações dietéticas e medicamentosas, educação e acompanhamento do paciente são fundamentais para prevenir e diagnosticar precocemente complicações durante seu uso.

▌ Sugere-se retirada do balão sob anestesia geral com intubação orotraqueal. Realizar minuciosa inspeção da mucosa esófago-gástrica após retirada do dispositivo para identificação de complicações e instituição de tratamento precoce quando indicado.

REFERÊNCIAS

1. Kotinda APST, de Moura DTH, Ribeiro IB, Singh S, da Ponte Neto AM, Proença IM, et al. Efficacy of Intragastric Balloons for Weight Loss in Overweight and Obese Adults: a Systematic Review and Meta-analysis of Randomized Controlled Trials. Obes Surg. 2020 Jul;30(7):2743-2753. doi: 10.1007/s11695-020-04558-5. PMID: 32300945.

2. ASGE Bariatric Endoscopy Task Force and ASGE Technology Committee, Abu Dayyeh BK, Kumar N, Edmundowicz SA, Jonnalagadda S, Larsen M, et al. ASGE Bariatric Endoscopy Task Force systematic review and meta-analysis assessing the ASGE PIVI thresholds for adopting endoscopic bariatric therapies. Gastrointest Endosc. 2015 Sep;82(3):425-38.e5. doi: 10.1016/j.gie.2015.03.1964. Epub 2015 Jul 29. PMID: 26232362.

3. Lopez-Nava G, Jaruvongvanich V, Storm AC, Maselli DB, Bautista-Castaño I, Vargas EJ, et al. Personalization of Endoscopic Bariatric and Metabolic Therapies Based on Physiology: a Prospective Feasibility Study with a Single Fluid-Filled Intragastric Balloon. Obes Surg. 2020 Sep;30(9):3347-3353. doi: 10.1007/s11695-020-04581-6. PMID: 32285333.

4. Neto MG, Silva LB, Grecco E, de Quadros LG, Teixeira A, Souza T, et al. Brazilian Intragastric Balloon Consensus Statement (BIBC): practical guidelines based on experience of over 40,000 cases. Surg Obes Relat Dis. 2018 Feb;14(2):151-159. doi: 10.1016/j.soard.2017.09.528. Epub 2017 Sep 28. PMID: 29108896.

5. Hay D, Ryan G, Somasundaram M, Yip V, Navaratne L. Laparoscopic management of a migrated intragastric balloon causing mechanical small bowel obstruction: a case report and review of the literature. Ann R Coll Surg Engl. 2019 Nov;101(8):e172-e177. doi: 10.1308/rcsann.2019.0104. Epub 2019 Sep 6. PMID: 31672034; PMCID: PMC6818066.

6. Koek SA, Hammond J. Gastric outlet obstruction secondary to orbera intragastric balloon. J Surg Case Rep. 2018 Oct 29;2018(10):rjy284. doi: 10.1093/jscr/rjy284. PMID: 30386547.

7. Granek RJ, Hii MW, Ward SM. Major Gastric Haemorrhage After Intragastric Balloon Insertion: Case Report. Obes Surg. 2018 Jan;28(1):281-284. doi: 10.1007/s11695-017-2988-8. PMID: 29071537.

8. Kumar N, Bazerbachi F, Rustagi T, McCarty TR, Thompson CC, Galvao Neto MP, et al. The Influence of the Orbera Intragastric Balloon Filling Volumes on Weight Loss, Tolerability, and Adverse Events: a Systematic Review and Meta-Analysis. Obes Surg. 2017 Sep;27(9):2272-2278. doi: 10.1007/s11695-017-2636-3. PMID: 28285471.

9.   Barrichello S, de Moura DTH, Hoff AC, Veinert A, Thompson CC. Acute pancreatitis due to intragas-tric balloon hyperinflation (with video). Gastrointest Endosc. 2020 May;91(5):1207-1209. doi: 10.1016/j.gie.2019.12.012. Epub 2019 Dec 19. PMID: 31866316.

10. Alsohaibani FI, Alkasab M, Abufarhaneh EH, Peedikayil MC, Aldekhayel MK, Zayied MM, et al. Acute Pancreatitis as a Complication of Intragastric Balloons: a Case Series. Obes Surg. 2019 May; 29(5):1694-1696. doi: 10.1007/s11695-019-03796-6. PMID: 30826913.

11. Alqabandi O, Almutawa Y, AlTarrah D, Alhajeri M, Jamal MH, Almazeedi S. Intragastric balloon inser-tion and pancreatitis: Case series. Int J Surg Case Rep. 2020;74:263-267. doi: 10.1016/j.ijscr.2020.08.043. Epub 2020 Aug 29. PMID: 32905925; PMCID: PMC7486575.

12. Gore N, Ravindran P, Chan DL, Das K, Cosman PH. Pancreatitis from intra-gastric balloon insertion: Case report and literature review. Int J Surg Case Rep. 2018;45:79-82. doi: 10.1016/j.ijscr.2018.03.016. Epub 2018 Mar 16. PMID: 29579540; PMCID: PMC6000766.

13. Barrichello Junior SA, Ribeiro IB, Fittipaldi-Fernandez RJ, Hoff AC, de Moura DTH, Minata MK, et al. Exclusively endoscopic approach to treating gastric perforation caused by an intragastric balloon: case series and literature review. Endosc Int Open. 2018 Nov;6(11):E1322-E1329. doi: 10.1055/a-0743-5520. Epub 2018 Nov 7. PMID: 30410952;

14. Vellante P, Carnevale A, D'Ovidio C. An Autopsy Case of Misdiagnosed Wernicke's Syndrome af-ter Intragastric Balloon Therapy. Case Rep Gastrointest Med. 2018 Feb 13;2018:1510850. doi: 10.1155/2018/1510850. PMID: 29666718; PMCID: PMC5831924.

15. Paspatis GA, Arvanitakis M, Dumonceau JM, Barthet M, Saunders B, Turino SY, et al. Diagnosis and management of iatrogenic endoscopic perforations: European Society of Gastrointestinal Endoscopy (ESGE) Position Statement - Update 2020. Endoscopy. 2020 Sep;52(9):792-810. doi: 10.1055/a-1222-3191. Epub 2020 Aug 11. PMID: 32781470.

8

Fístulas pós-operatórias

Epifanio Silvino do Monte Junior
Igor Braga Ribeiro
Luiz Gustavo de Quadros

Introdução

As fístulas e deiscências estão entre as complicações mais temidas no âmbito da cirurgia, especialmente em pacientes submetidos a procedimentos cirúrgicos no trato digestório. As chances de complicações pós-operatórias variam de acordo com o procedimento, condições técnicas e características do paciente. Esofagectomias distais podem apresentar incidência de fístulas que variam de 8% a 26%, ao passo que gastrectomias totais podem variar de 3% a 12%. Com relação aos procedimentos bariátricos, a incidência varia de 2% a 5% no Bypass gástrico em Y-de-Roux e 1% a 2% na gastrectomia vertical. A terapia endoscópica é hoje a primeira opção no tratamento e manejo dos pacientes diagnosticados com fístulas e deiscências. Neste capítulo, discutiremos a abordagem terapêutica das fístulas pós-operatórias agudas.

Apresentação clínica

Uma gama de sintomas está envolvida na apresentação clínica dos pacientes com fístulas pós-operatórias. As manifestações clínicas incluem:

- Taquicardia.
- Febre.
- Náuseas.
- Vômitos.
- Dor abdominal.

Vale salientar que pacientes submetidos a cirurgias bariátricas podem cursar com um exame abdominal inocente, devendo o profissional valorizar achados como febre e taquicardia mesmo que o exame abdominal se apresente sem alterações. Nos pacientes bariátricos a taquicardia é a primeira manifestação de complicações e deve ser valorizada mesmo como único sinal aparente.

Diagnóstico

O diagnóstico se baseia no conjunto entre história, exame físico e exames de imagem. No contexto agudo, o principal exame na abordagem diagnóstica é a tomografia de abdome com contraste endovenoso e, em alguns casos, contraste hidrossolúvel via oral. Através da tomografia de abdome é possível diagnosticar e avaliar coleções associadas, sendo de suma importância para o planejamento do tratamento endoscópico. A endoscopia digestiva também apresenta papel fundamental na avaliação inicial de anastomoses, uma vez que pode identificar áreas de isquemia e, consequentemente, mudar o curso do tratamento. A presença de dreno abdominal pode auxiliar o diagnóstico precoce de fístulas do trato digestório. Todavia, a literatura é conflitante quanto ao real benefício de drenos profiláticos ou sentinelas.

Abordagem clínica

As fístulas pós-operatórias resultam em um quadro de sepse cujo foco é anastomose envolvida ou qualquer ponto de vazamento na linha de sutura. Assim sendo, dieta zero e antibioticoterapia de amplo espectro são os pilares do manejo clínico. O primeiro objetivo de tratamento é manter ou devolver a estabilidade clínica. Recomenda-se iniciar hidratação venosa com Ringer Lactato 30 ml/kg, respeitando as particularidades de cada paciente, tais como insuficiência cardíaca, falência renal ou outros comemorativos que possam restringir a possibilidade de hidratação.

A antibioticoterapia deve ser iniciada de modo empírico, uma vez que deve ter início em até uma hora após o reconhecimento do quadro. Considerando fístulas do trato gastrintestinal, os principais microorganismos envolvidos são gram-negativos, Enterobacteriacea e anaeróbicos. Todavia, o foco deve ser contra bactérias gram-negativas e anaeróbias, levando em consideração as orientações da comissão de controle de infecção hospitalar de cada serviço. Podemos lançar mão dos seguintes esquemas empíricos:

Pacientes com baixo risco de infecção hospitalar

- Monoterapia
  - Ertapenem - 1g a cada 24 horas
  - Piperacilina-tazobactan - 3.375 g a cada 6 horas
- Em associação com metronidazol (500 mg a cada 8 horas)
  - Cefazolina - 2g a cada 8 horas
  - Cefuroxime - 1.5g a cada 8 horas
  - Ceftriaxone - 2g a cada 24 horas

- Cefotaxime - 2g a cada 8 horas
- Ciprofloxacino - 400 a cada 12 horas
- Levofloxacino - 500 mg a cada 8 horas

Pacientes com alto risco de infecção hospitalar

- Monoterapia
  - Imipenem-cilastatina - 500 mg a cada 6 horas
  - Meropenem - 1g a cada 8 horas
  - Piperacilina- tazobactan - 4.5 g a cada 6 horas
- Em associação com metronidazol (500 mg a cada 8 horas)
  - Cefepime - 2g a cada 8 horas
  - Ceftazidime - 2g a cada 8 horas

Avaliação radiológica

A avaliação radiológica é norteada pela tomografia computadorizada de abdome com contraste endovenoso. Evidências indiretas, tais como ar extraluminal, coleções perianastomóticas são marcadores indiretos de fístulas e/ou deiscências. Em alguns casos, nos quais ainda persiste a dúvida diagnóstica, se faz necessário o uso de contrastes orais hidrossolúveis para confirmar o extravasamento.

A seriografia é outro exame comumente utilizado, especialmente em centros de médio e pequeno porte. Além de ser útil no diagnóstico, a seriografia tem a vantagem de permitir o estudo da anatomia local, auxiliando o endoscopista na terapêutica a ser empregada.

Avaliação laboratorial

Os pacientes com alta suspeição de fístulas pós-operatória devem ser submetidos a uma avaliação laboratorial ampla. A rotina inclui:

- Hemograma.
- Eletrólitos.
- Hemoculturas (02 pares).
- Ureia.
- Creatinina.
- Gasometria arterial.
- Alanina aminotransferase (ALT).
- Aspartato aminotransferase.
- Bilirrubinas.
- Lactato.
- Proteína C reativa.
- Coagulograma.

Terapia endoscópica

A taxa de sucesso endoscópico no fechamento de defeitos transmurais cresceu de forma robusta nos últimos anos, tornando a reabordagem cirúrgica cada vez menos indicada. Assim sendo, deve sempre ser considerada desde que haja mão de obra especializada disponível. Algumas particularidades devem ser respeitadas no contexto agudo. O uso de dióxido de carbono ou realização de exames *underwater* são preconizados, uma vez que insuflação com ar pode desbloquear coleções e agravar o quadro clínico do paciente. As opções terapêuticas ampliaram-se substancialmente nos últimos anos.

Stents

Os *stents* promovem uma barreira temporária, prevenindo a migração de conteúdo intraluminal para as cavidades livres, além de auxiliar na correção de desvios de eixo e estreitamentos, os quais podem ser associar a perpetuação da fístula. Diante do exposto, existe uma predileção pelo uso de próteses metálicas totalmente ou parcialmente recobertas. As taxas de sucesso no fechamento dos defeitos transmurais variam de 48 até 100%.

Uma das maiores limitações dos *stents* é a possibilidade de migração e uma das maiores vantagens é permitir o início precoce da dieta oral. Além disso, é imprescindível que todas as coleções adjacentes estejam devidamente drenadas. Os *stents* devem permanecer entre 6 e 8 semanas. Todavia, quando lançamos mão de *stents* parcialmente recobertos, a permanência por mais de 4 semanas está contraindicada devido ao risco *ingrowth* tecidual. Este fenômeno faz com que o *stent* permaneça fortemente aderido aos tecidos adjacentes, aumentando o risco de complicações no momento da retirada. Os *stents* totalmente recobertos apresentam maior facilidade no momento da remoção e apresentam como principal desvantagem o maior risco de migração.

Stents parcialmente recobertos apresentam características intermediárias. Quanto a fixação, se caracterizam pelo menor risco de migração quando comparados aos *stents* totalmente recobertos e, consequentemente, maior risco de *ingrowth* quando comparados aos stents descobertos. A principal desvantagem dos stents parcialmente recobertos é exigir maior expertise do endoscopista na sua retirada. Portanto, a escolha do *stent* deve ser individualizada, avaliando o risco, condição do paciente, disponibilidade e expertise do serviço.

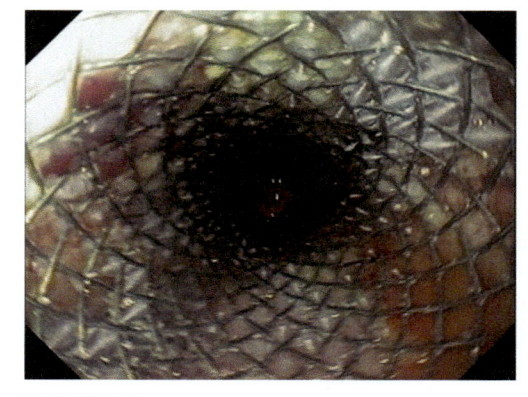

Figura 8.1 *Stent* metálico totalmente recoberto em esôfago.

Fonte: Acervo da autoria.

Terapia endoscópica a vácuo

A terapia endoscópica a vácuo vem ganhando espaço no tratamento dos defeitos transmurais do trato gastrointestinal. Os primeiros relatos na literatura datam de 2004 e desde então a terapia apresenta crescimento nas indicações. Os mecanismos de ação são a macrodeformação, microderfomação, controle do efluente, migração de fibroblastos e aumento da concentração local dos fatores de angiogênese. Através destes pilares, a terapia endoscópica a vácuo promove o controle local e fechamento do defeito. Vários são os dispositivos disponíveis. Entretanto, a literatura ainda é conflitante quanto ao padrão a ser utilizados. A pressão utilizada deve girar em torno de – 125 mmHG. Modelos utilizando esponjas de poliuretanos são os mais difundidos mundo afora, embora apresentem maiores taxas de *ingrowth* tecidual, o qual é um dos principais eventos adversos da terapia endoscópica a vácuo. Novos modelos se apresentam como alternativas simples e de menor custo para o tratamento de defeitos transmurais com o uso de pressão negativa (Figura 8.2).

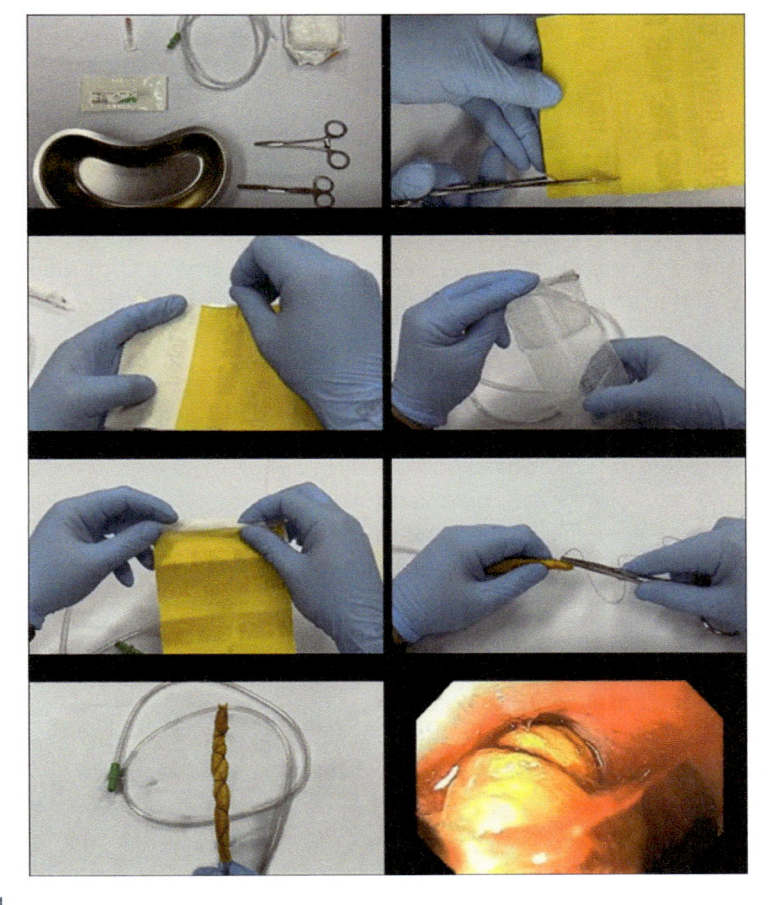

Figura 8.2

Fonte: Acervo da autoria.

Selantes teciduais

Uma das primeiras opções terapêuticas para os defeitos transmurais foram os selantes teciduais, cujos primeiros relatos foram em 1990.

■ **Selantes de fibrina**

Consistem de dois componentes: fibrinogênio e trombina humanos. São aplicados utilizando um cateter de duplo lúmen na superfície a ser tratada. A reação local mimetiza um coágulo na fase inicial. Apresentam taxas de fechamento intermediárias, as quais variam de 75 até 89%.

■ **Cianoacrilato**

O N-butil-2-cianoacrilato é uma cola sintética que se polimeriza após contato com a umidade, causando inflamação local e, consequentemente, induzindo o processo cicatricial local. Além disso, apresenta efeito bactericida. As taxas de sucesso terapêutico podem chegar até 80%.

Endoclipes

■ **Through-the-scope (TTSCs)**

Os clipes metálicos são amplamente disponíveis no cenário endoscópico. Apresentam tamanhos variados e são aplicados através do canal de trabalho do próprio aparelho. São instrumentos de manuseio fácil e o avançar da indústria trouxe consigo opções com grandes aberturas, possibilidade de rotação e mecanismos que permitem abrir e fechar o instrumento por mais de uma vez. Seu uso de modo isolado é controverso na literatura atual.

■ **Over-the-scope-clips (OTSCs)**

São clipes feitos de nitinol em forma de "armadilha de urso". A grande diferença em relação aos clipes comuns é sua montagem pelo lado de fora do aparelho, permitindo a apreensão de uma quantidade maior de tecido, o que possibilitaria fechamento de defeitos maiores comparando com os TTSCs. Apesar de um efeito teórico mais robusto, apresentam taxas de fechamento que variam de 73.3 até 90% no contexto agudo.

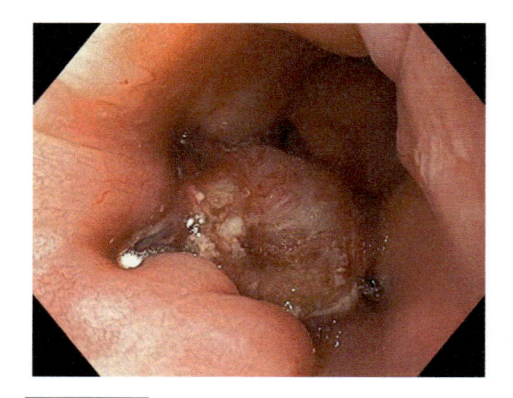

Figura 8.3
Fonte: Acervo da autoria.

Sutura endoscópica

A sutura endoscópica se apresenta como uma das alternativas para o fechamento de defeitos transmurais. Seu uso é extremamente difundido em procedimentos bariátricos e apresenta poucos relatos para o tratamento de fístulas e/ou leaks, apesar da pouca evidência ser animadora, com taxas de fechamento em torno de 80%. As principais desvantagens são o alto custo e a necessidade de treinamento para utilização do equipamento, além da necessidade de aparelhos do tipo duplo canal.

Intervenção cirúrgica

Fica reservada para pacientes instáveis do ponto de vista hemodinâmico ou casos nos quais as coleções adjacentes são inacessíveis ao método endoscópico ou na indisponibilidade desse método. Uma das alternativas viáveis, mas pouco disponível, é a radiologia intervencionista, a qual consegue drenar coleções de modo minimamente invasivo, causando pouca resposta inflamatória sistêmica.

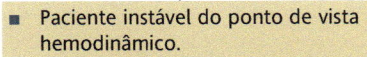

Figura 8.4

Fonte: Acervo da autoria.

Paciente em pós-operatório com algum dos seguintes sintomas:
- Taquicardia
- Febre
- Dor abdominal
- Náusea e vômitos refratários
- Peritonite difusa

Iniciar:
- Dieta oral zero
- Hidratação com ringer lactato 30ml/kg
- Antibioticoterapia empírica de amplo espectro

Solicitar:
- Tomografia com contraste endovenoso
- hemograma, eletrólitos, hemoculturas (02 pares), ureia, creatinina, gasometria arterial, alanina aminotransferase, aspartato aminotransferase, bilirrubinas, lactato, proteína C reativa e coagulograma

- Paciente instável do ponto de vista hemodinâmico.
- Exames de imagem demonstrando pneumoperitôneo de grande monta ou coleções sem acesso endoscópico

- Paciente estável
- Coleções adjacentes acessíveis do ponto de vista endoscópico

- Considerar tratamento cirúrgico.

- Realizar endoscopia com dióxido de carbono ou *underwater*.

Figura 8.5 Algoritmo fístulas pós-operatórias.

Fonte: Desenvolvido pela autoria.

REFERÊNCIAS

1. Singh RR, Nussbaum JS, Kumta NA. Endoscopic management of perforations, leaks and fistulas. Transl Gastroenterol Hepatol 2018;3:85–85. PMID: 30505972 DOI: 10.21037/tgh.2018.10.09. Disponível em: http://www.ncbi.nlm.nih.gov/pubmed/30505972.

2. Ferraz ÁAB, Feitosa PHF, Santa-Cruz F, Aquino M-AR, Dompieri LT, Santos EM, et al. Gastric Fistula After Sleeve Gastrectomy: Clinical Features and Treatment Options. Obes Surg. 2020; PMID: 33222105 DOI: 10.1007/s11695-020-05115-w. Disponível em: http://www.ncbi.nlm.nih.gov/pubmed/33222105.

3. Bemelman WA, Baron TH. Endoscopic Management of Transmural Defects, Including Leaks, Perforations, and Fistulae. Gastroenterology. 2018;154:1938-1946.e1. PMID: 29454791 DOI: 10.1053/j.gastro.2018.01.067. Disponível em: http://www.ncbi.nlm.nih.gov/pubmed/29454791.

4. Podda M, Di Saverio S, Davies RJ, Atzeni J, Balestra F, Virdis F, et al. Prophylactic intra-abdominal drainage following colorectal anastomoses. A systematic review and meta-analysis of randomized controlled trials. Am J Surg . 2020;219:164–74. PMID: 31138400 DOI: 10.1016/j.amjsurg.2019.05.006. Disponível em: http://www.ncbi.nlm.nih.gov/pubmed/31138400.

5. Rhodes A, Evans LE, Alhazzani W, Levy MM, Antonelli M, Ferrer R, et al. Surviving Sepsis Campaign: International Guidelines for Management of Sepsis and Septic Shock: 2016. Intensive Care Med. 2017;43:304–77. PMID: 28101605 DOI: 10.1007/s00134-017-4683-6. Disponível em: http://www.ncbi.nlm.nih.gov/pubmed/28101605.

6. Furukawa A, Sakoda M, Yamasaki M, Kono N, Tanaka T, Nitta N, et al. Gastrointestinal tract perforation: CT diagnosis of presence, site, and cause. Abdom Imaging [Internet] 2005;30:524–34. PMID: 16096870 DOI: 10.1007/s00261-004-0289-x. Disponível em http://www.ncbi.nlm.nih.gov/pubmed/16096870.

7. Kim SW, Shin HC, Kim IY, Kim YT, Kim C-J. CT Findings of Colonic Complications Associated with Colon Cancer. Korean J Radiol [Internet] 2010;11:211. PMID: 20191069 DOI: 10.3348/kjr.2010.11.2.211. Disponível em: http://www.ncbi.nlm.nih.gov/pubmed/20191069.

8. Foley MJ, Ghahremani GG, Rogers LF. Reappraisal of contrast media used to detect upper gastrointestinal perforations: comparison of ionic water-soluble media with barium sulfate. Radiology. 1982;144:231–7 .PMID: 7089273 DOI: 10.1148/radiology.144.2.7089273. Disponível em: http://www.ncbi.nlm.nih.gov/pubmed/7089273.

9. Rodrigues-Pinto E, Repici A, Donatelli G, Macedo G, Devière J, van Hooft JE, et al. International multicenter expert survey on endoscopic treatment of upper gastrointestinal anastomotic leaks. Endosc Int Open. 2019;07:E1671–82. PMID: 31788551 DOI: 10.1055/a-1005-6632. Disponível em: http://www.ncbi.nlm.nih.gov/pubmed/31788551.

10. do Monte Junior ES, de Moura DTH, Ribeiro IB, Hathorn KE, Farias GFA, Turiani CV, et al. Endoscopic vacuum therapy versus endoscopic stenting for upper gastrointestinal transmural defects: Systematic review and meta-analysis. Dig Endosc. 2020;den.13813. PMID: 33300634 DOI: 10.1111/den.13813. Disponível em: http://www.ncbi.nlm.nih.gov/pubmed/33300634.

11. de Moura DTH, do Monte Junior ES, Hathorn KE, Ribeiro IB, de Medeiros FS, Thompson CC, et al. The use of novel modified endoscopic vacuum therapies in the management of a transmural rectal wall defect. Endoscopy. 2021;53:E27–8. PMID: 32483781 DOI: 10.1055/a-1173-7727. Disponível em: http://www.ncbi.nlm.nih.gov/pubmed/32483781.

12. Seewald S, Brand B, Groth S, Omar S, Mendoza G, Seitz U, et al. Endoscopic sealing of pancreatic fistula by using N-butyl-2-cyanoacrylate. Gastrointest Endosc. 2004;59:463–70. PMID: 15044879 DOI: 10.1016/S0016-5107(03)02708-1. Disponível em: http://www.ncbi.nlm.nih.gov/pubmed/15044879.

9 Perfuração Pós Procedimento em Trato Gastrointestinal Alto

Gabriel Mayo Vieira de Souza

Eduardo Guimarães Hourneaux de Moura

Introdução

As perfurações iatrogênicas são eventos relativamente raros, mas com potencial risco de gravidade, podendo apresentar uma taxa de mortalidade de até 36% no caso de perfurações esofágicas. Podem ocorrer após exame diagnóstico, mas têm maior frequência após procedimentos terapêuticos, cada vez mais realizados em nosso meio, como dilatação, remoção de corpo estranho, mucosectomia (*endoscopic mucosal resection* – EMR), *endoscopic submucosal dissection* (ESD), *peroral endoscopic myotomy* (POEM) e septotomia de divertículo de Zenker.

O risco de perfuração durante dilatação esofágica é de 0,09 a 2,2% para estenoses simples, podendo chegar a 10% em estenoses complexas (anguladas, extensas ou múltiplas). Na dilatação de acalasia, as taxas variam de 0,4 a 14%. No tratamento de Zenker, perfuração pode ocorrer em 5,4% dos casos. Retirada de corpo estranho apresenta um risco de 1,5%, e esse valor varia de acordo com o tamanho, a localização da impactação, a irregularidade do objeto. O ESD apresenta um risco maior de perfuração quando comparado à mucosectomia, podendo chegar a 2,4% em casos de carcinoma de células escamosas, mas os valores também são diversos a depender das variáveis. No POEM são esperados sintomas como enfisema subcutâneo, mas complicações maiores como fístula mediastinal são raros (0,3%).

Apresentação clínica

Inicialmente muitos pacientes podem apresentar-se oligossintomáticos. Os sintomas apresentados variam de acordo com a localização da perfuração. A dor é o sintoma mais frequente, mas outros achados devem nos sinalizar alerta:

- Disfagia, enfisema subcutâneo, disfonia (no caso de lesão cervical);

- Dispneia, taquipneia, enfisema subcutâneo e peritonite (para suspeita em esôfago torácico);

- Dor epigástrica ou retroesternal, náusea a e vômito (em lesões de esôfago distal e estômago). Tardiamente, a apresentação clínica torna-se inespecífica, com febre, resposta inflamatória sistêmica e sepse.

Diagnóstico

Idealmente, o diagnóstico pode ser feito ainda durante o exame, quando se visualiza sinal de perfuração. Deve-se sempre relatar, com a maior riqueza de detalhes, não apenas o achado como também as condutas tomadas. Entretanto, nem sempre a lesão é facilmente percebida durante o exame. Dessa forma, deve-se ter alta suspeição para sinais e sintomas iniciais, principalmente após procedimentos terapêuticos, que apresentam risco aumentado de perfuração. Imprescindível o conhecimento da história clínica do paciente, que deverá ser submetido a exame físico e complementares, laboratorial e de imagem. A tomografia computadorizada apresenta boa acurácia e deve ser realizada, sempre que possível, na suspeita de perfuração.

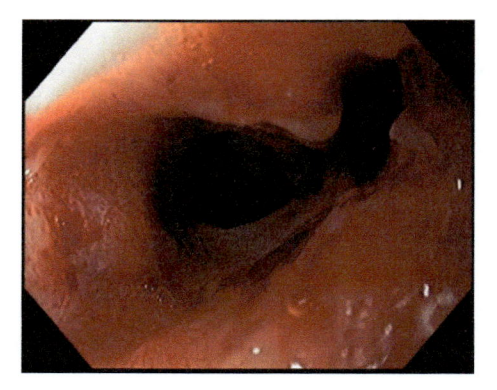

Figura 9.1　Perfuração de esôfago após dilatação de estenose esofágica.
Fonte: Imagem gentilmente cedida por Maurício Minata.

Abordagem clínica

Todo paciente com suspeita de perfuração deve ser prontamente monitorizado para ter aferidos seus sinais vitais e avaliados os parâmetros hemodinâmicos. Compõem o tratamento:

- Antibioticoterapia endovenosa de amplo espectro;

- Jejum oral;

- Terapias de supressão gástrica;

- Medicamentos sintomáticos;
- Sonda nasogástrica ou nasoenteral, para desvio de conteúdo do trato gastrointestinal.

A antibioticoterapia pode se apresentar em monoterapia ou terapia combinada (3):

- Monoterapia:
- Imipenem + cilastatina – 500 mg EV a cada 6 horas
- Meropenem – 1g a cada 8 horas
- Piperacilina + tazobactam – 4,5 g EV a cada 6 horas
- Terapia combinada:
- Cefepime OU Ceftazidima (2 g EV a cada 8 horas) + Metronidazol (500 mg EV a cada 8 horas)

Pacientes com lesão de esôfago cervical, apresentando boas condições clínicas, diagnosticados precocemente tendem a responder bem às medidas conservadoras, pois apresentam, devido sua topografia, baixa probabilidade de infecção mediastinal.

Pacientes com perfuração que apresentam distensão abdominal importante e piora da hemodinâmica ou da ventilação podem estar evoluindo com síndrome compartimental abdominal. Nesse caso, é necessária a descompressão de emergência. Após assepsia e antissepsia adequadas, é realizada punção abdominal com cateter venoso periférico calibroso (20G). Acopla-se o cateter a uma seringa sem o êmbolo, com pequena quantidade de soro, permitindo constatar a saída de gás pelo selo d'água (Figura 9.2).

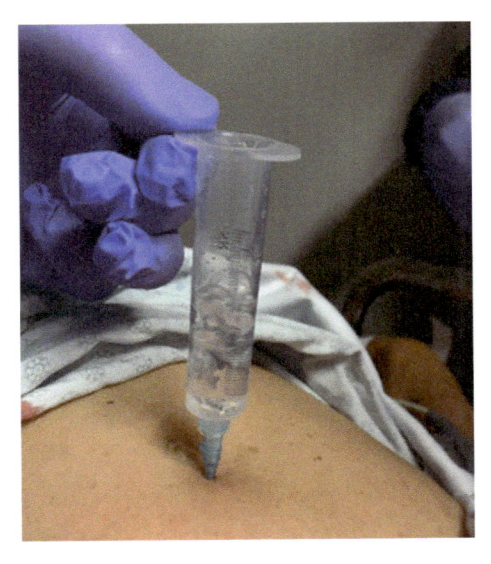

Figura 9.2 Descompressão de emergência

Fonte: Acervo da autoria.

Avaliação radiológica

A perfuração é percebida na avaliação radiológica como a presença de gás ou fluidos fora do trato gastrointestinal (TGI). A **radiografia simples de tórax**, amplamente disponível, pode ter resultado normal inicialmente, levando a um atraso no diagnóstico. **Esofagografia** com contraste oral hidrossolúvel também pode ser utilizado, mas é a **tomografia computadorizada** (TC) que apresenta maior sensibilidade e especificidade para pequenas coleções de ar ou líquido, e a administração de meio de contraste hidrossolúvel eleva ainda mais a acurácia, permitindo inclusive a avaliação do sucesso da terapêutica endoscópica empregada.

Vale lembrar que alguns procedimentos avançados podem resultar na presença de pequenas bolhas de gás fora do TGI, não necessariamente configurando perfuração iatrogênica. Faz-se importante, portanto, a correlação clínica e endoscópica.

Avaliação laboratorial

Indicada nos pacientes com suspeita de perfuração, é de grande importância para a estratificação inicial e para o acompanhamento clínico, devido o potencial risco de evolução para sepse. Podem ser necessários, dentre outros exames, a depender da avaliação clínica:

- Hemograma e eletrólitos;
- Glicemia;
- Função renal;
- Lactato;
- Coagulograma;

- Bilirrubinas;
- Proteína C reativa;
- Gasometria arterial;
- Hemocultura.

Terapia endoscópica

A escolha da melhor terapia para o paciente depende de muitos fatores, dentre eles, a experiência do endoscopista, o tipo e tamanho da lesão, a disponibilidade de material, a apresentação clínica do paciente e o tempo decorrido desde o incidente. Pode-se optar pela conduta conservadora, por tratamento cirúrgico ou por tentativa de terapia endoscópica. Esta pode ser feita com utilização de clipes *through-the-scope* (TTS), clipes *over-the-scope* (OTS), sutura endoscópica, drenagem endoscópica interna com duplo *pigtail*, uso de próteses ou terapia endoscópica a vácuo.

O dióxido de carbono (CO_2) tem sido cada vez mais utilizado na endoscopia, em substituição ao ar, principalmente em exames com risco aumentado de perfuração. Na vigência de suspeita de perfuração, o uso de CO_2 é mandatório.

Perfuração esofágica

Os **clipes** *through-the-scope* (TTS) geralmente são utilizados para perfurações menores, de até 10 mm e com bordas favoráveis. Para fechamento de perfurações maiores que 10 mm, até cerca de 20 mm, os **clipes** *over-the-scope* (OTS) podem ser utilizados, com uma taxa de sucesso de 84,6%. Defeitos maiores, acima de 20 mm, ou associados à malignidade, podem ser beneficiados com a tentativa de **próteses esofágicas**, que podem apresentar sucesso técnico de até 99% e sucesso clínico de 85%, sem diferença quanto ao tipo de prótese, que pode ser metálica autoexpansível totalmente recoberta (*fully covered self-expandable metal stent – FCSEMS*), metálica autoexpansível parcialmente recoberta (*partially covered self-expandable metal stent – PCSEMS*) ou plástica autoexpansível (*self-expandable plastic stent – SEPS*). Perfurações iatrogênicas respondem melhor que as fístulas ao uso de próteses. Geralmente são deixadas por 4 a 6 semanas, e então são retiradas. Técnicas de **sutura endoscópica** também são alternativas de tratamento em grandes defeitos e perfurações complexas (6). Outra opção terapêutica é a **terapia endoscópica a vácuo** (*endoscopic vacum therapy – EVT*), que promove uma cicatrização por segunda intenção, e absorve as secreções, utilizando um sistema de pressão negativa controlada. Apresentam taxa maior de sucesso que os stents, chegando a 91% de melhora em 11 a 29 dias, menores índices de complicações e mortalidade intra-hospitalar, com uma duração menor do tratamento. A **drenagem endoscópica interna com duplo** *pigtail* pode ser útil e de fácil execução, principalmente nos casos de perfuração que se encontram em fase subaguda, com coleção formada e restrita à região periesofágica.

Perfuração gástrica

Pacientes com diagnóstico precoce (< 24 horas) apresentam um desfecho melhor com o tratamento endoscópico. Enquanto pacientes com mais de 24 horas decorridas desde o evento, com líquido livre à tomografia ou infecção deve ter abordagem cirúrgica considerada. Uma alternativa em pacientes estáveis, com perfuração diagnosticada em fase subaguda e com coleção restrita perigástrica é a drenagem endoscópica interna com duplo *pigtail*, que ao drenar a coleção, funciona como facilitador na cicatrização dos tecidos e no fechamento do defeito.

A clipagem endoscópica com clipes TTS deve ser efetuada em perfurações de até 10 mm, e apresenta taxa de sucesso de até 99% (ESGE). O clipe OTS tem sido usado com sucesso para fechamento de lesões gástricas de até 30 mm, com taxa de sucesso de até 90%. Em caso de indisponibilidade de clipe OTS, uma possibilidade é a combinação de clipe TTS com endoloop. Em perfurações maiores, tanto o uso de sutura endoscópica quanto técnicas com patch de omento, quando for possível visualizá-lo por através da perfuração, parecem ser as melhores modalidades terapêuticas.

Intervenção cirúrgica

Em todos os casos o paciente sempre se beneficiará de uma abordagem multidisciplinar, composta minimamente pelo endoscopista, o cirurgião e o radiologista. Nos casos em que há falha da terapia endoscópica, ou que o paciente apresenta piora clínica, sepse, peritonite, a intervenção cirúrgica deve ser fortemente considerada.

O mesmo quando as perfurações gástricas são diagnosticadas tardiamente (com mais de 24 horas), quando houver grande quantidade de líquido livre em cavidade, com saída constante pelo orifício de perfuração.

SUMÁRIO E RECOMENDAÇÕES

- A perfuração iatrogênica é um evento raro, mas com potencial risco de gravidade. Mais frequente em procedimentos terapêuticos avançados.

- A rapidez no diagnóstico é crucial e determinante para um melhor desfecho.

- Os pacientes podem ser oligossintomáticos. Alguns sintomas são dor torácica ou abdominal, enfisema subcutâneo, disfagia ou disfonia, distensão abdominal.

- Paciente com suspeita de perfuração deve ter sua história clínica tomada e ser submetido a exame físico e exames subsidiários, laboratoriais e de imagem.

- Tomografia computadorizada é o exame de maior sensibilidade e especificidade para identificação de pequenas coleções.

- Em caso de síndrome compartimental, punção abdominal para descompressão de emergência com cateter venoso calibroso deve ser realizada.

- Pacientes diagnosticados com perfuração devem ser monitorizados, mantida hidratação, jejum oral, antibioticoterapia venosa de amplo espectro, sintomáticos.

- O paciente sempre deve ser acompanhado por equipe multidisciplinar.

- Clipes TTS podem ser usados em perfurações de até 10 mm. Acima de 10 mm utilizar clipe OTS. Considerar uso de *stents* e de terapia endoscópica a vácuo.

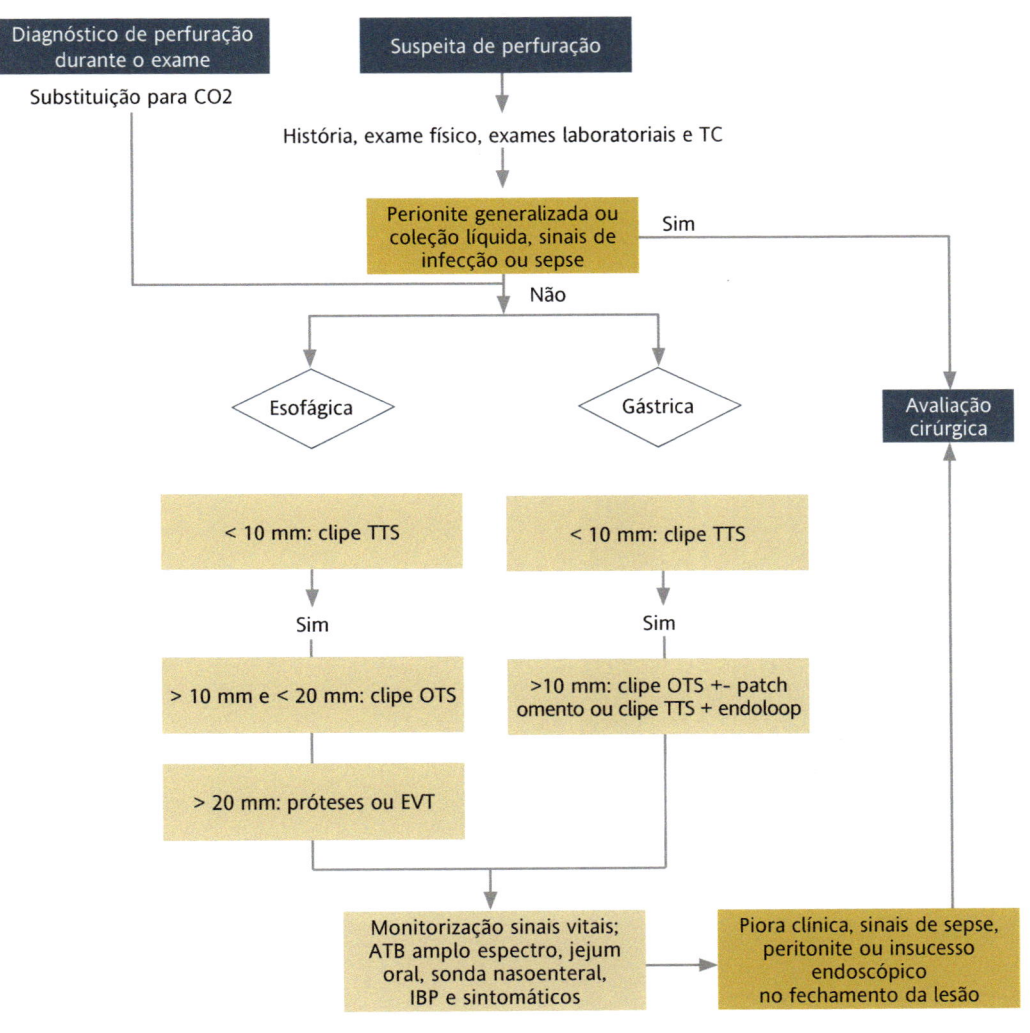

Figura 9.3 Perfuração pós procedimento endoscópico em TGI alto.

Fonte: Desenvolvido pela autoria.

REFERÊNCIAS

1. ASGE – ASGE. American society for gastrointestinal endoscopy. Guideline: Adverse events of upper GI endoscopy. Gastrointestinal Endoscopy; 2012;76: 4.

2. ESGE – Paspatis GA, Arvanitakis M, Dumonceau JM et al. Diagnosis and management of iatrogenic endoscopic perforations: European Society of Gastrointestinal Endoscopy (ESGE) Position Statement – Update 2020. Endoscopy 2020;52: 792–810.

3. Barshak MB. Antimicrobial approach to intra-abdominal infections in adults.[acesso em 2020 nov 05]. Disponível em: https://www.uptodate.com.

4. Goyal A, Chatterjee K, Yadlapati S, et al. Health-care utilization and complications of endoscopic esophageal dilation in a national population. Clin Endosc 2017;50: 366–371.

5. Di Leo M, Maselli R, Ferrara EC, et al. Endoscopic management of be- nign esophageal ruptures and leaks. Curr Treat Options Gastroenterol 2017;15: 268–284.

6. de Moura DTH, Sachdev AH, Thompson CC. Endoscopic Full-Thickness Defects and Closure Techniques. Curr Treat Options Gastroenterol. 2018 Dec; 16(4):386-405. doi: 10.1007/s11938-018-0199-6. PMID: 30382572; PMCID: PMC6392034.

10

Gastrostomia Endoscópica: Complicações e Manejo

Pedro Victor Aniz Gomes de Oliveira
Kiyoshi Hashiba

Introdução

O suporte nutricional por sonda de gastrostomia é a via de escolha para alimentação em pacientes com trato gastrointestinal funcionante que não conseguem se alimentar pela boca, necessitando de nutrição enteral por períodos prolongados.

A gastrostomia pode ser realizada de forma cirúrgica, percutânea guiada por imagem ou endoscópica, e esse último método tem demonstrado menor morbidade e custo total, assim como menos complicações que as primeiras. Dessa forma, a gastrostomia endoscópica tem sido considerada como primeira opção.

A gastrostomia endoscópica é considerada um procedimento seguro. Apesar disso, complicações ocorrem em uma fração considerável dos pacientes submetidos ao procedimento, com estudos sugerindo de 15 a 70% de complicações; entretanto, a grande maioria dessas complicações são menores, como por exemplo remoção acidental da sonda e infecção local da ferida. A variabilidade de frequências vista na literatura é em decorrência de diferentes definições e populações avaliadas, assim como técnicas variadas do procedimento.

Dentre as técnicas endoscópicas, cabe aqui destacar uma em especial. A técnica de gastrostomia com confecção de pontos, chamada "pexia", descrita por Hashiba em 1980, evita muitas das complicações descritas a seguir, como remoção acidental da sonda e separação do peritônio parietal e visceral em pacientes com ascite. Além disso, a introdução da sonda por trocáter abdominal previne complicações mais raras como implantação de metástases de tumores de orofaringe e esôfago na região da estomia, e fístulas broncoesofágicas e aortoesofágicas em casos de trauma pela introdução da sonda nestes casos.

As complicações do procedimento podem ser precoces, antes de 4-8 semanas, tendendo a se relacionarem diretamente ao procedimento realizado, ou tardias, com a gastrostomia já madura, podendo ter relação com o procedimento ou com o manejo inadequado da sonda.

Pneumoperitôneo

É comum a presença de ar na cavidade peritoneal imediatamente após realização da gastrostomia endoscópica, em decorrência da insuflação necessária associada à punção da parede gástrica. Normalmente não ocasiona problemas e não requer tratamento. Na ausência de peritonite, não impede administração de dieta pela sonda.

Entretanto, o pneumoperitôneo pode advir de lesões inadvertidas a vísceras ocas. Caso o paciente apresente suspeita clínica de lesão, avaliação radiológica com contraste solúvel em água pode confirmar a posição da sonda, e uma tomografia computadorizada pode avaliar lesões de outras estruturas.

Pneumonia aspirativa

Essa complicação pode ser precoce, relacionada ao procedimento, ou tardia, relacionada ao refluxo gastroesofágico crônico, podendo ser minimizada com a elevação da cabeceira por duas horas após a alimentação, assim como administração de procinéticos. O uso de uma sonda gastrojejunal pode ser empregado também. O manejo consiste em suporte clínico e terapia antimicrobiana.

Sangramento

A maior parte dos sangramentos após o procedimento é controlado com pressão local, sem necessidade de maiores intervenções. Hemorragias mais importantes são incomuns. A avaliação endoscópica deve ser realizada caso o sangramento seja refratário ou em grande quantidade, com queda hematimétrica, saída de sangue vivo pela sonda, melena ou instabilidade hemodinâmica.

O sangramento, quando acontece, geralmente é do trajeto ou da parede gástrica, como em casos de ulceração por pressão excessiva do anteparo interno. Perfuração de vasos calibrosos perigástricos, grandes vasos, hemorragias retroperitoneais e hematomas de parede ou da bainha do músculo reto abdominal são causas raras de sangramento.

Em caso de sangramento que aparenta originar do trajeto e não responde à simples pressão local, o anteparo pode ser tensionado temporariamente para compressão da parede gástrica. É importante que essa tensão excessiva seja aliviada dentro de

48h para evitar deiscência da ferida e outras complicações. É extremamente raro ser necessário abordagem cirúrgica em decorrência de sangramentos relacionados à gastrostomia endoscópica.

Lesão visceral

Complicação rara relacionada à punção, geralmente acomete o lobo hepático esquerdo. Sua apresentação depende da gravidade da lesão, com alguns casos necessitando de abordagem cirúrgica de urgência.

Complicações infecciosas

A maior parte das complicações infecciosas das gastrostomias são localizadas, mas infecções graves podem ocorrer. A infecção da ferida operatória está geralmente relacionada à contaminação do campo cirúrgico, falha na profilaxia antimicrobiana ou a pacientes muito debilitados.

A profilaxia antimicrobiana é indicada em todos os pacientes que serão submetidos a gastrostomia endoscópica. A recomendação geral é 2g de cefazolina endovenosa na 30 minutos antes do procedimento. Esse esquema pode ser modificado de acordo com protocolos de cada instituição. Além disso, técnicas de desinfecção da cavidade oral não parecem eficientes.

Infecção de ferida operatória

A ferida infectada pode apresentar eritema, edema local, dor e secreção purulenta. A maior parte apresenta boa resposta a cefalosporinas de primeira geração (cefalexina, por exemplo) ou quinolonas (ciprofloxacino, por exemplo). Alguns serviços apresentam números crescentes de infecção por bactérias resistentes, como S. aureus resistente a oxacilina. Nesses casos, outras drogas podem ser preferíveis, conforme protocolos locais. A cultura do sítio de infecção, em geral, não é de grande valia. Se houver resposta à terapia antimicrobiana, não é necessário remoção da sonda.

Fascite necrosante

A infecção profunda, com necrose das fáscias musculares, é uma complicação maior muito rara, porém grave. É relacionada majoritariamente a pacientes com diabetes mellitus, desnutrição e imunossupressão. Se manifesta inicialmente pela presença de edema, eritema e a presença de bolhas. Geralmente evolui rapidamente, com comprometimento sistêmico e sepse. Uma vez identificada, é necessário tratamento imediato com antimicrobianos de amplo espectro (por exemplo: Vancomicina e Meropenem) e desbridamento cirúrgico.

Considerando a morbidade associada ao tratamento, a prevenção desta complicação infecciosa grave é de suma importância. Profilaxia infecciosa e técnica adequada, com assepsia e antissepsia, são fundamentais. Além disso, pressão sobre a ferida da gastrostomia, através de um anteparo tenso ou muito próximo à pele, aumenta o risco de infecção da ferida quando comparado a um anteparo posicionado 3cm acima da pele.

Extravasamento peri-gastrostomia

A saída de conteúdo gástrico ao redor da sonda pode ocorrer desde os primeiros dias após o procedimento até muito tempo após, com trajeto já maturado.

Em muitos casos, pode estar relacionado a pacientes desnutridos, diabéticos, com má cicatrização e com tendência a deiscência tecidual. Nesses casos, o tratamento envolve controle de comorbidades e compensação nutricional, além de cuidados locais para a deterioração cutânea (pasta de zinco ou outros protetores cutâneos, por exemplo). Outra causa comum é o posicionamento do anteparo externo de maneira tensa, com pressão sobre a pele, levando a isquemia e deiscência.

É importante frisar que trocar a sonda por uma de maior calibre não resolverá o problema. Sua utilização apenas acentuará a degeneração tecidual, aumentando o calibre do orifício e, em casos extremos, perpetuando uma fístula gastrocutânea.

Se o extravasamento ocorrer em pacientes com gastrostomia madura, inserida a mais que 4 a 8 semanas, a sonda pode ser removida por um curto período, cerca de 24 a 48 horas, permitindo um fechamento parcial do orifício. Após, uma nova sonda do mesmo calibre anterior é passada, com resolução do extravasamento. Entretanto, convém considerar que alguns pacientes apresentam cicatrização acelerada, por vezes em menos que 24h. Pode ser útil deixar um fio-guia posicionado, mantendo o trajeto até que a nova sonda seja posicionada.

Em casos refratários, pode ser necessário remoção permanente da sonda, aguardando cicatrização completa do orifício. Após o fechamento total ou quase total, uma nova gastrostomia pode ser realizada em sítio diferente da anterior.

Úlceras gástricas

Pode ocorrer formação de úlcera gástrica adjacente ao anteparo interno, especialmente em situações em que o anteparo externo se encontra pressionado sobre a pele.

Normalmente apresenta boa evolução após correto posicionamento do anteparo externo, com alívio da pressão.

Outra situação que pode ocorrer é a ulceração da parede contralateral à gastrostomia, em geral relacionado a sondas de troca com extremidade interna que se estende além do balão. A troca por outro modelo de sonda, em que essa extremidade não avança além do balão, elimina o problema.

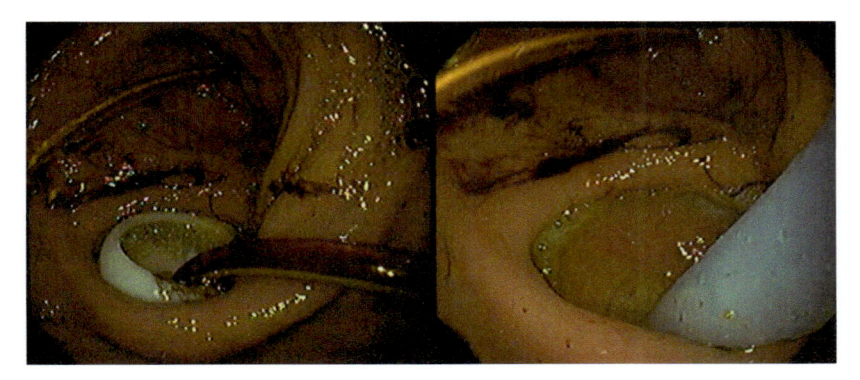

Figura 10.1
Fonte: Acervo da autoria.

Buried Bumper Syndrome ("Enterramento")

A síndrome do "enterramento" é consequência tardia da tração excessiva da sonda em decorrência de um anteparo externo muito justo. O anteparo interno, ou *bumper*, é lenta e gradualmente envolvido pela parede gástrica, em um processo de ulceração e reparação, ficando enterrado em camadas profundas, muitas vezes atingindo o subcutâneo. Leva a dor intensa e impossibilidade de administrar a dieta enteral.

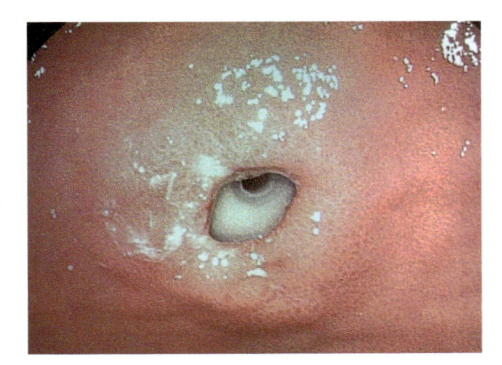

Figura 10.2
Fonte: Acervo da autoria.

O tratamento é a remoção da sonda, com cicatrização do sítio. A remoção pode ser difícil, dependendo do tipo de sonda. As sondas com balão são de fácil remoção. Sondas com anteparo flexível geralmente podem ser removidas por tração externa. Uma alternativa é com a passagem do fio guia através da antiga, seguido por tração da nova sonda semelhante ao procedimento original (semelhante à técnica de tração de Gauderer-Ponsky); A porção dilatadora da nova sonda desloca o anteparo interno enterrado, e a sonda pode então ser posicionada corretamente. Em casos de anteparo rígido, pode ser necessário incisão sobre o trajeto para liberar a sonda.

Após a cicatrização, uma nova gastrostomia é confeccionada em sítio distinto do original.

Obstrução alta

Sondas de gastrostomia com o anteparo posicionado muito longe da parede, que não ficam corretamente ajustadas, podem apresentar migração transpilórica do anteparo interno ou balão, ocasionando obstrução gastrointestinal alta. A resolução se dá com tração da sonda seguido de correto posicionamento do anteparo externo.

Fístula gastrocolocutânea

É uma complicação rara consequente à interposição do cólon entre a parede abdominal e a parede gástrica no momento da punção original. Inicialmente, os pacientes costumam ser assintomáticos. A clínica se apresenta tardiamente, meses após o procedimento, geralmente após a troca da sonda. O paciente pode apresentar vômitos fecalóides, saída de fezes pelo orifício ou diarreia à infusão de dieta.

O tratamento consiste na remoção da sonda de gastrostomia e observação clínica, permitindo o fechamento da fístula. A intervenção cirúrgica é reservada aos casos de persistência da fístula.

Fístula gastrocutânea persistente após remoção da gastrostomia

A sonda de gastrostomia pode ser removida de maneira permanente em pacientes não mais necessitam da mesma. De maneira geral, o trajeto se fecha cerca de 1 a 3 dias após a remoção da sonda. Entretanto, em uma pequena porcentagem dos casos, ocorre a persistência da fístula, possivelmente em decorrência de epitelização do trajeto.

Não existe um método estabelecido para tratamento da fístula. Métodos descritos e utilizados com sucesso costumam envolver o recrudescimento da superfície epitelizada, de forma mecânica ou térmica, seguido por aposição das superfícies, por exemplo com uso de plasma de argônio seguido da colocação de clipe endoscópico.

Remoção acidental

Em gastrostomia maduras, com mais de 4 a 8 semanas, uma nova sonda pode ser posicionada através do trajeto, sem maiores danos. O fechamento do trajeto se dá rapidamente (eventualmente em menos que 24 horas), e o posicionamento de uma sonda deve ser feito o mais breve possível. Na falta da sonda de gastrostomia, uma sonda urinária de Foley pode ser empregada para manter o patência até a substituição pela correta.

Gastrostomias recentes, realizadas a menos de 4 semanas, podem não ter o trajeto estabelecido, e não podem ser reinseridas às cegas. Por se tratar de uma perfuração do trato gastrointestinal, o paciente deve iniciar terapia com antibiótico parenteral de amplo espectro (Ceftriazona associado a Metronidazol, por exemplo) e manter observação clínica rigorosa.

Em casos selecionados, pode ser tentado progressão de fio-guia através do orifício sob visão endoscópica, com posicionamento de nova sonda no trajeto.

Caso apresente sinais de peritonite, é necessário abordagem cirúrgica.

Em caso de boa evolução, deve-se manter a terapia antimicrobiana por 5 a 7 dias, e uma nova gastrostomia pode ser confeccionada em outro sítio.

Convém também ressaltar que a técnica de "pexia", com confecção de pontos na parede abdominal, evita a remoção acidental da sonda e previne complicações relacionadas.

Impantação tumoral

Pacientes com neoplasias de cavidade oral, palato, faringe, esôfago e outros sítios proximais apresentam risco de implantação tumoral por transferência mecânica para parede abdominal. Estudos prospectivos em pacientes com carcinoma espinocelular esofágico submetidos a gastrostomia endoscópica pela técnica de tração demonstraram que uma parcela considerável desses pacientes apresentam células tumorais no escovado do sítio de incisão e tubo de gastrostomia. Esse é um desfecho intermediário, e não implica necessariamente em repercussão clínica significativa, mas convém considerar essa possibilidade na escolha da técnica. A técnica de gastrostomia por punção com confecção de pontos ("pexia") pode ser uma escolha interessante nestes casos, evitando a tranferência mecânica das células tumorais.

SUMÁRIO E RECOMENDAÇÕES

▌ Complicações relacionadas à gastrostomia endoscópica são comuns, mas na grande maioria das vezes são de menor gravidade, com boa evolução e resolução sem a necessidade de intervenções.

▌ Complicações são mais frequentes, e mais graves, em pacientes debilitados, imunossuprimidos e desnutridos.

▌ A maior parte das complicações pode ser evitada com técnica adequada e boa orientação de manejo da sonda.

▌ O posicionamento correto do anteparo externo é fundamental, devendo estar cerca de 1-2 cm acima da pele. Deve permitir livre rotação da sonda e discreto movimento translacional, sem exercer pressão sobre a parede, mas também não muito distante.

I   Anteparo posicionado incorretamente, com tensão elevada, é responsável por isquemia e deterioração tecidual local, ocasionando grande parte das complicações relacionadas à gastrostomia.

REFERÊNCIAS

1. Sakai P, Ishioka S, MalufFilho F, Martins CM. Tratado de Endoscopia Digestiva Diagnóstica e Terapêutica – Estômago e Duodeno. 2ª ed. São Paulo: Atheneu, 2014. ISBN 9788538805342.

2. Hashiba K. Técnica de abertura de gastrostomia sob controle e manipulação endoscópica. Ver Paul Med. 1980;95:37-38.

3. Ponsky JL, Gauderer MW. Percutaneous endoscopic gastrostomy: a nonoperative technique for feeding gastrostomy. Gastrointest Endosc. 1981;27:9-11.

4. Pofahl WE, Ringold F. Management of early disloment of percutaneous endoscopic gastrostomy tubes. Surg Laparosc Endosc Percutan Tech. 1999;4:253-256.

5. Gauderer MW, Ponsky JL, Izant RJ, Gastrostomy without laparotomy: a percutaneous endoscopic technique. J Pediatric Surg. 1980;15:872-875.

6. Thoburn D, Karim S N, Soutar DS, et al. Tumor seeding following percutaneous endoscopic gastrostomy placement in head and neck cancer. Postgrad Med J. 1997;73:430-432.

7. Douglas JG, Koh W, Laramore GE. Metastasis to a percutaneous gastrostomy site from head and neck cancer: radiologic considerations. Head Neck. 2000;22:826-830.

8. Pickhardt PJ, Rohrmann CA, Cossentino MJ. Stomal metastases complicating percutaneous endoscopic gastrostomny CT findings and the argument for radiologic tube placement. Am J Roentgenol. 2002;3:735-739.

9. Biliham C, Hulsbergen M, Bosman D, et al. Bronchoesophageal fistula as a complication of percutaneous gastroastomy. Endoscopy 2000;32:526-527.

10. Robinson SR, Johnston P, Wyeth JW. Acute perforation due to an impacted percutaneous endoscopic gastrostomy gastric flange. Aus NZJ Surg. 2001;71:71-72.

11. Poutch PG. Complications of percutaneous endoscopic gastrostomy and jejunostomy. Recognition, prevention and treatment. Gastrointest Endosc Clin N Am.1992;2:231-248.

12. Dormann AJ, Wigginghaus B, Risius H, et al. A single dose of ceftriaxone administered 30 minutes before percutaneous gastrostomy significantly reduces local and systemic infective complications. Am J Gastroenterol. 1999;94:3220-3224.

13. Sharma VK, Howden CW. Meta-analysis of randomized, controlled trials of antibiotic prophylaxis before percutaneous endoscopic gastrostomy. 2000;95:3133-3136.

14. Zuercher BF, Grosjean P, Monnier P. Percutaneous endoscopic gastrostomy in head and neck cancer patients: indications, techniques, complications and results. Eur Arch Otorhinolaryngol. 2011;268:623-629.

15. Miller RE, Kummer BA, Tiszenkel HI, Kotler DP. Percutaneous endoscopic gastrostomy: procedure of choice. Ann Surg. 1986;204:543-545.

16. Blomberg J, Lagergren J, Martin L, et al. Complications after percutaneous endoscopic gastrostomy in a prospective study. Scand J Gastroenterol. 2012;47:737.

17. Zopf Y, Maiss J, Konturek P, Rabe C, Hahn EG, Schwab D. Predictive factors of mortality after PEG insertion: guidance for clinical practice. JPEN J Parenter Enteral Nutr 2011;35:50-55.

18. DeLegge MH, Lantz G, Kazacos R, et al. Effects of external bolster tension on PEG tube tract formation (abstract). Gastrointest Endosc 1996;43:349.

19. Hameed H, Kalim S, Khan YI. Closure of a non healing gastrocutanous fistula using argon plasma coagulation and endoscopic hemoclips. Can J Gastroenterol 2009;23:217.

20. Cruz I, Mamel JJ, Brady PG, Cass-Garcia M. Incidence of abdominal wall metastasis complicating PEG tube placement in untreated head and neck cancer. Gastrointest Endosc. 2005;62:708-11.

11

Corpo Estranho no Trato Digestivo Superior

John Alexander Lata Guacho
Sérgio Barbosa Marques

Introdução

A presença de corpo estranho no trato digestivo superior é uma condição clínica relativamente frequente. Geralmente decorre da ingestão acidental de objetos não digeríveis, principalmente por parte da população pediátrica (68% dos casos). Nos adultos, está comumente associada a quadros demenciais e/ou afecções do esôfago, tais como estenoses (benignas e neoplásicas), alterações de motilidade e esofagite eosinofílica. Por fim, uma pequena parcela dos casos ocorre de forma intencional, geralmente relacionada a quadros psiquiátricos, pacientes privados de liberdade ou tentativa de suicídio.

O tratamento endoscópico é a primeira linha de tratamento desta condição e baseia-se majoritariamente nas diretrizes da Sociedade Europeia de Gastroenterologia Pediátrica, Hepatologia e Nutrição e da Sociedade Europeia de Endoscopia Gastrointestinal (ESGE) publicadas em 2016 e 2017.

Apresentação clínica

A maioria dos pacientes com história de ingestão de corpo estranho são assintomáticos. Quando presentes, os principais sintomas são:

- Disfagia
- Sialorreia
- Náuseas
- Vômitos
- Dor retroesternal
- Dor abdominal
- Enfisema subcutâneo (perfurações).

Diagnóstico

Para o diagnóstico, é imprescindível uma história clínica detalhada, atentando-se ao tipo de corpo estranho ingerido, tempo transcorrido desde a ingestão, e sintomatologia atual. Especialmente na faixa pediátrica, a informação do tempo de ingestão pode ser muito prejudicada, e em alguns casos diagnosticados apenas após surgimento de complicações. O exame radiográfico pode fornecer informações valiosas, tais como localização, tamanho e até mesmo natureza do corpo estranho ingerido (Figuras 11.1A e 11.1B). Vale salientar sinais clássicos, tais como o duplo contorno nos casos de ingestão de baterias (Figura 11.2), retificação de coluna cervical, e raramente pneumotórax e pneumoperitônio. Em casos excepcionais, a tomografia computadorizada pode auxiliar na detecção de complicações locais e no envolvimento de estruturas vasculares por objetos pontiagudos (como espinhas de peixe).

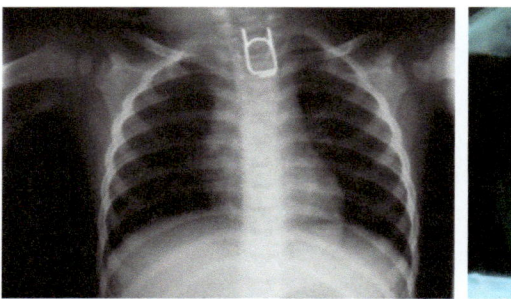 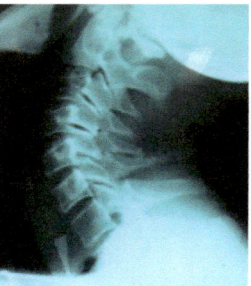

Figura 11.1   (A) Radiografia de tórax anteroposterior com identificação de corpo estranho metálico no esôfago cervical. (B) Radiografia cervical de perfil com identificação de fragmento ósseo no esôfago cervical.

Fonte: Acervo da autoria.

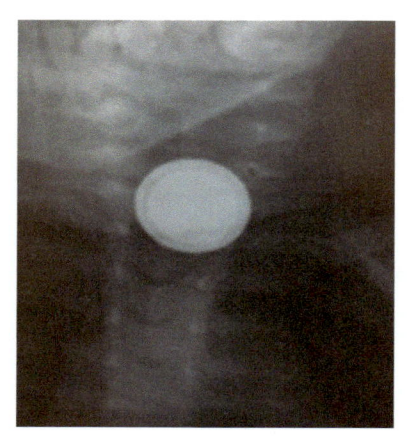

Figura 11.2   Radiografia cervical anteroposterior com identificação de corpo estranho no esôfago cervical – imagem de duplo cotorno característico de bateria.

Fonte: Acervo da autoria.

Abordagem clínica

Antes de instituir o tratamento endoscópico, preconiza-se avaliar as condições clínicas do paciente, tempo de jejum, sinais vitais, padrão respiratório, além de materiais adequados disponíveis para a remoção do corpo estranho (Figura 11.3).

A maioria dos casos de ingestão de corpo estranho na população pediátrica é assintomática, passando naturalmente pelo trato digestivo sem necessidade de endoscopia digestiva. Nesses casos, a melhor conduta é conservadora, orientando a família sobre os sinais de alarme e a evolução geralmente benigna da afecção.

Nos casos sintomáticos de impactação, deve-se avaliar a intensidade e a gravidade dos sintomas para definição do grau de urgência do exame endoscópico.

Endoscopia de emergência na evidência de corpo estranho: são considerados aqueles corpos estranhos que precisam ser removidos imediatamente, de preferência entre as primeiras duas a seis horas após a ingestão. Exemplos: baterias, objetos pontiagudos, múltiplos imãs, (ou imã associado a outro metal) em trato gastrointestinal alto, objeto ou bolo alimentar obstrutivo no esôfago proximal.

Endoscopia de urgência na evidência de corpo estranho: são considerados aqueles corpos estranhos que a endoscopia pode ser realizada entre 6 e 24 horas após a ingestão. Essas condições não apresentam risco iminente de perfuração, e são exemplificados por moedas no esôfago, objetos não pontiagudos no estômago e duodeno, ímãs únicos, brinquedos e grandes objetos na cavidade gástrica com pouca probabilidade de transpor o piloro (maiores que 2,5 cm de diâmetro ou acima de 6 cm de comprimento).

Materiais para remoção de corpos estranhos na endoscopia

Pinça dente de rato 3A   Pinça jacaré 3B   Pinça basket 3C

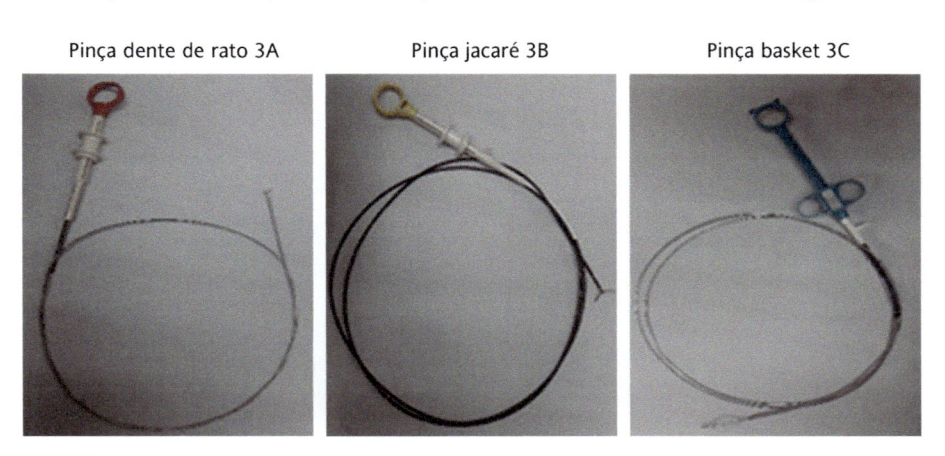

Figura 11.3   Pinças endoscópicas

(continua)

(continuação)   Alças tipo cesta "Roth Net" 3D   Alça de polipectomia 3E

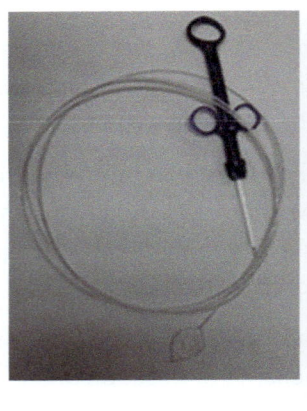 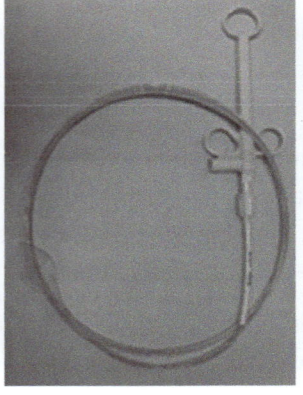 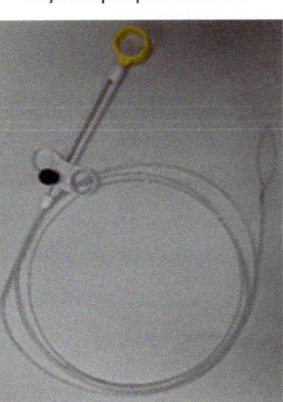

Figura 11.3   Pinças endoscópicas

Fonte: Acervo da autoria.

Manejo de corpos estranhos

Obstrução de corpo estranho no esôfago

A obstrução completa do esôfago é considerada emergência endoscópica. Antes da remoção, recomenda-se traçar uma estratégia para evitar intercorrências muitas vezes previsíveis. O uso de instrumental adequado está diretamente relacionado ao sucesso no resultado final. Estudar a constituição do material determina a conduta frente ao caso. Eventualmente, pequenos corpos estranhos que não apresentam material sólido em sua composição podem ser passíveis de translocação para o estômago, de modo a facilitar a apreensão por pinças e alças. Vale salientar que, em caso de dúvida ou confirmação de composição sólida, essa manobra é contraindicada.

Deve-se atentar ao risco de aspiração do conteúdo nos casos de vias aéreas não protegidas. A passagem pela área de constrição do cricofaríngeo facilita a soltura do corpo estranho pelo acessório e migração para via aérea. O uso de cap ou overtube pode facilitar a passagem por áreas de menor diâmetro, como cricofaríngeo e transição esofagogástrica. Ele é bastante útil em casos de múltiplos corpos estranhos com passagens repetidas do aparelho e também na remoção de corpos estranhos volumosos e pontiagudos (Figura 11.4).

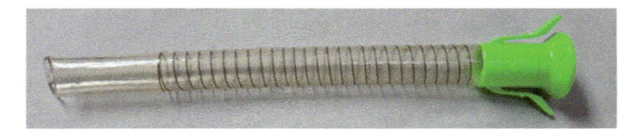

Figura 11.4   Overtube menor para proteção do cricofaringeo.

Fonte: Acervo da autoria.

Bateria no trato digestivo alto

As baterias no esôfago são consideradas emergências pois o contato da mucosa com os polos (positivo e negativo) provoca queimadura, e consequentemente, maiores riscos de complicações como estenoses ou perfuração (Figura 11.5). Desta forma, preconiza-se a remoção imediata, com intuito de preveni-las. Os materiais que podem ser utilizados para remoção são as pinças dente de rato e jacaré, alça com cesta e pinça tipo basket. Após a remoção, em especial aos casos de evidências de extravasamento de material da bateria, fazer lavagem exaustiva para prevenir progressão de lesão local por material remanescente.

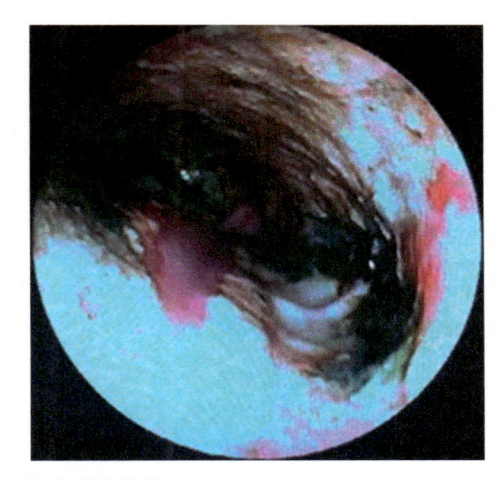

Figura 11.5 Aspecto de lesão corrosiva de esôfago pós ingestão de bateria.

Fonte: Acervo da autoria.

Corpos estranhos pontiagudos

Os objetos pontiagudos no esôfago representam uma emergência endoscópica e a remoção deve ocorrer o mais breve possível (Figura 11.6). A identificação de um objeto pontiagudo permite que cuidados adicionais nas manobras sejam tomados para a segurança do procedimento. Utensílios como *cap*, *overtube* e capa protetora frequentemente auxiliam na remoção e proteção da mucosa adjacente. Após a remoção do corpo estranho, a revisão endoscópica visa avaliar profundidade de lacerações, sinais de perfuração ou de sangramentos.

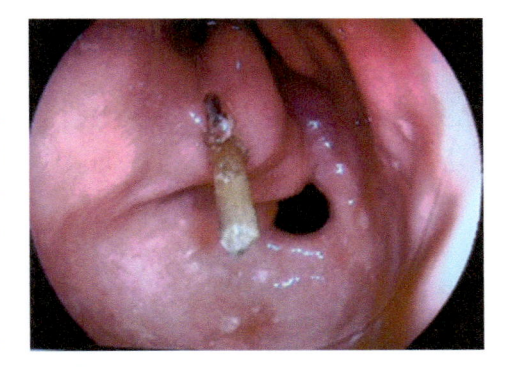

Figura 11.6 Corpo estranho (palito de dente) impactado na mucosa do antro.

Fonte: Acervo da autoria.

Intervenção cirúrgica

A taxa de sucesso na remoção dos corpos estranhos por via endoscópicas é bastante elevada, e apenas uma pequena parcela vai requerer tratamento cirúrgico Skok et al avaliaram 13.196 exames de endoscopia digestiva alta por suspeita de ingestão de corpos estranhos, dos quais foram identificados apenas 172 corpos estranhos no esôfago e estômago, e destes, apenas 4 pacientes (2.3%) requereram intervenção cirúrgica.[5] Na maioria dos casos, a cirurgia é indicada para retirada de grandes corpos estranhos e bezoares nos quais houve falha na remoção endoscópica, e também em casos de complicações em o tratamento clínico não seja factível, como nos casos de peritonite, perfurações de grandes dimensões.

Acompanhamento

Após o sucesso na remoção do corpo estranho, alguns casos com potencial de complicação devem permanecer sob observação clínica, e eventualmente, com uso de sondas e antibioticoterapia.

A revisão endoscópica pode ser necessária para detecção e tratamento de estenoses naquelas situações de riscos, como nas úlceras profundas e lesões corrosivas extensas por baterias.

Alertas sobre profilaxias de reincidências e esclarecimentos sobre riscos potenciais de complicações, e encaminhados para acompanhamentos psiquiátricos no grupo de ingestão intencional.

Os pacientes com alterações anatômicas (estenoses, esofagite eosinofílica, etc) devem ser encaminhados para tratamento adequado da condição de base.

SUMÁRIO E RECOMENDAÇÕES

- A faixa etária mais acometida por ingestão de corpos estranhos é a pediátrica.

- Os corpos estranhos mais frequentemente encontrados em crianças são as moedas.

- Baterias, objetos pontiagudos e múltiplos imãs são caracterizados como de alto risco para complicações e devem ser removidos o mais breve possível, obedecendo a segurança no jejum para manipulação de vias aéreas.

- Exames de imagens, como a tomografia computadorizada, podem ser necessários naqueles casos de impactação por objetos pontiagudos em topografias de possível envolvimento de grandes vasos, como artéria aorta na parede posterior de esôfago, bem como avaliação de complicações locais.

- As complicações estão mais associadas a corpos estranhos complexos (como próteses dentárias e grandes fragmentos ósseos) e a longos períodos de impactação no esôfago.

- O uso de equipamentos adequados aumenta a taxa de sucesso e a redução de complicações relacionadas ao procedimento.

- Sinais de complicações devem ser detectados e tratados o mais precocemente possível.

- Acompanhamento e orientação após alta hospitalar para evitar recidivas.

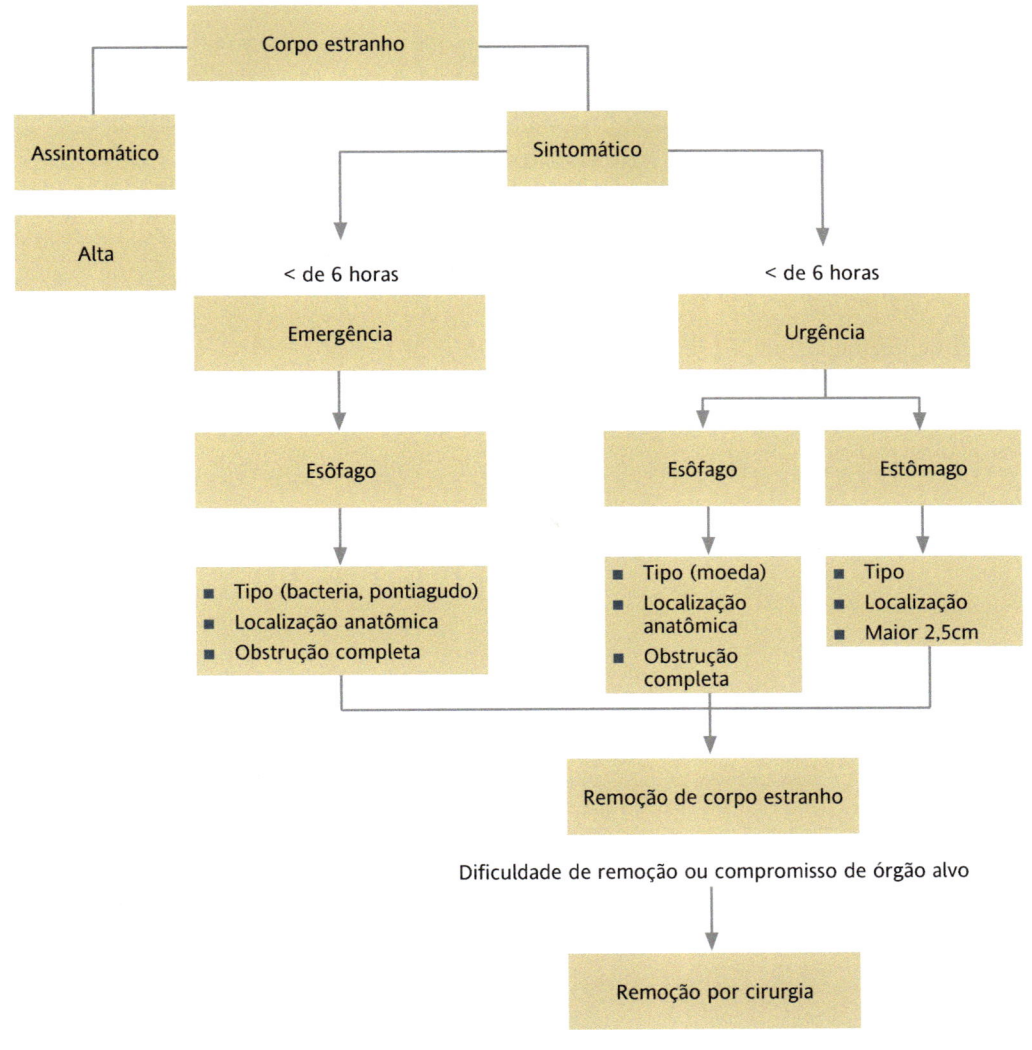

Figura 11.7

Fonte: Desenvolvido pela autoria.

REFERÊNCIAS

1. Norsa L, Ferrari A, Mosca A, et al. Urgent endoscopy in children: epidemiology in a large region of France. Endosc Int Open 2020; 8:E969-E973. doi: 10.1055/a-1178-9408. Epub 2020 Jun 16. PMID: 32617400; PMCID: PMC7297613.

2. Birk M, Bauerfeind P, Deprez, et al. Removal of foreign bodies in the upper gastrointestinal tract in adults: European Society of Gastrointestinal Endoscopy (ESGE) Clinical Guideline. Endoscopy 2016;48:489-96. doi: 10.1055/s-0042-100456. Epub 2016 Feb 10. PMID: 26862844.

3. Thomson M, Tringali A, Dumonceau, et al. Paediatric Gastrointestinal Endoscopy: European Society for Paediatric Gastroenterology Hepatology and Nutrition and European Society of Gastrointestinal Endoscopy Guidelines. J Pediatr Gastroenterol Nutr 2017;64:133-153. doi: 10.1097/MPG.0000000000001408. PMID: 27622898.

4.   Smith MT, Wong, et al. Esophageal foreign bodies: types and techniques for removal. Curr Treat Options Gastroenterol 2006;9:75-84. doi: 10.1007/s11938-006-0026-3. PMID: 16423316.

5.   Skok P, Skok K. Urgent endoscopy in patients with "true foreign bodies" in the upper gastrointestinal tract - a retrospective study of the period 1994-2018. Z Gastroenterol 2020;58:217-223. English. doi: 10.1055/a-1062-9011. Epub 2020 Feb 4. PMID: 32018317.

12

Intussuscepção

João Remí de Freitas Júnior
Waldir Egidio Barbosa Mitidiero

Introdução

A intussuscepção intestinal corresponde a um evento clínico que se manifesta como um quadro de obstrução do trato gastrointestinal devido à invaginação de um segmento intestinal para dentro da sua própria luz. Trata-se da principal causa de abdome agudo obstrutivo na população pediátrica, principalmente em menores de dois anos. Na população adulta, por sua vez, é pouco frequente e metade dos casos está associado a um acometimento do segmento intestinal afetado por doença maligna.

A intussuscepção pode ser classificada conforme o segmento acometido

- **Entero-entérica:** quando acomete somente o intestino delgado.

- **Íleo-cólica:** quando ocorre o prolapso do íleo terminal pela válvula ileocecal para o cólon ascendente.

- **Colo-cólica:** quando acomete exclusivamente segmentos do intestino grosso.

Apresentação clínica

A apresentação clínica da intussuscepção é variável. Nos pacientes adultos se apresenta como um quadro insidioso de dor abdominal arrastada associada a sinais e sintomas obstrutivos. Na faixa etária pediátrica, por sua vez, apresenta-se com quadros mais agudos associados a dor abdominal aguda e severa, náuseas, vômitos, sangramento via retal (fezes em framboesa) e letargia.

No exame físico pode-se notar uma massa palpável no lado direito do abdome, o "sinal da salsicha" ou um abdome escavado no quadrante superior direito, o "sinal da dança". A tríade clássica de dor abdominal, fezes em framboesa e massa palpável no lado direito do abdome encontra-se presente em menos de 50% dos pacientes.

Os principais sinais e sintomas são:

- Dor abdominal em cólica;
- Náuseas e vômitos;
- Massa abdominal palpável;
- Hemorragia digestiva;
- Alteração de hábito intestinal;
- Letargia.

Diagnóstico

O diagnóstico da intussuscepção depende da apresentação clínica, da faixa etária do paciente e costuma envolver um exame de imagem para definição de segmento acometido. No grupo pediátrico exames como radiografia simples e ultrassonografia de abdome são aliados essenciais no diagnóstico. Em adultos, a **tomografia de abdome** é o exame de imagem mais utilizado. Exames endoscópicos como colonoscopia e enteroscopia podem ser aliados na definição da etiologia e também tratamento do quadro. A laparoscopia tem seu papel nos pacientes com quadro clínico duvidoso, podendo ser, além de diagnóstica, terapêutica. Dentro os diagnósticos encontrados como causa da intussuscepção estão:

- Divertículo de Meckel;
- Malformação vascular;
- Pólipo fibroide inflamatório;
- Linfoma;
- Neoplasias malignas (adenocarcinoma, histiocitoma fibroso maligno metastático);
- Neoplasias benignas (lipomas, pólipos adenomatosos).

Abordagem clínica

A abordagem clínica envolve o controle sintomático, manejo de distúrbios hidroeletrolíticos e definição de conduta operatória ou não operatória.

O controle sintomático pode ser realizado com analgésicos simples e antieméticos. Em casos de vômitos refratários a sondagem nasogástrica pode ser necessária até resolução definitiva do fator obstrutitvo, bem como a reposição parenteral de eletrólitos. O uso rotineiro de antibioticoterapia não está indicado, exceto nos casos que se apresentem com complicações locais (isquemia, peritonite ou pneumoperitônio).

Pacientes com sinais de complicações locais devem ser encaminhados para abordagem cirúrgica. Pacientes sem evidências de complicações locais podem ser submetidos a redução não cirúrgica com técnica hidrostática, técnica pneumática ou endoscópica. Em uma metanálise publicada por Sadigh et al. a técnica pneumática mostrou taxa de sucesso de 83% contra 70% da técnica hidrostática sem aumento das taxas de complicações no grupo pediátrico.

Avaliação radiológica

- **Radiografia simples de abdome:** apresenta menor sensibilidade e especificidade. Pode demonstrar o segmento de obstrução com dilatação de alças intestinais, ausência de gás em segmento colônico e "sinal do crescente", que corresponde a um crescente radiotransparente em segmento colônico determinado pelo intussuscepto.

- **Ultrassonografia de abdome:** representa o método de escolha para avaliação diagnóstica no grupo pediátrico. Apresenta sensibilidade e especificidade próximo a 100% quando realizado por ultrassonografista experiente. Também possui aplicação na monitorização das técnicas de redução. O sinal radiológico classicamente descrito é o sinal do alvo, em espiral ou olho de boi.

- **Tomografia computadorizada de abdome:** É o exame radiológico mais comumente utilizado na população adulta, sendo útil no diagnóstico, identificação do segmento acometido, definição etiológica e avaliação da viabilidade da alça intestinal. No grupo pediátrico pode ser utilizado quando a ultrassonografia não identifica o ponto principal de obstrução.

Avaliação laboratorial

A avaliação laboratorial visa buscar disfunções sistêmicas em casos de sepse de foco abdominal. Lactato sérico e hemoculturas são úteis nos pacientes que se apresentam com quadros sépticos.

Em pacientes com vômitos persistentes devemos atentar para hipocalemia, hipernatremia e alcalose metabólica na gasometria. Em crianças que se apresentam com quadros de hemorragia digestiva baixa o controle de hematócrito e de coagulograma são aliados no manejo clínico.

Dentre os exames que podem auxiliar no manejo clínico destes pacientes estão:

- Hemograma
- Sódio
- Potássio
- Ureia
- Creatinina
- Coagulograma
- Gasometria arterial e lactato
- Hemocultura

Terapia endoscópica

A terapia endoscópica, apesar de não ser o tratamento padrão ouro no tratamento da intussuscepção, pode ser diagnóstica e terapêutica e está contraindicada em casos com suspeita de perfuração ou que se apresentem com peritonite.

O colonoscópio é útil em intussuscepções que envolvam o íleo terminal e ceco, sendo que a redução do intussuscepto é realizada pela insuflação de ar (dar preferência ao dióxido de carbono) e solução fisiológica a 0,9%. A enteroscopia retrógrada pode ser útil na avaliação e descarte de lesões do intestino delgado. A realização de endoscopia digestiva alta é desaconselhada pelo risco de piora do quadro obstrutivo.

O preparo intestinal deve ser realizado com cautela pois pode acelerar a intussuscepção. Não existe recomendação clara na literatura a respeito do melhor método de preparo. Não é aconselhável a realização de polipectomia na vigência do quadro obstrutivo e em casos que se opte pela sua realização a alça intestinal deve ser avaliada para a presença de sinais de inflamação ou isquemia visto aumento do risco de perfuração nestas situações.

Intervenção cirúrgica

A abordagem cirúrgica é a terapia indicada nos casos de intussuscepção com sinais de complicações locais. No grupo pediátrico a abordagem cirúrgica costuma ser indicada nos casos de falha da tentativa de redução não cirúrgica.

Em pacientes adultos, devido a associação com quadros neoplásicos, indica-se uma abordagem com princípios oncológicos para evitar a disseminação de doença maligna, com ressecção em bloco e controle proximal dos vasos. Em casos confirmados de doença benigna e viabilidade do segmento afetado, a redução intraoperatória ou ressecções intestinais regradas devem ser encorajadas. A abordagem laparoscópica pode ser realizada conforme experiência do serviço e pode servir para diagnóstico e terapêutica da intussuscepção. Atenção deve ser dada a quadros com grande distensão de alça que podem tornar a avaliação laparoscópica prejudicada e aumentar o risco de perfuração.

SUMÁRIO E RECOMENDAÇÕES

▌ A intussuscepção apresenta manifestações clínicas e etiologias diferentes entre os grupos pediátricos e adultos e representa a principal causa de abdome agudo obstrutivo em crianças menores de 2 anos.

▌ O risco de malignidade como causa de intussuscepção aumenta nos adultos, principalmente em pacientes com mais de 60 anos.

▌ A tríade clássica de apresentação em crianças (dor abdominal, massa palpável e fezes em framboesa) se apresenta em menos de 50% dos casos.

- O principal exame de imagem indicado para avaliação no grupo pediátrico é a ultrassonografia de abdome podendo ser identificado o "sinal do alvo", "em espiral" ou "olho de boi".

- Pacientes que se apresentem com sinais de complicações locais como peritonite, pneumoperitônio ou isquemia intestinal devem ser avaliados para abordagem cirúrgica.

- As tentativas de redução não cirúrgica da intussuscepção devem ser encorajadas nos pacientes do grupo pediátrico que se apresentam sem sinais de complicações locais.

- A terapia pneumática parece obter maiores taxas de sucesso na redução da intussuscepção do que a terapia hidrostática.

- A redução do segmento acometido com colonoscópio, auxílio da insuflação de dióxido de carbono e solução fisiológica pode ser realizada em intussuscepções que envolvam o ceco e íleo terminal.

- Deve-se evitar procedimentos de ressecção endoscópica em segmentos com sinais inflamatórios ou suspeita de isquemia.

- A abordagem cirúrgica nas suspeitas de malignidade deve seguir princípios oncológicos com ressecção em bloco e controle proximal de vasos.

- Abordagem laparoscópica é factível e pode ser realizada conforme experiência da equipe assistente.

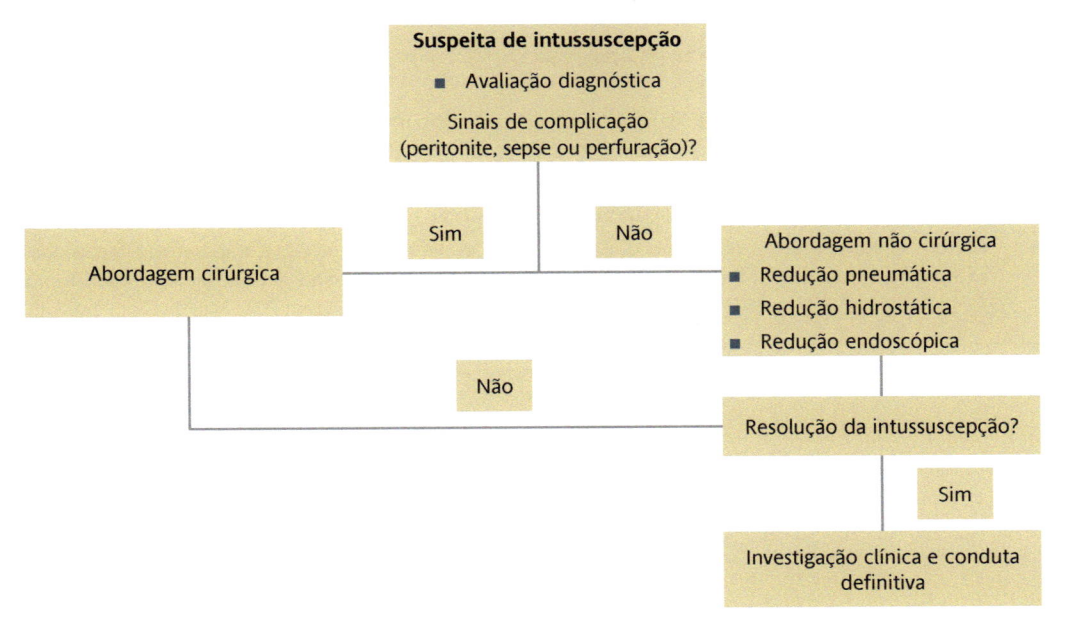

Figura 12.1 Intussuscepção em topografia de cólon (a) ascendente, (b) transverso proximal com presença de pólipo hiperplásico como causa da intussuscepção.

(continua)

(continuação)

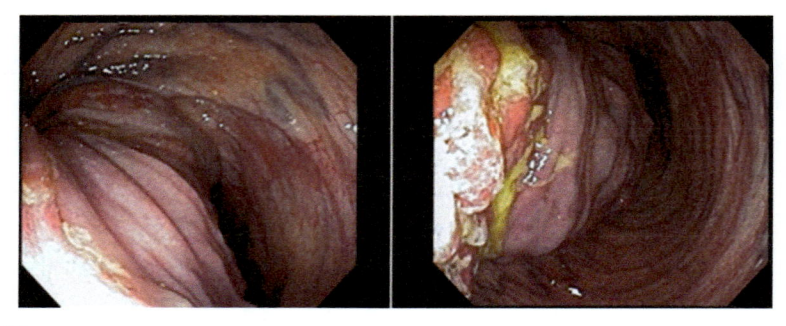

Figura 12.1   Intussuscepção em topografia de cólon (a) ascendente, (b) transverso proximal com presença de pólipo hiperplásico como causa da intussuscepção.

Fonte: Fluxograma: Autoria do capítulo. Imagens: Dra. Fernanda R. Teani Barroso.

REFERÊNCIAS

1. ASGE Standards of Practice Committee, Harrison ME, Anderson MA, Appalaneni V, Banerjee S, Ben-Menachem T, et al. The role of endoscopy in the management of patients with known and suspected colonic obstruction and pseudo-obstruction. Gastrointest Endosc. 2010 Apr;71(4):669-79.

2. Gluckman S, Karpelowsky J, Webster AC, McGee RG. Management for intussusception in children. Cochrane Database Syst Rev. 2017;6(6):CD006476. Published 2017 Jun 1.

3. Shenoy S. Adult intussusception: A case series and review. World J Gastrointest Endosc. 2017;9(5):220-227.

4. Kim YH, Blake MA, Harisinghani MG, Archer-Arroyo K, Hahn PF, Pitman MB, et al. Adult intestinal intussusception: CT appearances and identification of a causative lead point. Radiographics. 2006 May-Jun;26(3):733-44.

5. Sadigh G, Zou KH, Razavi SA, Khan R, Applegate KE. Meta-analysis of Air Versus Liquid Enema for Intussusception Reduction in Children. AJR Am J Roentgenol. 2015 Nov;205(5):W542-9.

6. Marinis A, Yiallourou A, Samanides L, Dafnios N, Anastasopoulos G, Vassiliou I, et al. Intussusception of the bowel in adults: a review. World J Gastroenterol. 2009 Jan 28;15(4):407-11.

7. Tafner E, Tafner P, Mittledorf C, et al. Potential of colonoscopy as a treatment for intussusception in children. Endosc Int Open. 2017;5(11):E1116-E1118.

8. Carroll AG, Kavanagh RG, Ni Leidhin C, Cullinan NM, Lavelle LP, Malone DE. Comparative Effectiveness of Imaging Modalities for the Diagnosis and Treatment of Intussusception: A Critically Appraised Topic. Acad Radiol. 2017 May;24(5):521-529. doi: 10.1016/j.acra.2017.01.002. Epub 2017 Mar 3.

PARTE II

TRATO DIGESTIVO BAIXO

13

Sangramento Digestivo Baixo Agudo

Igor Mendonça Proença
Thiago Festa Secchi

Introdução

O sangramento digestivo baixo historicamente foi definido como sangramento distal ao ângulo de Treitz. Mais recentemente, com o desenvolvimento dos métodos de avaliação do intestino delgado, alguns autores propuseram defini-lo como sangramento distal ao íleo terminal, enquanto sangramento de origem entre o ângulo de Treitz e o íleo terminal seria classificado como hemorragia digestiva média (HDM). A definição tradicional apresenta a vantagem de possibilitar a diferenciação entre Hemorragia Digestiva Alta (HDA) e Hemorragia Digestiva Baixa (HDB) apenas com história clínica, exame físico e endoscopia digestiva alta (EDA) – exame endoscópico mais disponível na urgência - o que pode ajudar o médico emergencista no raciocínio clínico durante o atendimento inicial. Por outro lado, a definição mais recente tem a vantagem de apresentar maior correlação com as possíveis etiologias do sangramento e com a abordagem terapêutica mais adequada, porém são necessários exames de EDA e colonoscopia para correta classificação. Neste capítulo abordaremos os sangramentos de origem distal ao ângulo de Treitz.

A HDB aguda pode ser definida como um sangramento baixo de início recente (< 3 dias), que pode resultar em instabilidade hemodinâmica, queda aguda dos níveis séricos de hemoglobina ou necessidade de hemotransfusão.

A incidência global da HDB é estimada entre 33-87/100.000 habitantes, aumentando com a idade e podendo chegar a 200/100.000 em idosos acima de 80 anos. Apesar de representar até 3% dos atendimentos em unidades de emergências cirúrgicas, aproximadamente 80% dos sangramentos param espontaneamente e a mortalidade média é relativamente baixa, de 2 a 4%.

Etiologia

As possibilidades etiológicas são inúmeras e suas frequências variam principalmente de acordo com a idade do paciente. Podem ser agrupadas em causas anatômicas, vasculares, inflamatórias, infecciosas e neoplásicas.

As principais causas de HDB aguda são:

- Sangramento diverticular
- Enterocolite isquêmica
- Angiectasia
- hemorroidas
- Neoplasia colorretal
- Sangramento pós polipectomia/mucosectomia
- Doença inflamatória intestinal
- Colite infecciosa
- Coloenteropatia por anti-inflamatório não esteroidal (AINE)
- Proctopatia actínica

Causas mais raras incluem úlcera estercoral, varizes de reto, lesão de Dieulafoy, divertículo de Meckel e fístula artério-entérica. Apesar de a frequência de cada etiologia variar entre estudos, está bem estabelecido que a principal causa de HDB aguda em adultos é o sangramento diverticular, com frequência variando de 20 a 65%, e aumentando com a idade.

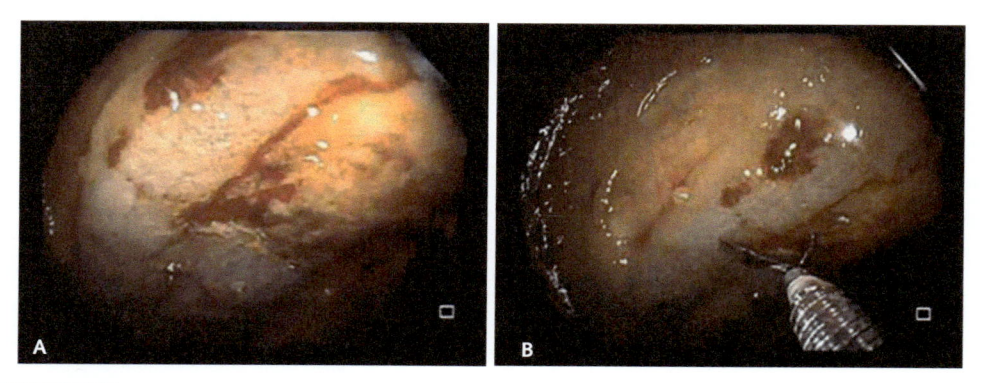

Figura 13.1   (A) sangramento ativo diverticular. (B) aplicação de clipe hemostático.
Fonte: Cortesia de Sérgio Barbosa Marques.

Apresentação clínica

A apresentação clínica típica da HDB aguda é hematoquezia (eliminação de fezes com sangue) e/ou enterorragia (eliminação apenas de sangue)*. É importante ressaltar que episódios de HDA maciça podem cursar com enterorragia e ainda que HDB com origem em cólon direito e delgado podem apresentar melena.

O paciente pode apresentar-se estável hemodinamicamente, com sinais vitais normais, ou pode haver repercussão hemodinâmica, com alterações de sinais vitais (taquicardia, hipotensão), pré-sincope e rebaixamento do nível de consciência. Laboratorialmente, o nível de hemoglobina sérica (hb) pode estar baixo ou normal - principalmente nas primeiras 24h do início do quadro - e a relação ureia/creatinina (Ur/Cr) não deve estar alterada – diferente do que ocorre na HDA.

Diagnóstico

A hipótese diagnóstica sindrômica de HDB aguda se faz inicialmente apenas através da história clínica – na qual o paciente relata exteriorização por hematoquezia/enterorragia – e exame físico – no qual o toque retal revela presença de sangue. Pacientes que apresentam quadro compatível com HDB associado à instabilidade hemodinâmica e/ou sangramento severo, devem ser submetidos à EDA para descartar HDA - confirmando o diagnóstico de HDB. Em pacientes estáveis hemodinamicamente e quadro clínico típico, a EDA pode ser dispensável e a colonoscopia pode ser o primeiro exame endoscópico indicado, podendo confirmar a hipótese de HDB e identificar a etiologia caso a fonte de sangramento esteja distal ao íleo terminal. Caso a EDA e a colonoscopia não revelem a causa do sangramento, o diagnóstico de hemorragia do intestino delgado deve ser considerado e exames mais específicos serão necessários. O diagnóstico anatômico/topográfico do sangramento de delgado pode ser evidenciado por exames que identificam sangramento ativo, como angio-tomografia (TC), arteriografia e cintilografia, porém geralmente não são suficientes para definir a etiologia. Para o diagnóstico etiológico podem ser necessários exames que avaliam o intestino delgado, tais como cápsula endoscópica (CE), enteroscopia com balão (EB) ou entero-TC / entero-Ressonância Magnética (RM).

Manejo clínico inicial

Os objetivos do manejo clínico inicial são: estabilização hemodinâmica e suporte clínico geral; iniciar reposição volêmica se indicado; determinar a gravidade do sangramento; determinar provável origem do sangramento (alto ou baixo); triagem para o melhor ambiente de avaliação (sala de emergência, UTI, enfermaria, ambulatório).

---

* Alguns autores não fazem diferenciação entre hematoquezia e enterorragia.

A história clínica e os antecedentes pessoais são fundamentais para a formulação de uma hipótese diagnóstica sindrômica, anatômica e etiológica. Dessa forma, detalhes da apresentação do sangramento devem ser interrogados (duração, quantidade, contínuo/intermitente, associação com outros sintomas etc.) bem como informações do histórico médico que sugiram alguma etiologia específica e medicações em uso - especialmente anticoagulantes, antiplaquetários e AINEs.

O foco do exame físico deve ser a avaliação hemodinâmica e perfusão global do paciente através da aferição da frequência cardíaca (FC), pressão arterial (PA), avaliação de hipotensão postural, perfusão periférica, nível de consciência e débito urinário. O *shock index* é um instrumento de fácil aplicação com bom valor prognóstico. Ele é calculado a partir da razão FC/PA sistólica (PAS) e um valor maior que 1 está associado a prognóstico desfavorável em pacientes com HDB aguda. Além disso, é mandatório a realização da inspeção anal e toque retal, tanto para excluir causas perianais (hemorroidas, fissura) quanto para comprovar a presença ou não de sangue na ampola retal, e ainda verificar a forma de exteriorização – hematoquezia, enterorragia ou melena.

Pacientes de baixo risco e com sangramento limitado podem ser candidatos a avaliação ambulatorial precoce. O *Oakland score* foi desenhado para determinar se o paciente com HDB aguda pode ou não ser investigado ambulatorialmente. O score atribui pontos considerando idade, sexo, história prévia de HDB, toque retal, FC, PAS e hb (Tabela 13.1). Um total de 8 pontos ou menos apresenta sensibilidade de 98% para alta hospitalar segura com encaminhamento ambulatorial precoce.

Tabela 13.1
Oakland Score para Hemorragia Digestiva Baixa (HDB) aguda

Preditor	Pontuação
Idade (anos) <40 40-69 >70	0 1 2
Gênero Feminino Masculino	0 1
HDB prévia Não Sim	0 1
Toque retal Sem sangue Com sangue	0 1

(continua)

Tabela 13.1
Oakland Score para Hemorragia Digestiva Baixa (HDB) aguda *(continuação)*

Frequência cardíaca	
<70	0
70-89	1
90-109	2
>110	3
Pressão arterial sistólica (mmHg)	
>160	0
130-159	1
120-129	2
90-119	3
70-89	4
<70	5
Hemoglobina (g/dL)	
>16	0
13-15,9	4
11-12,9	8
9-10,9	13
7-8,9	17
<7	22

Fonte: Desenvolvida pela autoria.

Pontuação < 8 indica paciente com condições de alta hospitalar e investigação ambulatorial precoce

Pacientes com repercussão hemodinâmica devem ser monitorizados, receber oxigênio suplementar se necessário, ter dois acessos periféricos calibrosos e permanecer em jejum oral. Deve ser realizada reposição com solução salina 0,9% ou ringer lactato e considerar transfusão de concentrado de hemácias (CH). O volume da reposição volêmica e a necessidade de transfusão devem ser individualizados e reavaliados de acordo com a resposta hemodinâmica dos pacientes. Em geral, pacientes estáveis hemodinamicamente devem receber CH se apresentarem hb < 7 g/dL com um alvo entre 7-9 g/dL. Em pacientes com doença cardiovascular a transfusão deve ocorrer se hb menor ou igual a 8 g/dL com um alvo de 10 g/dL. Transfusão de plaquetas – 1 unidade a cada 10 kg ou 6 unidades - deve ser realizada se a contagem for menor que 50.000/microL. A transfusão de complexo protrombínico (CCP) – preferencialmente - ou plasma fresco congelado (PFC) deve ser considerada em pacientes com relação normatizada internacional (RNI) > 2,5 e/ou com sangramento ativo e coagulopatia (RNI > 1,5). Valores de RNI entre 1,5 e 2,5 não devem retardar EDA se indicada, enquanto RNI > 2,5 deve ser transfundido antes do exame. Plaquetas e CCP/PFC também devem ser considerados em pacientes que necessitem de mais de três CH em uma hora. As indicações de transfusões de hemocomponentes estão sumarizados na Tabela 13.2.

Tabela 13.2
Transfusão de hemocomponentes na hemorragia digestiva aguda.

Hemocomponente	Indicação
Concentrado de hemácias	**Instável:** choque refratário à reposição volêmica **Estável:** Hb < 7 g/dL com alvo 7-9 d/dL **Se doença cardiovascular:** Hb <8 com alvo de 10 g/dL
Plaquetas	< 50000/microL Protocolo de transfusão maciça*
Complexo protrombínico ou Plasma fresco congelado	Coagulopatia (RNI > 1,5) e sangramento ativo RNI > 2,5 Protocolo de transfusão maciça*

Hb = hemoglobina; RNI = relação normatizada internacional
*Considerar se transfusão > 3 concentrados de hemácias em 1 hora ou de acordo com protocolo institucional.
Fonte: Desenvolvida pela autoria.

O manejo de anticoagulantes e antiplaquetários em pacientes com HDB aguda deve ser individualizado considerando risco vs. benefício. Em geral, o uso de varfarina ou de algum novo anticoagulante oral deve ser suspenso e reintroduzido 7 dias após a resolução do quadro agudo. Em pacientes com alto risco tromboembólico, pode-se considerar reintrodução de heparina de baixo peso molecular (HBPM) 48h após a resolução do sangramento. No caso de instabilidade hemodinâmica e/ou sangramento ativo importante, terapia de reversão da anticoagulação deve ser considerada. No caso da varfarina, CCP – ou PFC se CCP indisponível - e vitamina K; no caso dos novos anticoagulantes orais seus antígenos específicos. Pacientes em uso de AAS como profilaxia primária devem suspender o uso permanentemente, enquanto pacientes em uso como profilaxia secundária não devem suspender de rotina, sendo necessário a individualização para cada caso. Pacientes em uso de terapia antiplaquetária combinada pós angioplastia com *stent* coronário devem ser avaliados em conjunto com a equipe de cardiologia para o manejo ideal.

Avaliação laboratorial

Os exames laboratoriais fundamentais na avaliação do paciente com HDB agudo visam estimar e monitorizar a perda sanguínea, bem como avaliar o sistema de coagulação. Dessa forma, hemograma com plaquetas e exames para avaliação da coagulação - Tempo de Protrombina (TP) e Tempo de Tromboplastina Parcial Ativada (TTPa) - devem ser solicitados na admissão. Posteriormente, monitorização com hb a cada 2 a 12 horas – de acordo com a condição clínica e da severidade do sangramento – deve ser realizada para pacientes que necessitem de internação hospitalar. Outros exames também podem fazer parte da avaliação laboratorial. Ureia (Ur) e Creatinina (Cr) podem ser solicitadas para avaliar a função renal e a relação Ur/Cr – que pode estar elevada na HDA e normal na HDB; enzimas hepáticas e canaliculares, especialmente em pacientes com suspeita ou história clínica de hepatopatia, dentre outros de acordo com antecedentes pessoais e suspeita clínica.

Avaliação radiológica

A radiologia desempenha papel importânte no manejo da HDB aguda, tanto para o diagnóstico anatômico/topográfico do sangramento quanto para o tratamento através da radiologia intervencionista por angiografia.

A angio-TC tem importância na avaliação do paciente com quadro clínico compatível com HDB aguda associado à instabilidade hemodinâmica e/ou sangramento maciço. Nesse contexto, após suporte inicial e estabilização hemodinâmica, a angio--TC pode ser realizada logo após uma EDA que exclua etiologia alta. Alguns autores advogam angio-TC como primeiro exame para esses pacientes, principalmente os que apresentam *shock index* > 1, para identificar a topografia precisa do sangramento e então direcionar a melhor abordagem terapêutica inicial, seja ela por EDA, colonoscopia, arteriografia ou mesmo cirurgia.

A arteriografia é um exame diagnóstico e terapêutico. Pode ser indicada para pacientes com sangramento ativo maciço e EDA negativa ou imediatamente após uma angio-TC que demonstre sangramento passível de tratamento por arteriografia, principalmente quando de origem em intestino delgado. Caso seja identificado o local do sangramento a embolização seletiva da artéria pode ser realizada.

A radiologia nuclear com cintilografia com hemácias marcadas pode ser utilizada para avaliação de HDB, apresentando boa sensibilidade para identificar sangramento ativo (> 0,1 ml/min). Entretanto a localização pouco precisa da região onde há sangramento dificulta ou impossibilita o diagnóstico topográfico exato, sendo pouco útil no manejo da HDB aguda. Os exames radiológicos mais importantes no manejo da HDB estão sintetizados na Tabela 13.3.

Tabela 13.3
Exames de imagem no manejo da Hemorragia Digestiva Baixa (HDB) aguda

Exame	Sensibilidade (ml/min)	Indicações	Momento	Utilidade
Angio-tomografia (TC)	> 0,3	Sangramento maciço instabilidade hemodinâmica *shock index* > 1	Primeiro exame Após exames endoscópicos negativos	Diagnóstico topográfico preciso do sangramento ativo

(continua)

Tabela 13.3

Exames de imagem no manejo da Hemorragia Digestiva Baixa (HDB) aguda *(continuação)*

Angiografia	> 0,5	Idem Angio-TC	Após angio-TC positiva Após exames endoscópicos negativos	Diagnóstico topográfico preciso Tratamento do sangramento ativo
Cintilografia	> 0,1	Dúvida se há sangramento ativo	Antes de procedimento terapêutico (angiografia, cirurgia, enteroscopia)	Orientar procedimento terapêutico Pouco valor no quadro agudo

Shock index = FC / PAS, onde FC = Frequência Cardíaca e PAS = Pressão Arterial Sistólica

Fonte: Desenvolvido pela autoria.

Avaliação e terapia endoscópica

A EDA tem papel fundamental para descartar HDA em paciente com suspeita de HDB aguda e instabilidade hemodinâmica e/ou sangramento severo. A colonoscopia é o exame mais importante na avaliação e tratamento do paciente com HDB aguda e deve ser realizada em todo o paciente com quadro compatível com HDB hemodinamicamente estável.

A colonoscopia apresenta as vantagens de poder identificar a causa do sangramento mesmo que não haja sangramento ativo no momento, possibilitar biópsias, além do potencial terapêutico para inúmeras patologias. As desvantagens incluem a necessidade de preparo intestinal e o risco de sedação em pacientes graves. A fonte de sangramento é identificada em 45 a 90% das colonoscopias realizadas no contexto de HDB aguda. O momento ideal para a realização da colonoscopia permanece controverso. Apesar de alguns autores recomendarem colonoscopia de urgência em até 24h, não parece haver benefícios significativos em relação ao manejo com colonoscopia após 24h. É considerado adequado realizar a colonoscopia na próxima agenda disponível no serviço após preparo intestinal adequado. O preparo intestinal deve ser realizado preferencialmente por via anterógrada. Preparo retrogrado ou mesmo ausência de preparo intestinal são relatados, porém apresentam rendimento diagnóstico e terapêutico menores, podendo ser opções principalmente quando a origem e localização do sangramento são conhecidas (pós Polipectomia, retite actínica).

O tratamento endoscópico depende da etiologia do sangramento e da presença ou não de sinais de sangramento ativo ou recente (vaso visível e coágulos aderidos). De forma geral, se há sinais de sangramento ativo ou recente identificados na colonoscopia, a terapia hemostática endoscópica deve ser realizada. Há preferência por métodos mecânicos, como clipe e ligadura elástica, em sangramentos por divertículos ou pós polipectomia, enquanto a ablação com plasma de argônio é a modalidade preferida para tratamento das angiectasias. Injeção com solução de epinefrina (diluição entre 1:20.000

e 1:10.0000) – preferencialmente em associação com outro método -, terapia térmica com baixa potência e pó hemostático são opções possíveis para o tratamento endoscópico. Caso o sangramento não seja controlado endoscopicamente ou se há alto risco de ressangramento, pode ser realizada tatuagem e/ou clipagem próxima ao local de sangramento para orientar eventual abordagem cirúrgica ou angiográfica, respectivamente.

A CE é considerada exame padrão ouro para avaliar o intestino delgado, e pode ser utilizada na suspeita de HDM em pacientes estáveis. A EB pode ser realizada após achados positivos da CE ou mesmo como primeira opção na ausência ou contra-indicação da CE. Apesar de serem bons exames para avaliação do intestino delgado, a baixa disponibilidade e o tempo de exame prolongado limitam seu uso no manejo do sangramento agudo na urgência. As indicações dos exames endoscópicos estão resumidas na Tabela 13.4.

Tabela 13.4
Exames endoscópicos no manejo da Hemorragia Digestiva Baixa (HDB) aguda

Exame	Indicação	Momento	Observações
Endoscopia Digestiva Alta	Descartar HDA Melena Hematoquezia/ enterorragia em grande volume e/ ou instabilidade hemodinâmica	Após manejo inicial e estabilização hemodinâmica	Pode ser dispensável em casos de alta suspeita de HDB sem repercussão hemodinâmica
Colonoscopia	Todo paciente com suspeita de HDB	Na próxima agenda disponível Preferencialmente em até 24h	Após preparo intestinal adequado
Cápsula Endoscópica	Sangramento de origem em intestino delgado	Após EDA e colonoscopia negativas	Contra-indicada em paciente instável Pouco disponível na urgência
Enteroscopia	Sangramento de origem em intestino delgado	Após EDA e colonoscopia negativas Preferencialmen-te após método menos invasivo positivo	Contra-indicada em paciente instável Pouco disponível na urgência
Endoscopia / Enteroscopia intra-operatória	Falha de tratamentos minimamente invasivos Dúvida do local de sangramento intraoperatório	Após falha dos demais métodos disponíveis	Auxilia localização do sangramento Possibilidade de terapia endoscópica

HDA = Hemorragia Digestiva Alta; EDA = Endoscopia Digestiva Alta

Fonte: Desenvolvida pela autoria.

Tratamento cirúrgico

A cirurgia de urgência deve ser evitada antes dos recursos endoscópicos e angiográficos se esgotarem, e deve ser reservada aos casos de falha ou complicações dos tratamentos minimamente invasivos, como por exemplo abdome agudo vascular secundário à isquemia pós embolização por angiografia e perfuração na colonoscopia. Diagnósticos e situações de exceção, como por exemplo sangramento por divertículo de Meckel volumoso e fístula aorto-entérica, podem necessitar de abordagem cirúrgica como primeira opção terapêutica. Quando indicado tratamento cirúrgico, a topografia do sangramento deve ser conhecida para direcionar uma ressecção mais econômica, evitando-se colectomia total ou ressecções extensas de delgado. Nesse contexto, além dos exames de imagem e endoscópicos já discutidos, a endoscopia intraoperatória deve ser considerada para localização precisa da fonte de sangramento e, se possível, terapêutica endoscópica intraoperatória.

SUMÁRIO E RECOMENDAÇÕES

▍ Hemorragia digestiva baixa (HDB) aguda é definida como sangramento de início recente (< 3 dias) localizado distal ao ângulo de Treitz. Alguns autores consideram HDB apenas sangramento localizado distal ao íleo terminal.

▍ As inúmeras etiologias possíveis podem ser agrupadas em: anatômicas, vasculares, inflamatórias/infecciosas e neoplásicas. Sangramento diverticular é a causa mais frequente em adultos e idosos.

▍ Hematoquezia e enterorragia são as apresentações típicas da HDB aguda. Melena pode estar presente quando o sangramento se origina do cólon direito ou intestino delgado.

▍ O diagnóstico sindrômico é feito apenas com história e exame físico, após descartar HDA (com ou sem EDA).

▍ O diagnóstico topográfico e etiológico exige exames complementares como angio-TC, arteriografia, colonoscopia, enteroscopia e/ou cápsula endoscópica.

▍ Avaliação inicial deve contemplar anamnese, exame físico (incluindo toque retal) e exames laboratoriais. O objetivo é avaliar severidade do sangramento, repercussão hemodinâmica (*shock index*) e necessidade de internação (*Oakland score*).

▍ O manejo clínico inicial deve prover monitorização em ambiente adequado e estabilização hemodinâmica do paciente. Transfusão de hemoderivados devem ser considerados. Manejo das coagulopatias, das medicações anti-coagulantes e anti-trombóticas e avaliação da necessidade de EDA para excluir sangramento alto fazem parte do manejo inicial.

- Exames laboratoriais: hemograma com plaquetas e exames de coagulação são mandatórios. Monitorização com hemoglobina sérica a cada 2-12 horas pode ser realizada para pacientes internados. Outros exames podem ser solicitados de acordo com as particularidades de cada caso

- Angio-TC pode ser realizada para identificar o local de sangramento em pacientes instáveis e/ou com sangramento maciço e direcionar a melhor abordagem terapêutica.

- Angiografia pode ser realizada como primeiro exame ou, mais comumente, em seguida de uma angio-TC com achado positivo para sangramento para realizar terapêutica.

- Colonoscopia é o exame de escolha para o diagnóstico e tratamento da HDB aguda, uma vez que HDA tenha sido descartada e o paciente esteja estável.

- A colonoscopia deve ser realizada na próxima agenda disponível no serviço após preparo intestinal adequado.

- Sangramento ativo ou estigmas de sangramento recente (coto vascular, coágulos) identificados na colonoscopia devem ser tratados.

- A modalidade de tratamento endoscópico depende da etiologia, da disponibilidade e da expertise local. Os métodos mecânicos são preferidos para sangramento de causa diverticular e após polipectomias enquanto ablação com plasma de argônio é a primeira escolha para angiectasias.

- Quando houver falha na hemostasia endoscópica, tatuagem e/ou clipe metálico próximo ao local de sangramento podem auxiliar o manejo cirúrgico ou por arteriografia, respectivamente.

- O tratamento cirúrgico deve ser reservado a casos de falha e/ou complicações dos tratamentos minimamente invasivos.

- O tratamento cirúrgico de urgência, quando indicado, deve ser precedido de exames para identificar a topografia do sangramento sempre que possível, evitando-se ressecções extensas desnecessárias.

REFERÊNCIAS

1. Pasha SF, Shergill A, Acosta RD, Chandrasekhara V, Chathadi KV, Early D, et al. The role of endoscopy in the patient with lower GI bleeding. Gastrointest Endosc . 2014 Jun;79(6):875–85. [acesso em 2021 out 21]. Disponível em: http://www.ncbi.nlm.nih.gov/pubmed/24703084.

2. Oakland K, Chadwick G, East JE, Guy R, Humphries A, Jairath V, et al. Diagnosis and management of acute lower gastrointestinal bleeding: guidelines from the British Society of Gastroenterology. Gut. 2019 May;68(5):776–89. [acesso em 2021 out 21]. Disponível em: http://www.ncbi.nlm.nih.gov/pubmed/30792244.

3. Lisa Strate, MD M. Approach to acute lower gastrointestinal bleeding in adults. 2020 Sep 30. [acesso em 2021 out 21]. Disponível em: https://www.uptodate.com/contents/approach-to-acute-lower-gastro-intestinal-bleeding-in-adults?search=hemorragia digestiva baixa&source=search_result&selectedTi-tle=1~150&usage_type=default&display_rank=1#H25592670.

4. David Cave, MD P. Evaluation of suspected small bowel bleeding (formerly obscure gastrointestinal bleeding). 2020 Jun 01. [acesso em 2021 out 21]. Disponível em: https://www.uptodate.com/con-tents/evaluation-of-suspected-small-bowel-bleeding-formerly-obscure-gastrointestinal-bleeding?-search=hemorragia digestiva baixa&topicRef=2547&source=see_link.

14

Abdome Agudo Obstrutivo

Mateus Bond Boghossian
Igor Braga Ribeiro
Cristiane Kibune Nagasako

Introdução

O abdome agudo obstrutivo (AAO) é deflagrado por uma obstrução aguda do trato digestivo intra-abdominal (alto ou baixo) e caracteriza-se por quadro clínico de rápida apresentação e evolução, de sintomatologia exuberante, demandando tratamento precoce e urgente.

Neste capítulo, abordaremos obstrução de intestino delgado (alta) e de cólon e reto (baixa), uma vez que a obstrução gástrica será abordada no capítulo X.

Apresentação clínica

A apresentação clínica é variável e depende do sítio de obstrução, tempo de início do quadro, presença ou ausência de sofrimento isquêmico ou perfuração intestinal e condições clínicas gerais do paciente.

O quadro clássico apresenta-se como dor abdominal difusa, de início agudo, acompanhada de náuseas e vômitos. Neste ponto, deve-se indagar ao paciente a grande característica do abdome agudo: Houve parada de eliminação de gases e fezes? O abdome apresenta-se distendido? Clássicos sinais no exame físico podem corroborar a hipótese diagnóstica como ruídos hidroaéreos de timbre aumentado, com toque retal sem fezes na ampola.

Podemos dividir as características do abdome agudo (AA) em dois tipos:

- As obstruções altas (AAOA) são mais comuns em pacientes com histórico de cirurgias abdominais prévias, pela possibilidade de bridas ou formações de hérnias internas e até o encarceramento de hérnias da parede abdominal (causas benignas AAOA). A formação de uma fístula entre a vesícula biliar e o duodeno pode ocasionar migração de um cálculo com impactação no íleo distal ou válvula ileocecal (íleo biliar) (Figura 14.1). Apesar de menos comum na população adulta, conglomerado de áscaris lumbricoides pode causar AAOA. Em pacientes com Doença de Crohn, estenoses de qualquer segmento do intestino delgado podem ocorrer como consequência da doença, mas os segmentos que frequentemente resultam em obstrução são o íleo terminal e a válvula ileocecal. Em casos malignos, tumores obstrutivos de intestino delgado e compressões extrínsecas neoplásicas são exemplos. Nestes casos, o sintoma predominante é vômito precoce, de aspecto amarelo-esverdeado e com presença de restos alimentares.

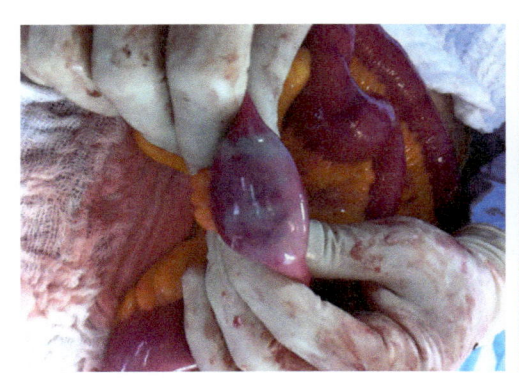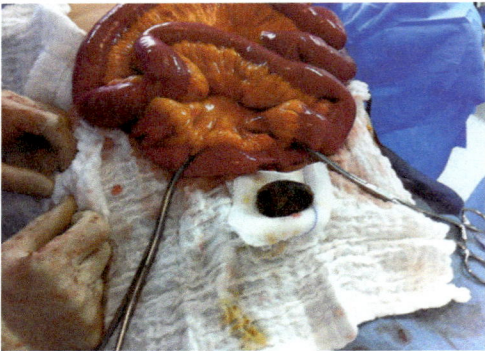

Figura 14.1   Abdome agudo obstrutivo alto - íleo biliar.
Fonte: Cortesia de Maurício Minata.

- As obstruções baixas (AAOB) são causadas principalmente por câncer colorretal (Figura 14.2) e compressão extrínseca neoplásica, mas também podem ocorrer por causas benignas como volvo de sigmoide (Figura 14.3), estenoses secundárias a complicação de doença diverticular, colite isquêmica, doenças inflamatórias e intussuscepção (causa mais comum em crianças). Nestes casos os vômitos são mais tardios, com aspecto fecaloide, e o sintoma predominante é a distensão abdominal. Como apresentação temida e grave

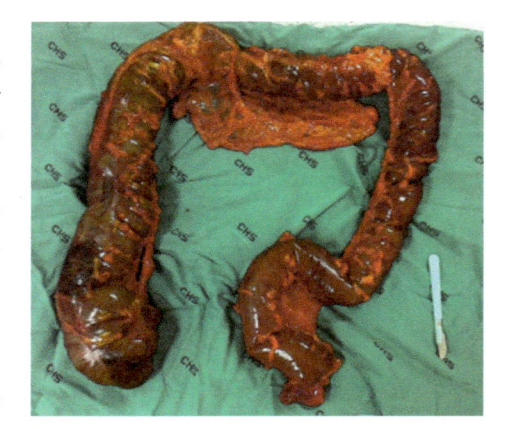

Figura 14.2   Abdome agudo obstrutivo baixo - neoplasia obstrutiva de reto com necrose de cólon direito.
Fonte: Cortesia de Maurício Minata.

(maior risco de sofrimento isquêmico, perfuração e choque séptico), a obstrução em alça fechada ocorre nos casos de volvo e de obstruções cólicas com valva ileocecal competente.

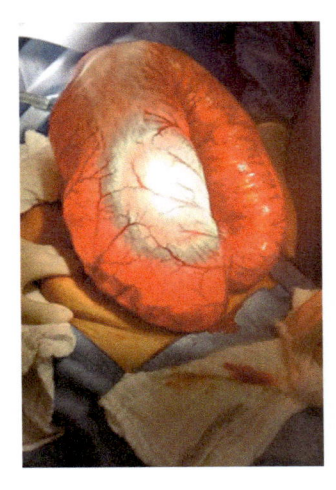

Figura 14.3 Abdome agudo obstrutivo baixo - volvo de sigmoide.
Fonte: Cortesia de Maurício Minata.

Diagnóstico

A história clínica e exame físico são essenciais. Como *gold standard*, faz-se necessária a solicitação de um método de imagem como a tomografia computadorizada (TC), principalmente com contraste via oral (VO) e endovenoso (EV) para melhor definição da localização da obstrução e da tomada de decisão na abordagem escolhida.

Exames mais simples como radiografia de abdome agudo (tórax póstero-anterior, de abdome em ortostase e de abdome em decúbito dorsal horizontal) podem auxiliar na localização em casos de indisponibilidade da TC. Exames laboratoriais sempre devem ser solicitados visando o tratamento das complicações e estabilização do paciente.

Avaliação radiológica

Radiografias de abdome agudo podem auxiliar no diagnóstico e também diferenciar entre uma obstrução alta e uma obstrução baixa. Alças intestinais de disposição mais central no abdome, com nível líquido e com distensão em "empilhamento de moeda" são característicos de obstrução de intestino delgado. Em contrapartida, obstruções mais periféricas e com demarcação das haustrações cólicas sugerem obstrução cólica. Aspectos específicos como "grão de café", clássico do volvo de sigmoide (Figura 14.4) ou grande distensão de cólon direito (Ogilvie) também podem ser observados.

Como padrão ouro, a TC consegue avaliar com maior sensibilidade e especificidade a localização das obstruções, as possíveis etiologias da mesma e suas complicações como sofrimento isquêmico das alça e perfuração.

Em pacientes instáveis clinicamente, o exame de imagem deve ser descartado, medidas clínicas de estabilização são essenciais e uma laparotomia exploradora nunca deve ser postergada.

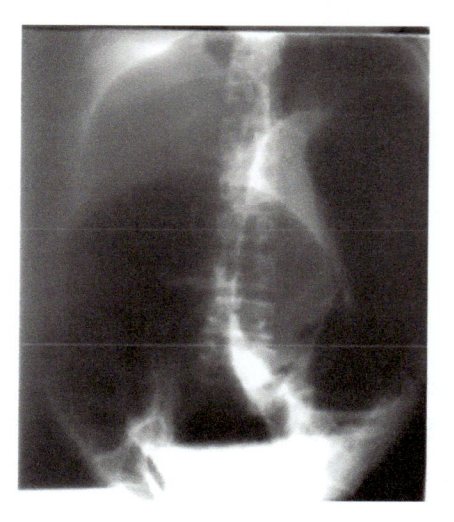

Figura 14.4   Radiografia de abdome de volvo de cólon sigmoide.
Fonte: Cortesia de Maurício Minata.

Avaliação laboratorial

Exames laboratoriais são indispensáveis para o manejo clínico do paciente. Hemograma, eletrólitos, ureia, creatinina, proteína C reativa e gasometria arterial com lactato devem obrigatoriamente ser solicitados.

O distúrbio hidroeletrolítico mais comum é a hipocalemia e a alcalose metabólica principalmente devido aos vômitos incoercíveis. Em pacientes sépticos e com possível perfuração intestinal, é comum a ocorrência de leucocitose com desvio para a esquerda. Nos casos graves, notadamente aqueles com sofrimento isquêmico de alça, a acidose metabólica com hiperlactatemia sugere baixa perfusão intestinal e confere pior prognóstico.

Abordagem clínica

A abordagem clínica inicial de um abdome agudo deve ocorrer independente da sua causa: hidratação venosa, correção de distúrbios hidroeletrolíticos e medicamentos sintomáticos intravenosos. A hidratação deve ser feita com solução cristaloide, numa infusão de 30 ml/kg nas primeiras três horas, em caso de sepse (ou choque).

A passagem de sonda nasogástrica é indispensável para esvaziamento do conteúdo acumulado à montante da obstrução. Antibioticoterapia deve ser iniciada imediatamente após coleta de hemoculturas, em casos de suspeita de sepse de foco abdominal. Cobertura para anaeróbios e para bactérias gram negativas é obrigatória. Uma ótima opção para pacientes provenientes da comunidade, sem risco de infecção por agentes hospitalares, é a combinação entre ceftriaxona 1g intravenoso (IV) de 12/12h e metronidazol 500mg IV de 8/8h.

Terapia endoscópica

As indicações mais comuns para o tratamento endoscópico de AAO são: síndrome de Ogilve, volvo de sigmoide não complicado, intussuscepção e neoplasias estenosantes de cólon (Figura 14.5).

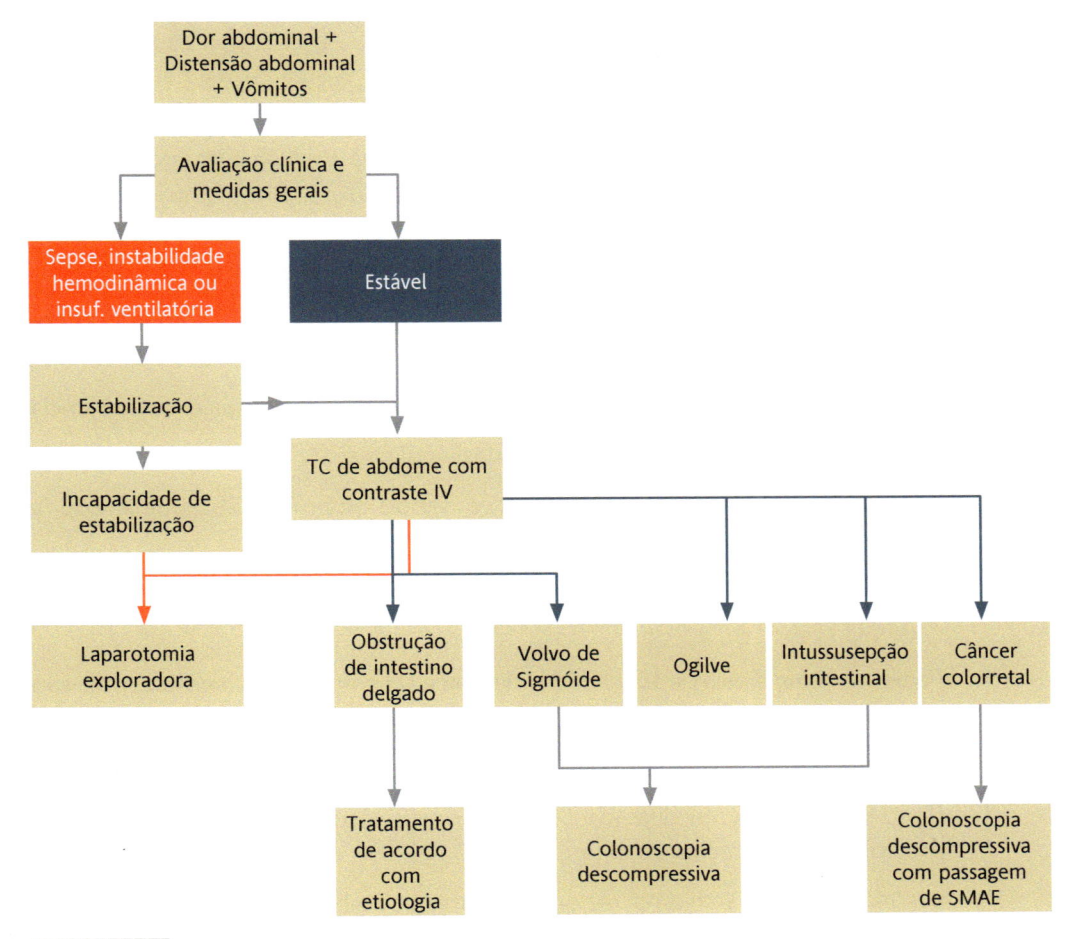

Figura 14.5 Manejo do paciente com abdome agudo obstrutivo.

Fonte: Desenvolvido pela autoria.

Síndrome de Ogilvie

Nestes casos, o objetivo da colonoscopia é aspirar o conteúdo intraluminal acumulado, além de descomprimir o cólon dilatado até que haja melhora da condição clínica que deflagrou a síndrome (grande queimado, politrauma, internações prolongadas em UTI).

Volvo de sigmoide

Além de aspiração do conteúdo e descompressão, a colonoscopia visa desfazer a torção do cólon. Estas manobras podem evitar a isquemia do órgão e possível cirurgia de urgência.

Intussuscepção

Em pacientes estáveis clinicamente e sem indícios de sofrimento intestinal, é possível a realização de colonoscopia para resolução do caso.

Abdome agudo obstrutivo por neoplasia

Nos casos de AAO neoplásico, é importante definir se a causa é intra ou extra-luminal e se o paciente apresenta proposta terapêutica ou paliativa. Uma colonoscopia de emergência é indicada para a passagem de um *stent* metálico autoexpansível (SMAE) (Figuras 14.6A, 14.6B, 14.6C e 14.6D).

Atualmente, as indicações para colocação de *stent* em pacientes com AAO neoplásico são:

1. *Stent* como uma "ponte para a cirurgia" para evitar uma cirurgia de emergência
2. Pacientes que são paliativos por neoplasia cólica avançada;
3. Pacientes com tumores extra cólicos causando obstrução abdominal aguda (por exemplo, câncer gástrico avançado, câncer de ovário).

Contra-indicações

1. Pacientes com sinais de toxicidade sistêmica ou com choque séptico, pois são sinais indiretos de isquemia cólica ou perfuração.
2. Pacientes com abscesso intra-abdominal.
3. Ceco excessivamente dilatado (> 9 cm), pois a insuflação endoscópica pode precipitar a perfuração do cólon.
4. Lesões em reto distal, uma vez que existe a possibilidade do *stent* transpassar a linha pectínea, causando dor intensa, tenesmo e sangramento retal.
5. Pacientes com coagulopatia persistente.

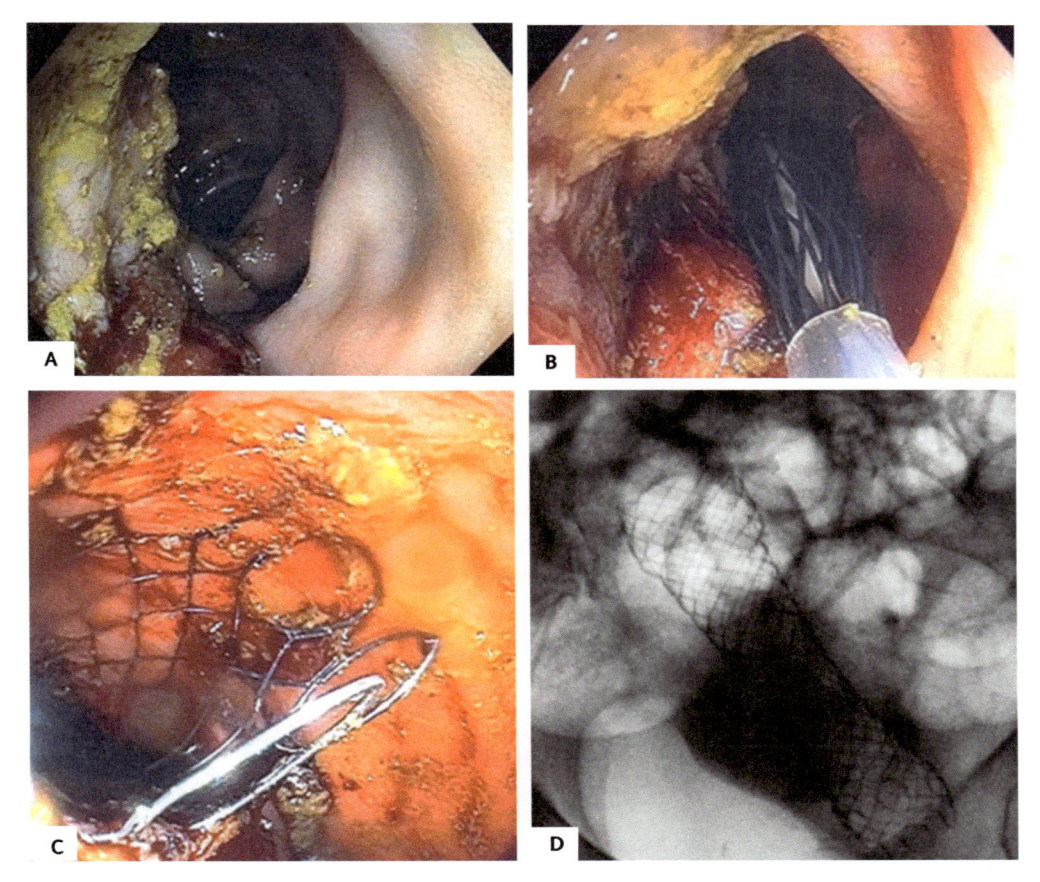

Figura 14.6 Passagem de *stent* em paciente com câncer de transição retossigmoide.
Fonte: Cortesia de Eduardo Turiani.

Abdome Agudo obstrutivo de origem extraluminal

O uso de *stent* nestes pacientes apresentam taxas de sucesso técnico e clínico de 67% a 96% e 20% a 96%, respectivamente. Em comparação com a cirurgia descompressiva de emergência, o uso de *stent* colônico demonstrou significativamente menos complicações.

A metástase peritoneal como causa de AAO neoplásico foi associada a taxas de sucesso técnico e clínico mais baixas e com mais eventos adversos. Em casos de pacientes paliativos, o uso de *stent* deve ser sempre considerado a fim de se evitar uma cirurgia descompressiva devido ao alto risco de morbidade e mortalidade pós-operatória.

Abdome Agudo obstrutivo de origem intraluminal

Neste caso, a colonoscopia é um divisor de águas e depende do planejamento do tratamento definitivo do paciente.

Stent como "ponte para cirurgia"

O uso de *stent* foi associado com menor morbidade geral de curto prazo e menores taxas de realização de um estoma temporário e permanente com possíveis efeitos positivos na qualidade de vida em relação a pacientes submetidos a uma cirurgia de emergência. No entanto, não há estudos definitivos sobre segurança oncológica no longo prazo.

Stent em pacientes paliativos por e com neoplasia colônica avançada.

Comparando o uso de *stents* à intervenção cirúrgica em pacientes paliativos como tratamento definitivo, a mortalidade, sobrevida média, tempo de permanência na UTI e complicações precoces foram semelhantes em ambos os grupos. A cirurgia foi associada a um maior sucesso clínico, enquanto o uso de *stent* demonstrou um tempo de internação menor e menos necessidade de confecção de colostomia permanente. Assim, o grande diferencial do uso do *stent* nestes pacientes em específico é uma sobrevida com uma possível melhor qualidade de vida sem uso de colostomia.

Intervenção cirúrgica

Pacientes com instabilidade clínica, sépticos, com sofrimento isquêmico do segmento obstruído ou refratários ao tratamento conservador devem ser submetidos à cirurgia.

Em caso de obstruções por câncer de cólon, é fundamental, sempre que possível, respeitar os princípios oncológicos durante a cirurgia de urgência (linfadenectomia, ressecção em bloco e com margem de segurança).

Obstruções com corpo estranho em intestino delgado podem ser removidos por enterectomia, retirada do mesmo, com posterior fechamento da alça intestinal.

Obstruções de delgado por brida, hérnia interna e hérnia de parede abdominal devem ser corrigidas com lise de bridas, fechamento da brecha peritoneal e hernioplastias/herniorrafias, respectivamente.

SUMÁRIO E RECOMENDAÇÕES

▎ O abdome agudo obstrutivo é uma urgência médica e deve avaliada e diagnosticada precocemente.

▎ É obrigatória a avaliação com exames laboratoriais e exame de imagem.

▎ A tomografia computadorizada de abdome é o padrão-ouro para o diagnóstico e para o planejamento cirúrgico.

▎ A passagem de sonda nasogástrica e tratamento dos distúrbios hidroeletrolíticos e ácido-base são obrigatórios.

▌ Avaliação hemodinâmica e da necessidade de proteção de via aérea é obrigatória.

▌ O tratamento endoscópico com endopróteses e descompressão das obstruções são opções que sempre devem ser avaliadas.

▌ Em pacientes paliativos exclusivos com câncer colorretal, o uso de endoprótese pode descomprimir a obstrução sem necessidade de colostomia (oferecendo melhor qualidade de vida).

▌ O tratamento cirúrgico pode oferecer um tratamento definitivo e é ideal para pacientes graves ou com instabilidade clínica.

REFERÊNCIAS

1. Gerhardt RT, Nelson BK, Keenan S, Kernan L, MacKersie A, Lane MS. Derivation of a clinical guideline for the assessment of nonspecific abdominal pain: the Guideline for Abdominal Pain in the ED Setting (GAPEDS) Phase 1 Study. Am J Emerg Med. 2005; 23:709–717. [acesso em 2021 out 21]. Disponível em: https://doi.org/10.1016/j.ajem.2005.01.010.

2. Frager D, Rovno HD, Baer JW, Bashist B, Friedman M. Prospective evaluation of colonic obstruction with computed tomography. Abdom Imaging. 1998;23:141–146. [acesso em 2021 out 21]. Disponível em: https://doi.org/10.1007/s002619900307.

3. ProCESS Investigators, Yealy DM, Kellum JA, Huang DT, Barnato AE, Weissfeld LA, et al. A randomized trial of protocol-based care for early septic shock. N Engl J Med. 2014;370:1683–1693. [acesso em 2021 out 21]. Disponível em: https://doi.org/10.1056/NEJMoa1401602.

4. ARISE Investigators, ANZICS Clinical Trials Group, Peake SL, Delaney A, Bailey M, Bellomo R, et al. Goal-directed resuscitation for patients with early septic shock. N Engl J Med. 2014;371:1496–1506. [acesso em 2021 out 21]. Disponível em: https://doi.org/10.1056/NEJMoa1404380.

5. Mouncey PR, Osborn TM, Power GS, Harrison DA, Sadique MZ, Grieve RD, et al. Trial of early, goal-directed resuscitation for septic shock. N Engl J Med. 2015;372:1301–1311. [acesso em 2021 out 21]. Disponível em: https://doi.org/10.1056/NEJMoa1500896.

6. Solomkin JS, Mazuski JE, Bradley JS, Rodvold KA, Goldstein EJC, Baron EJ, et al. Diagnosis and management of complicated intra-abdominal infection in adults and children: guidelines by the Surgical Infection Society and the Infectious Diseases Society of America. Clin Infect Dis Off Publ Infect Dis Soc Am. 2010;50:133–164. [acesso em 2021 out 21]. Disponível em: https://doi.org/10.1086/649554.

7. Vogel JD, Feingold DL, Stewart DB, Turner JS, Boutros M, Chun J, et al. Clinical Practice Guidelines for Colon Volvulus and Acute Colonic Pseudo-Obstruction. Dis Colon Rectum. 2016;59:589–600. [acesso em 2021 out 21]. Disponível em: https://doi.org/10.1097/DCR.0000000000000602.

8. Naveed M, Jamil LH, Fujii-Lau LL, Al-Haddad M, Buxbaum JL, Fishman DS, et al. American Society for Gastrointestinal Endoscopy guideline on the role of endoscopy in the management of acute colonic pseudo-obstruction and colonic volvulus. Gastrointest Endosc. 2020;91:228–235. [acesso em 2021 out 21]. Disponível em: https://doi.org/10.1016/j.gie.2019.09.007.

9. Marinis A, Yiallourou A, Samanides L, Dafnios N, Anastasopoulos G, Vassiliou I, et al. Intussusception of the bowel in adults: a review. World J Gastroenterol. 2009; 15:407–411. [acesso em 2021 out 21]. Disponível em: https://doi.org/10.3748/wjg.15.407.

10. Zubaidi A, Al-Saif F, Silverman R. Adult intussusception: a retrospective review. Dis Colon Rectum. 2006; 49:1546–1551. [acesso em 2021 out 21]. Disponível em: https://doi.org/10.1007/s10350-006-0664-5.

11. Ribeiro IB, de Moura DTH, Thompson CC, de Moura EGH. Acute abdominal obstruction: Colon stent or emergency surgery? An evidence-based review. World J Gastrointest Endosc. 2019; 11:193–208. [acesso em 2021 out 21]. Disponível em: https://doi.org/10.4253/wjge.v11.i3.193.

12. Arezzo A, Passera R, Lo Secco G, Verra M, Bonino MA, Targarona E, Morino M. Stent as bridge to surgery for left-sided malignant colonic obstruction reduces adverse events and stoma rate compared with emergency surgery: results of a systematic review and meta-analysis of randomized controlled trials. Gastrointest Endosc. 2017; 86:416–426. [acesso em 2021 out 21]. Disponível em: https://doi.org/10.1016/j.gie.2017.03.1542.

13. Young CJ, De-Loyde KJ, Young JM, Solomon MJ, Chew EH, Byrne CM, et al. Improving Quality of Life for People with Incurable Large-Bowel Obstruction: Randomized Control Trial of Colonic Stent Insertion. Dis Colon Rectum. 2015; 58:838–849. [acesso em 2021 out 21]. Disponível em: https://doi.org/10.1097/DCR.0000000000000431.

14. Vogel JD, Eskicioglu C, Weiser MR, Feingold DL, Steele SR. The American Society of Colon and Rectal Surgeons Clinical Practice Guidelines for the Treatment of Colon Cancer: Dis Colon Rectum. 2017; 60:999–1017. [acesso em 2021 out 21]. Disponível em: https://doi.org/10.1097/DCR.0000000000000926.

15. van Hooft JE, Veld JV, Arnold D, Beets-Tan RGH, Everett S, Götz M, van Halsema EE, et al. Self-expandable metal stents for obstructing colonic and extracolonic cancer: European Society of Gastrointestinal Endoscopy (ESGE) Guideline - Update 2020. Endoscopy. 2020; 52:389–407. [acesso em 2021 out 21]. Disponível em: https://doi.org/10.1055/a-1140-3017.

16. Ribeiro IB, Bernardo WM, Martins B da C, de Moura DTH, Baba ER, Josino IR, et al. Colonic stent versus emergency surgery as treatment of malignant colonic obstruction in the palliative setting: a systematic review and meta-analysis. Endosc Int Open. 2018; 6:E558–E567. [acesso em 2021 out 21]. Disponível em: https://doi.org/10.1055/a-0591-2883.

15

Síndrome Pós-Polipectomia

Epifanio Silvino do Monte Junior
Igor Braga Ribeiro
Artur Adolfo Parada

Introdução

A síndrome pós-polipectomia (post-polipectomy coagulation syndrome - PPCS) é causada pela eletrocoagulação empregada em ressecções colonoscópicas e se caracteriza pela presença de peritonite localizada sem evidências radiológicas de perfuração. Apresenta baixa incidência na prática clínica, variando de 0.003% até 0.1% em pacientes submetidos à colonoscopia com uso de eletrocoagulação. Podemos dividir os fatores de risco entre as características do paciente e as características da lesão ressecada. Hipertensos provavelmente apresentam risco aumentado para síndrome pós-polipectomia, ao passo que lesões não polipoides, localizadas em cólon ascendente ou ceco e/ou maiores que 10 mm também aumentam o risco.

Apresentação clínica

Os pacientes geralmente apresentam febre, dor abdominal localizada, leucocitose e sinais de peritonite localizada, usualmente entre o primeiro e o quinto dia após o procedimento endoscópico. Um dos pontos cruciais no reconhecimento e manejo desta condição é adotar as medidas clínicas necessárias e evitar procedimentos desnecessários, uma vez que esta condição geralmente não requer tratamento cirúrgico.

Diagnóstico

Síndrome pós-polipectomia deve ser suspeitada em todo paciente submetido à polipectomia com eletrocautério (Figura 15.1) que evolui com dor e distensão abdominal. Vale salientar que a suspeição do endoscopista deve aumentar se o paciente ou a lesão ressecada apresentam fatores de risco para a PPCS. Nos casos que se acompanham de febre, taquicardia e leucocitose, a tomografia computadorizada de abdome é mandatória, principalmente para excluir perfuração cólica. Para os casos leves, mas com alta suspeição, o diagnóstico pode ser fechado sem a realização do exame de imagem, somente considerando a história e o exame físico característicos. Os principais diagnósticos diferenciais são perfuração de cólon, trauma esplênico, diverticulite aguda, colite isquêmica e apendicite.

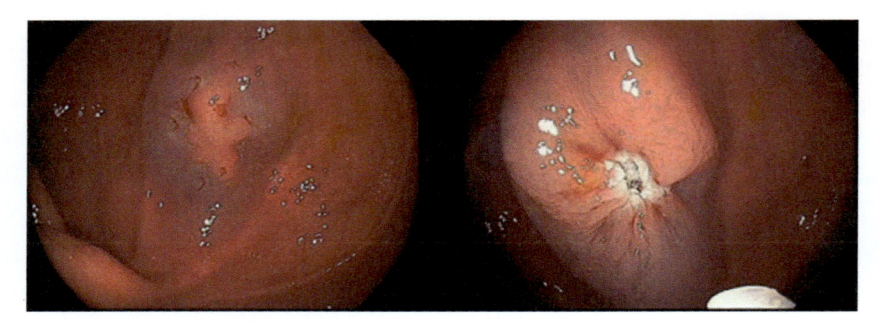

Figura 15.1   ressecção endoscópica com eletrocautério.
Fonte: Acervo da autoria.

Abordagem clínica

Consiste de expansão volêmica, antibioticoterapia endovenosa de amplo espectro e dieta zero até resolução de sintomas. A escolha dos antibióticos deve respeitar as particularidades de cada serviço, sendo idealmente discutida com a respectiva comissão de controle de infecção hospitalar. Todavia, o foco deve ser voltado contra bactérias gram-negativas e anaeróbias, levando em consideração as características e condição clínica do paciente.

Esquemas propostos:

Pacientes com baixo risco de infecção hospitalar

- Monoterapia
  - Ertc cada 24 horas
  - Piperacilina-tazobactan - 3.375 g a cada 6 horas
- Em associação com metronidazol (500 mg a cada 8 horas)
  - Cefazolina - 2g a cada 8 horas
  - Cefuroxime - 1.5g a cada 8 horas
  - Ceftriaxone - 2g a cada 24 horas
  - Cefotaxime - 2g a cada 8 horas

- Ciprofloxacino - 400 a cada 12 horas
- Levofloxacino - 500 mg a cada 8 horas

Pacientes com alto risco de infecção hospitalar

- Monoterapia
  - Imipenem-cilastatina - 500 mg a cada 6 horas
  - Meropenem - 1g a cada 8 horas
  - Piperacilina- tazobactan - 4.5 g a cada 6 horas
- Em associação com metronidazol (500 mg a cada 8 horas)
  - Cefepime - 2g a cada 8 horas
  - Ceftazidime - 2g a cada 8 horas

Após melhora clínica e laboratorial, o esquema antibiótico pode ser substituído pelo esquema oral composto por ciprofloxacino e metronidazal ou amoxicilina/clavulanato até o curso total de 7 dias de antibioticoterapia. O principal marcador clínico para nortear o descalonamento antibiótico é a dor abdominal.

Avaliação radiológica

A tomografia computadorizada (TC) de abdome e pelve com contraste oral e intravenoso está indicada para manejo dos pacientes com dor abdominal, febre e leucocitose. A TC pode demonstrar espessamento focal do cólon e borramento da gordura parietal. Vale salientar que estes achados não são necessários para o diagnóstico e casos mais brandos, nos quais febre e leucocitose não são observados, o exame de imagem não é mandatório.

Avaliação laboratorial

Está indicada em pacientes com suspeita de síndrome pós-polipectomia. Uma avaliação ampla, contemplando hemograma, eletrólitos, glicemia, ureia, creatinina, lactato, proteína C reativa e gasometria arterial deve ser realizada. Através destes exames, será possível ter parâmetros objetivos para estratificar e acompanhar a evolução do paciente.

Intervenção cirúrgica

Uma pequena parcela dos pacientes não responde ao tratamento conservador. Peritonite difusa, aumento da leucocitose e deterioração clínica determinam a necessidade de novo exame de imagem e a possibilidade de tratamento cirúrgico para o paciente . Vale salientar a importância do acompanhamento multidisciplinar nos casos que requerem acompanhamento em regime hospitalar, sempre atuando em conjunto com a equipe cirúrgica.

Manejo domiciliar

O manejo domiciliar pode ser empregado em pacientes estáveis, sem alterações de sinais vitais ou peritonite generalizada. Consiste de antibióticos orais e dieta líquida nos primeiros dois dias, seguida de reavaliação mandatória em até 48 horas. A progressão da dieta depende da regressão dos sintomas, estando autorizada se paciente assintomático na primeira reavaliação. Caso exista piora progressiva dos sintomas, o paciente deve ser internado e seguir para avaliação radiológica, laboratorial e antibioticoterapia endovenosa.

SUMÁRIO E RECOMENDAÇÕES

- Síndrome pós poliepctomia é uma complicação da ressecção de pólipos utilizando eletrocoagulação.

- Devemos suspeitar de síndrome pós-polipectomia em todo paciente submetido à polipectomia com eletrocoagulação que evoluiu com dor abdominal entre o primeiro e o sétimo dia após o procedimento.

- Pacientes com sinais claros de peritonite devem ser imediatamente avaliados pela equipe cirúrgica.

- A rotina laboratorial para pacientes com suspeita de síndrome pós-polipectomia deve incluir hemograma, eletrólitos, glicemia, ureia, creatinina, lactato, proteína C reativa e gasometria arterial.

- Tomografia de abdome com contraste endovenoso é o exame de escolha para avaliar a presença de sinais de perfuração e/ou complicações locais.

- Não está indicado o exame endoscópico de rotina.

- Pacientes diagnosticados com síndrome pós-polipectomia devem ser manejados com dieta zero, hidratação e antibioticoterapia empírica de amplo espectro.

- O manejo domiciliar fica reservado para pacientes sem sinais sistêmicos cujo exame abdominal, laboratorial e de imagem se apresentam dentro de normal.

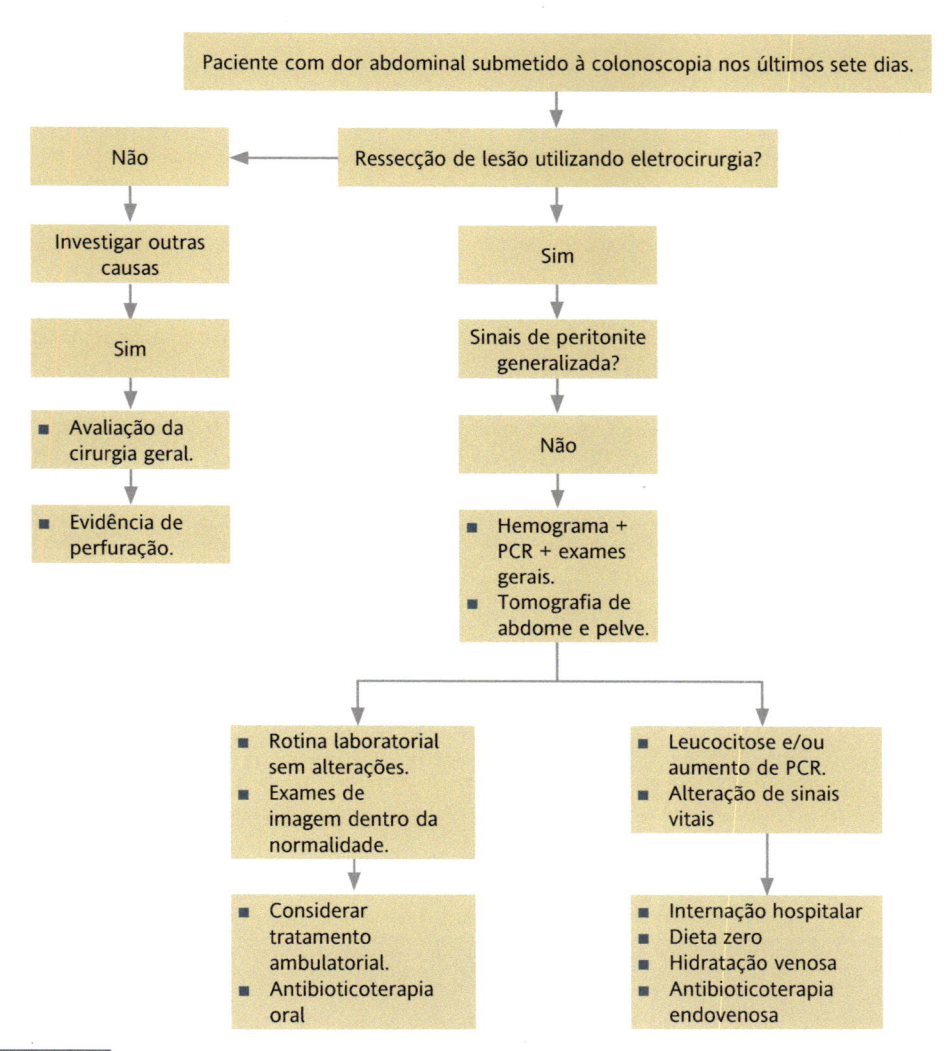

Figura 15.1   Algoritmo Síndrome Pós-Polipectoma.

Fonte: Desenvolvido pela autoria.

REFERÊNCIAS

1. Levy I, Gralnek IM. Complications of diagnostic colonoscopy, upper endoscopy, and enteroscopy. Best Pract Res Clin Gastroenterol. 2016;30:705–18. PMID: 27931631 DOI: 10.1016/j.bpg.2016.09.005. [acesso em 2021 out 22].Disponível em: http://www.ncbi.nlm.nih.gov/pubmed/27931631.

2. Taku K, Sano Y, Fu K-I, Saito Y, Matsuda T, Uraoka T, et al. Iatrogenic perforation associated with therapeutic colonoscopy: a multicenter study in Japan. J Gastroenterol Hepatol. 2007;22:1409–14. PMID: 17593224 DOI: 10.1111/j.1440-1746.2007.05022.x. [acesso em 2021 out 22].Disponível em: http://www.ncbi.nlm.nih.gov/pubmed/17593224.

3. Ferlitsch M, Moss A, Hassan C, Bhandari P, Dumonceau J-M, Paspatis G, et al. Colorectal polypectomy and endoscopic mucosal resection (EMR): European Society of Gastrointestinal Endoscopy (ESGE) Clinical Guideline. Endoscopy. 2017;49:270–97. PMID: 28212588 DOI: 10.1055/s-0043-102569. [acesso em 2021 out 22]. Disponível em:http://www.ncbi.nlm.nih.gov/pubmed/28212588.

4. Dib J. Post-Polypectomy Syndrome. Am J Gastroenterol. 2017;112:390. PMID: 28154382 DOI: 10.1038/ajg.2016.475. [acesso em 2021 out 22]. Disponível em: http://www.ncbi.nlm.nih.gov/pubmed/28154382.

5. Shin YJ, Kim YH, Lee KH, Lee YJ, Park JH. CT findings of post-polypectomy coagulation syndrome and colonic perforation in patients who underwent colonoscopic polypectomy. Clin Radiol. 2016;71:1030–6. PMID: 27085213 DOI: 10.1016/j.crad.2016.03.010. [acesso em 2021 out 22]. Disponível em: http://www.ncbi.nlm.nih.gov/pubmed/27085213.

6. Hirasawa K. Coagulation syndrome: Delayed perforation after colorectal endoscopic treatments. World J Gastrointest Endosc. 2015;7:1055. PMID: 26380051 DOI: 10.4253/wjge.v7.i12.1055.[acesso em 2021 out 22].Disponível em: http://www.ncbi.nlm.nih.gov/pubmed/26380051.

Perfuração Pós Procedimento em Trato Gastrointestinal Baixo

Gabriel Mayo Vieira de Souza
Kelly Menezio Giardina

Introdução

O termo perfuração compreende lesões parciais profundas e lesões transmurais, enquanto o termo iatrogenia abrange eventos adversos que levam a desfechos não esperados, como hospitalização ou complicações maiores. Perfuração iatrogênica é um temido evento adverso, que embora incomum nos exames diagnósticos, tem sua incidência aumentando devido à crescente demanda de procedimentos avançados. Esse tema faz-se importante devido ao valioso papel do diagnóstico precoce, idealmente durante o exame, permitindo terapêutica endoscópica minimamente invasiva, na maioria das vezes prescindindo de cirurgia. Durante colonoscopia de rastreamento, o risco de perfuração relatado é de 0,04%. A dilatação de estenoses aumenta o risco para 3%, e a colocação de próteses para 7,4%, enquanto a enteroscopia apresenta risco de 0,4%.

Alguns fatores aumentam o risco de perfuração, e podem estar relacionados à alteração anatômica local do cólon (como variações, aderência, divertículos, doença inflamatória intestinal ou estenoses), à presença de comorbidades associadas (fibrilação atrial, DPOC, dentre outras), ao procedimento em si (polipectomias, principalmente se pólipos maiores que 20 mm ou localizados no cólon direito, mucosectomias – *endoscopic mucosal resection – EMR*, lesões "*non lifting*", *endoscopic submucosal dissection- ESD*, dilatação de estenose) ou à experiência do endoscopista (curva de aprendizado, número de exames/ano e especialidade).

Quanto ao mecanismo, a perfuração pode resultar diretamente do procedimento em si, ou por força mecânica que o aparelho pode exercer na parede intestinal, tanto seu eixo como sua extremidade, ou ainda por barotrauma, devido hiperinsuflação ou obstrução.

Apresentação clínica

A apresentação clínica é extremamente variável, uma vez que a perfuração pode ser intraperitoneal, levando à fuga de ar e líquido entérico para a cavidade abdominal, ou extraperitoneal. Neste caso, mais raramente, pode levar a retropneumoperitônio, pneumotórax, pneumomediastino, e o paciente pode ter apresentação atípica, que inclui dispneia, dor torácica ou crepitação subcutânea. Os principais locais de perfuração em exames disgnósticos são sigmoide e transição retossigmoidea. Sintomas típicos de perfuração incluem dor abdominal, distensão, sinais de peritonite, e em casos tardios, febre e sintomas sistêmicos podem acompanhar.

Deve-se estar atento para a possibilidade de desenvolvimento de síndrome compartimental, quando a tensão abdominal provocada pelo pneumoperitônio aumenta, comprometendo a ventilação e a função hemodinâmica. Diante da suspeita, o paciente deve ter o abdome puncionado com cateter venoso calibroso, como medida imediata de emergência.

Diagnóstico

O reconhecimento precoce tem valioso papel no desfecho do paciente. Dessa forma, é essencial um alto nível de suspeição para a condição, devendo o endoscopista ficar atento àqueles pacientes que mesmo assintomáticos, foram submetidos a procedimento de risco elevado ou que possuam condição que eleve o risco. Embora a perfuração tardia possa ocorrer, a maioria é felizmente percebida pelo endoscopista ainda durante o exame (Figura 16.1).

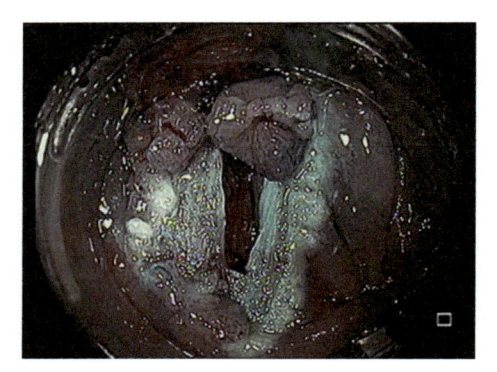

Figura 16.1　Perfuração de cólon durante mucosectomia de LST.
Fonte: Imagem gentilmente cedida por Maurício Minata.

Foi sugerida a classificação de Sidney, com objetivo de situar determinado paciente no espectro de graus de lesão mural profunda após mucosectomia. A classificação serve como ferramenta de auxílio na tomada de decisão sobre a terapêutica e no gerenciamento pós procedimento. O chamado sinal do alvo ("*target sign*") representa um indício de lesão muscular profunda ou perfuração. É observado no espécime produto da mucosectomia, na superfície seccionada, quando se identifica como um halo branco acinzentado envolto por tecido da submucosa, que está circundado pela mucosa cauterizada (Figura 16.2).

Tipo 0	Defeito normal. Aparência de tapete azul de fibras de tecido conjuntivo submucoso obliquamente orientadas que se cruzam
Tipo 1	Muscular própria visível, mas sem lesão mecânica
Tipo 2	Perda focal do plano submucoso, sem sinais inequívocos de lesão da muscular própria
Tipo 3	Injúria à muscular própria, com identificação do sinal do alvo
Tipo 4	Lesão identificada envolta por anel esbranquiçado de cautério, sem contaminação observada
Tipo 5	Lesão identificada envolta por anel esbranquiçado de cautério, com contaminação observada

No tipo 1 não se indica terapia profilática com clipes, pois a probabilidade de perfuração é muito baixa. No tipo 2 existe possibilidade de perfuração tardia, por isso se indica aplicação profilática de clipes. Terapia endoscópica também deve ser empregada nos demais tipos, 3, 4 e 5, para evitar aumento da lesão e contaminação da cavidade peritoneal.

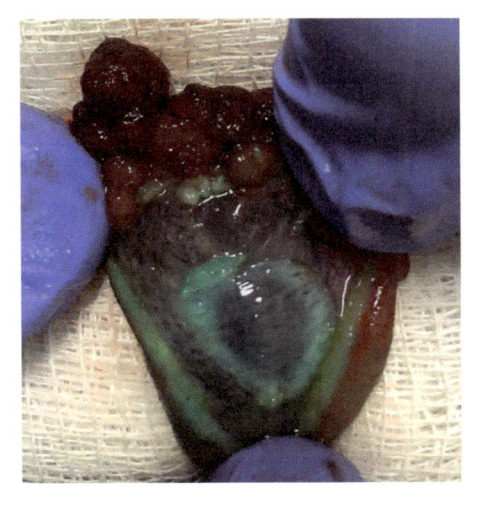

Figura 16.2   Sinal do alvo – "target sign".
Fonte: Imagem gentilmente cedida por Maurício Minata.

Abordagem clínica

Todos os pacientes devem ser acompanhados de perto por equipe multidisciplinar, que envolva, além do endoscopista, o cirurgião e o radiologista. Outras medidas pertinentes envolvem a monitorização de sinais vitais, a hidratação endovenosa e antibioticoterapia endovenosa de amplo espectro. Quando não há indícios de contaminação peritoneal (dor abdominal difusa, taquicardia, febre, sinais clínicos de infeção sistêmica), o ar na cavidade abdominal pode ser absorvido em até 1 semana.

A antibioticoterapia pode se apresentar em monoterapia ou terapia combinada:

- Monoterapia:
  - Imipenem + cilastatina – 500 mg EV a cada 6 horas
  - Meropenem – 1g a cada 8 horas
  - Piperacilina + tazobactam – 4,5 g EV a cada 6 horas
- Terapia combinada:
  - Cefepime OU Ceftazidima (2 g EV a cada 8 horas) + Metronidazol (500 mg EV a cada 8 horas)

Avaliação radiológica

A **radiografia de abdome** e tórax pode evidenciar a presença de ar livre na cavidade peritoneal, no entanto, a **tomografia computadorizada (TC)** apresenta maior sensibilidade e especificidade. Nem sempre a identificação de ar peritoneal determina a vigência de peritonite infecciosa, pois pode não haver vazamento de conteúdo entérico para a cavidade abdominal. Além disso, alguns procedimentos avançados podem gerar pequenas bolhas de gás fora do TGI, não configurando obrigatoriamente perfuração iatrogênica. Importante, portanto, a correlação clínica e endoscópica.

Avaliação laboratorial

Muito importante a realização de exames laboratoriais em pacientes com suspeita de perfuração, pois além de contribuir na estratificação inicial de gravidade, tem grande valor no acompanhamento clínico, devido o potencial risco de evolução para sepse. Podem ser necessários: hemograma, eletrólitos, glicemia, função renal, lactato, coagulograma, bilirrubinas, proteína C reativa, gasometria arterial, hemocultura, dentre outros exames, a depender da avaliação clínica.

Terapia endoscópica

Terapia endoscópica deve ser tentada sempre que viável, a depender da disponibilidade e de características da lesão. Endoclipes podem apresentar taxa de sucesso de até 83,3% nos casos em que a perfuração for prontamente identificada, são eles os **clipes *Through-The-Scope* (TTS)** ou **clipes *Over-The-Scope* (OTS)**. Aplicação de **ligadura elástica** também pode ser tentada, além do uso de **prótese metálica** autoexpansível totalmente recoberta, relatada em caso de perfuração após dilatação de estenose de anastomose em cólon distal. Outra possibilidade terapêutica é a **terapia endoscópica à vácuo** (*Endoscopic Vacuum Therapy – EVT*), que embora não tenha uso estabelecido para lesões iatrogênicas de cólon, poderia apresentar resultado satisfatório em perfurações pequenas de reto, que teriam comportamento semelhante a uma fístula, onde o benefício da EVT já é reconhecido. Além dos dispositivos próprios para EVT, que não são universalmente disponíveis, existe a possibilidade de confecção (*hand-craft*) com materiais simples, como sonda, gaze e adesivo estéril manualmente fenestrado.

A insuflação com CO_2 durante o procedimento deve ser mínima, e a lesão é idealmente posicionada oposta à gravidade, de modo a evitar a contaminação da cavidade abdominal com conteúdo entérico.

Perfuração jejunoileal

Nos casos de perfuração de jejuno e íleo, o tratamento endoscópico deve ser considerado apenas nos casos de diagnóstico realizado durante o exame, pois uma nova enteroscopia porteriormente poderia aumentar os riscos de complicação, além da lesão não ser facilmente encontrada. Quando indicado, o tratamento com clipe, associado ou não com endoloop, apresenta-se como ótima opção terapêutica, seja com **clipes *Through-The-Scope*** (TTS), tradicionalmente indicado para defeitos de até 10 mm, ou **clipes *Over-The-Scope*** (OTS), estes indicados para lesões maiores, de até 20 mm, reduzindo a necessidade de tratamento cirúrgico.

Perfuração de cólon

Terapia endoscópica pode ser tentada em perfurações prontamente identificadas ou mesmo em até 4 horas do procedimento, se as condições de preparo estiverem boas. O uso de dispositivos de sutura podem ter papel promissor, mas exigem a troca do aparelho e reinserção, que deve ser feita de modo cuidadoso.

O fechamento endoscópico precoce de lesões até 20 mm apresenta bons resultados, com taxa de sucesso técnico de 93% e de sucesso clínico de 89%. Os clipes TTS devem ser usados em lesões menores, de até 10 mm, e o OTS para lesões maiores. Ligadura elástica tem sido descrita como uma possível terapia de resgate após falha da tentativa de fechamento com clipe.

Intervenção cirúrgica

Perfurações de jejuno e íleo devem ser consideradas para tratamento cirúrgico em caso de falha no tratamento endoscópico ou se o diagnóstico for feito tardiamente, após o término do exame. Em perfurações de cólon, sempre que houver contaminação peritoneal, com peritonite fecal, a cirurgia apresenta-se como a melhor opção de tratamento, e deve ser fortemente considerada nos casos de falha do tratamento endoscópico. Uma vez indicada cirurgia, a via de acesso laparoscópica já é amplamente utilizada, e reduz a morbidade e o tempo de hospitalização.

SUMÁRIO E RECOMENDAÇÕES

▎ A perfuração iatrogênica é um evento incomum na prática diária, com maior frequência em procedimentos terapêuticos .

▎ Uma identificação precoce, profilaxia de defeitos não transmurais da parede e pronta intervenção frente a lesões completas, são determinantes para melhores desfechos clínicos.

▎ A apresentação clínica é variável, pois a perfuração pode ser intraperitoneal ou extraperitoneal, contaminada e com peritonite fecal ou apenas com pneumoperitônio.

▎ Paciente com suspeita de perfuração deve ter sua história clínica tomada e ser submetido a exame físico e exames subsidiários, laboratoriais e de imagem.

▎ Tomografia computadorizada é o exame de maior sensibilidade e especificidade para identificação de pequenas coleções, tem utilidade para acompanhar o paciente com suspeitas de perfuração ou acompanhar suas correções, além de ser importante arsenal diagnóstico na detecção de prováveis alterações anatômicas que acarretam em dificuldades ao exame.

▎ Em caso de síndrome compartimental, punção abdominal para descompressão de emergência com cateter venoso calibroso deve ser realizada.

▎ Pacientes diagnosticados com perfuração devem ser monitorizados, mantida hidratação, antibioticoterapia venosa de amplo espectro e sintomáticos.

▎ O paciente sempre deve ser acompanhado por equipe multidisciplinar.

▎ Em perfurações após enteroscopia, a terapêutica endoscópica deve ser realizada apenas se o diagnóstico for feito durante o exame.

▎ Recomendações pós alta: dieta líquida por um dia, orientações verbais e por escrito com contato telefônico e instruções sobre potenciais sintomas de complicações, que devem motivar contato e retorno imediato.

▎ Clipes TTS podem ser usados em perfurações de até 10 mm. Acima de 10 mm utilizar clipe OTS.

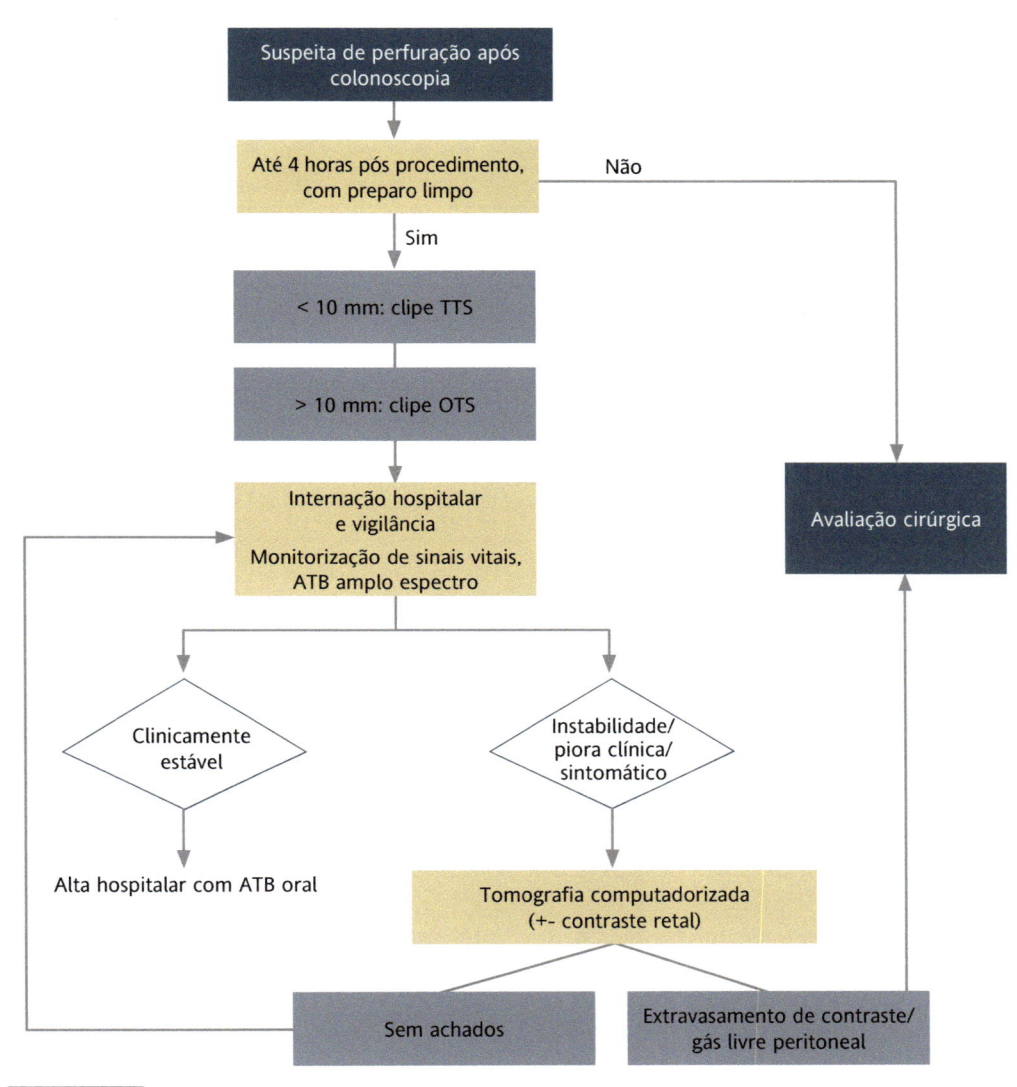

Figura 16.3 Fluxograma de perfuração pós procedimento endoscópico em TGI baixo.
Fonte: Desenvolvido pela autoria.

REFERÊNCIAS

1. Burgess NG, et al. Gut 2016;0:1–11. doi:10.1136/gutjnl-2015-309848. [acesso em 2021 out 22].

2. ASGE – Kothari ST, Huang RJ, Shaukat A, et al. ASGE review of adverse events in colonoscopy. Gastrointestinal Endoscopy. 2019; 90:6.

3. ESGE – Paspatis GA, Arvanitakis M, Dumonceau JM, et al. Diagnosis and management of iatrogenic endoscopic perforations: European Society of Gastrointestinal Endoscopy (ESGE) Position Statement – Update 2020. Endoscopy. 2020; 52:792–810.

4. Cotton PB, Eisen GM, Aabakken L, Baron TH, Hutter MM, Jacobson BC, et al. A lexicon for endoscopic adverse events: report of an ASGE workshop. Gastrointestinal Endoscopy. 2010;71:3.

5. Swan MP, Bourke MJ, Moss A, et al. The target sign: an endoscopic marker for the resection of the muscularis propria and potential per- foration during colonic endoscopic mucosal resection. Gastrointest Endosc. 2011;73:79–85.

6. Çolak Ş, Gürbulak B, Bektaş H, Çakar E, Düzköylü Y, Bayrak B, et al. Colonoscopic perforations: Single center experience and review of the literature. Turk J Surg. 2017;33:195-199.

17

Corpo Estranho Retal

Marina Tucci Gammaro Baldavira Ferreira
Diogo Peral Caetano

Introdução

Os corpos estranhos retais são representados por uma infinidade de objetos que causam graus variados de trauma local, podendo levar a perfuração intestinal ou lesões tardias. Eles representam um desafio terapêutico e, por vezes, diagnóstico, uma vez que os pacientes frequentemente demoram a procurar um serviço de saúde ou não estão dispostos a revelar a causa de seus sintomas. Essa situação pode retardar ainda mais o conhecimento da presença de um corpo estranho retal e, consequentemente, seu tratamento. Dessa forma, o diagnóstico e a abordagem terapêutica requerem alto grau de suspeição e abordagem sistematizada.

As publicações sobre o tema, a maioria constituída de séries de casos, revelam que grande parte dos pacientes são homens com idade próxima aos 40 anos. No entanto, a verdadeira incidência não é conhecida, uma vez que muitos pacientes não procuram atendimento médico, mesmo não sendo incomuns os casos atendidos nos serviços de emergência dos hospitais.

Assim como os tipos de objetos são muito variáveis, os motivos para suas inserções também são. Por sua vez, os corpos estranhos retais podem ser classificados de acordo com a maneira com a qual foram introduzidos, em voluntária versus involuntária, e sexual versus não-sexual. Corpos estranhos de introdução involuntária e não-sexual são comuns em crianças ou pacientes com doenças psiquiátricas. Eles podem ser, menos comumente, objetos ingeridos que atingiram o reto, como ossos, palitos de dente e pedaços de plástico. Objetos introduzidos involuntariamente e com cunho sexual podem ocorrer nas agressões. A introdução não-sexual voluntária inclui a introdução, via retal, de pacotes de drogas, como a cocaína, para transporte ilegal. Essa prática pode causar impactação e obstrução intestinal ou até mesmo ruptura dos pacotes, levando a problemas como absorção sistêmica da droga, overdose ou até mesmo ao óbito do indivíduo. Contudo, é mais convencional que os corpos estranhos sejam introduzidos através do canal anal durante práticas sexuais, de forma voluntária.

Apresentação clínica e diagnóstico

O reconhecimento e o diagnóstico da presença de corpos estranhos retais dependem da extração de uma história completa e adequada, bem como de um exame físico cuidadoso, além de, se necessário, avaliação radiológica.

Neste caso, é importante ressaltar que os pacientes frequentemente se demonstram relutantes e envergonhados em revelar totalmente sua situação e, em contrapartida, podem se queixar de dor anorretal ou abdominal, sangramento retal ou secreção de muco, obstipação intestinal ou incontinência fecal, sem revelar voluntariamente a presença de corpo estranho. Ademais, alguns pacientes só admitem a presença de corpo estranho retal quando questionados diretamente a esse respeito. Dessa maneira, um alto índice de suspeição se faz necessário após a avaliação para que se consiga chegar ao diagnóstico de tal condição. É essencial, contudo, ser profissional e não realizar julgamentos.

Os achados durante o exame físico são variáveis. O exame abdominal, por exemplo, pode apresentar-se normal, mostrar sensibilidade ao toque, massa palpável ou peritonite difusa se houver perfuração. Já o exame físico da região perineal pode ser normal ou demonstrar sangramento vivo ou melena, dependendo do tempo de apresentação. Embora o corpo estranho mais frequentemente permaneça em reto médio ou distal, a ausência de corpo estranho palpável ao toque retal não exclui sua presença. O objeto pode ter migrado cranialmente e estar localizado em reto proximal ou cólon.

A Associação Americana de Cirurgia do Trauma propôs uma Escala de Lesão Retal, que gradua o acometimento do órgão. Ela é dividida em graus, sendo:

- **Grau 1:** contusão ou hematoma sem comprometimento da vascularização retal ou laceração de espessura parcial (compreende a maioria das lesões causadas por corpo estranho retal);

- **Grau 2:** laceração de espessura total, que acomete 50% ou menos da circunferência do órgão;

- **Grau 3:** laceração de espessura total, que acomete mais que 50% da circunferência do órgão;

- **Grau 4:** laceração de espessura total com extensão para o períneo;

- **Grau 5:** desvascularização de algum segmento do órgão.

Abordagem clínica

O primeiro passo na abordagem deve ser pautado no descarte dos sinais clínicos de peritonite, que sugere perfuração intraperitoneal com contaminação da cavidade e indica laparotomia de urgência. Hipotensão, taquicardia e febre sugerem sepse e reforçam a necessidade de abordagem de urgência. Nos casos em que o exame físico não é indicativo de lesões de espessura total, geralmente são obtidas radiografias simples a fim de descartar pneumoperitôneo e localizar o objeto. Isso ocorre de forma rápida e, como alternativa, também pode haver a necessidade de tomografia computadorizada nos pacientes estáveis. Tais pacientes devem ser mantidos em jejum, submetidos à ressuscitação fluídica com solução salina fisiológica ou ringer lactato e antibioticoterapia intravenosa de amplo espectro, que cubra germes gram positivos, gram negativos e anaeróbios, além de avaliação laboratorial, com hemograma, coagulograma, função renal e eletrólitos.

O toque retal é a parte mais importante do exame físico, uma vez que demonstra a distância do objeto ao assoalho pélvico. Além disso, o procedimento também é essencial para avaliar a funcionalidade do esfíncter anal, que pode ter sido lesado durante a inserção do objeto. Se o corpo não for palpável através do toque retal, anuscopia e, posteriormente, retossigmoidoscopia, devem ser realizadas. Cabe ressaltar, ainda, que se a suspeita for de corpo estranho pérfuro-cortante, o toque retal deve ser evitado, dando-se preferência à anuscopia como abordagem inicial, uma vez que há risco de lesão do examinador.

Por outro lado, caso o corpo estranho ainda esteja no local, o ideal é que ele seja removido em sala de emergência. Pacientes clinicamente estáveis com corpos estranhos localizados proximalmente podem ser observados para ver se o objeto irá progredir para o reto distal, o que facilita a remoção transanal. O uso de enemas ou supositórios não está indicado neste cenário, uma vez que pode deslocar o corpo estranho proximalmente ou causar maiores lesões, especialmente com objetos cortantes.

- **Abordagem transanal:** a maioria dos corpos estranhos retais pode ser removida de forma transanal. Um dos fatores que mais contribuem para o sucesso do procedimento é um relaxamento adequado do paciente, que pode ser atingido através de sedação endovenosa (que, além de permitir o relaxamento do paciente, diminui os espasmos anais e permite melhorar a exposição e visualização do objeto) ou bloqueio de nervos perianais com anestesia local (bloqueio pudendo e interesfincteriano). O paciente é então colocado preferencialmente em posição de litotomia a fim de ser posteriormente examinado através de toque retal para confirmar a presença do objeto, bem como seus respectivos tamanho, formato e localização. Os instrumentos utilizados em cirurgias anorretais devem estar disponíveis para uso, como é o caso dos afastadores, e, frequentemente, utiliza-se uma pinça de Kocher para apreender o objeto durante sua remoção. Após a remoção bem-sucedida do objeto, realizam-se ações como anuscopia ou retossigmoidoscopia a fim de avaliar a mucosa, possíveis lacerações, sangramento, perfuração ou presença de objetos adicionais. Com pneumoperitôneo, repetem-se as radiografias para descartar a possibilidade de ocorrência de perfurações durante a retirada do objeto caso elas não tenham sido identificadas através de visualização direta.

■ **Objetos contundentes:** vários métodos foram descritos para a abordagem de objetos contundentes, porém, o melhor deles fica a cargo de segurar o objeto com a mão ou instrumentos de preensão. Alguns pacientes possuem história de inserções repetitivas de objetos, levando a hipotonia esfincteriana, o que facilita a remoção manual do objeto. Em contrapartida, os pacientes acordados ou previamente submetidos à sedação leve podem ajudar por meio da manobra de Valsalva para tentar impulsionar o objeto através do canal anal. Contudo, objetos lisos, como garrafas, nem sempre podem ser apreendidos. Já corpos como frutas e lâmpadas podem quebrar com tentativas repetidas de preensão e remoção. No caso de frutas, pode-se quebrá-las em pedações menores, que podem ser removidos mais facilmente. Outras abordagens incluem: colocação de sonda Foley acima do objeto para puxá-lo através do ânus; injeção de ar acima do objeto na tentativa de reduzir o possível vácuo no cólon proximal ao objeto, que pode estar causando sua impactação; uso de ímãs para retirada de objetos de metal; insuflação de balão de Sengstaken-Blakemore dentro do objeto (como uma jarra) para que haja tração e o objeto possa ser removido; bem como uso de dispositivo de vácuo obstétrico para remoção do corpo estranho.

■ **Objetos afiados:** via de regra, os objetos afiados são mais difíceis no sentido de serem de maior risco para lesões de mucosa, trauma e perfuração. Deve-se evitar tentativas de retirada às cegas e, além disso, o objeto deve ser manipulado apenas sob visualização direta ou através de anuscópio. Após a retirada, é necessário avaliar minuciosamente a mucosa a fim de identificar possíveis lesões durante o processo.

■ **Pacotes de drogas:** em primeiro lugar, deve-se ter atenção e cuidado especial quanto ao risco de ruptura dos pacotes, bem como foco na potencial absorção da droga através da mucosa. A maioria dos pacientes envolvidos no problema embala as drogas com preservativos ou outros materiais mais frágeis, que podem facilmente ser rompidos com instrumentos utilizados para sua retirada. Já a absorção dessas drogas pode levar a toxicidade até a morte; por isso, deve-se evitar o uso desses instrumentos. Se a retirada manual não foi efetiva e não há sinais de obstrução ou toxicidade sistêmica, o paciente deve ser mantido sob observação na tentativa de eliminação espontânea dos pacotes. Abordagens mais agressivas, como cirurgia e tratamento para a intoxicação pela droga, podem ser necessárias em pacientes com sinais de obstrução, perfuração ou absorção sistêmica.

Avaliação radiológica

A avaliação radiológica costuma ser muito útil. Geralmente ela é iniciada com radiografias simples (em posição ortostática, incluindo cúpulas diafragmáticas, e em decúbito dorsal) a fim de tentar identificar o objeto e reconhecer a presença de pneumoperitôneo. Em casos em que há suspeita de que o objeto seja radiotransparente ou em que haja dúvida diagnóstica e suspeita de outras lesões, a tomografia computadorizada (TC) esse faz indicada. Embora o exame de imagem ajude a identificar o objeto e sua localização, tais informações não predizem o sucesso da remoção. Justamente por isso, o exame não é obrigatório.

Avaliação laboratorial

O exame laboratorial normalmente não é digno de nota. A presença de leucocitose ou acidose metabólica é preocupante, uma vez que faz suspeitar de lesões extensas.

Terapia endoscópica

Objetos que se encontram mais proximalmente no reto ou cólon distal muitas vezes não são acessíveis através de abordagem transanal. De tal modo, eles constituem desafio terapêutico. Nesses casos, a endoscopia representa uma alternativa para evitar a cirurgia e a exploração de alças intestinais. O uso de enemas ou supositórios não é recomendado, uma vez que podem ser causados danos adicionais à parede retal.

Alças de polipectomia ou pinças de corpo estranho são excelentes ferramentas para auxiliar na retirada do corpo estranho. Essa abordagem também permite a visualização direta durante a remoção do objeto, além do exame minucioso da mucosa após a remoção, a fim de identificar lacerações, perfurações ou objetos retidos (Figuras 17.1-4).

Outra técnica endoscópica que pode ser utilizada, mas requer o uso de fluoroscopia, é a passagem de fio-guia acima do objeto, seguida de balão de 40mm, a fim de auxiliar na remoção do objeto. Essas técnicas permitem a retirada de objetos em reto distal ou mesmo cólon proximal e, como diferencial, constituem alternativas a serem tentadas antes da abordagem cirúrgica em si.

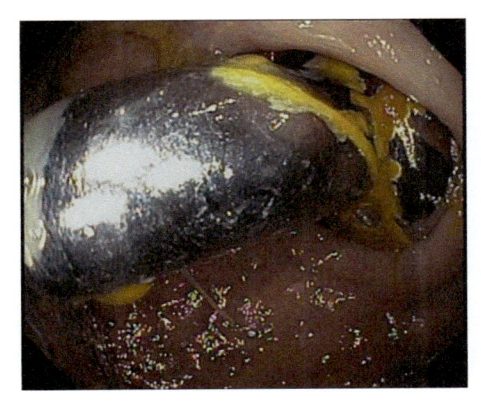

Figura 17.1 Corpo estranho no reto – visão endoscópica.
Fonte: Acervo da autoria.

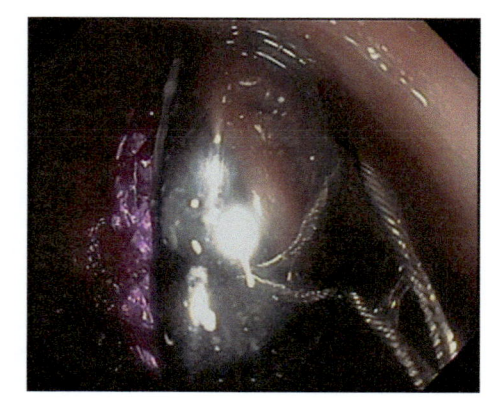

Figura 17.2   Apreensão do corpo estranho com alça de polipectomia.
Fonte: Acervo da autoria.

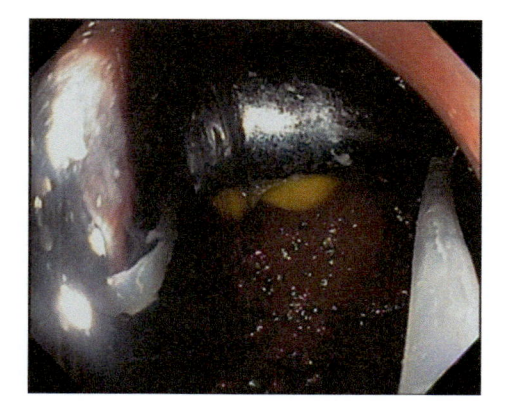

Figura 17.3   Retirada do corpo estranho com alça de polipectomia.
Fonte: Acervo da autoria.

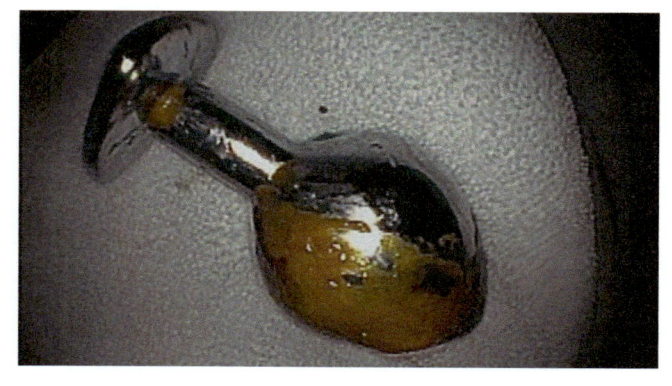

Figura 17.4   Corpo estranho após remoção endoscópica.
Fonte: Acervo da autoria.

Intervenção cirúrgica

Reservada para os casos em que não houve sucesso na remoção endoscópica ou manual, mesmo após relaxamento adequado com sedação e bloqueio perianal, além dos casos com evidência de peritonite e perfuração, a intervenção cirúrgica é digna de um capítulo à parte. Nesses casos, deve-se evitar tentar retirar o objeto, uma vez que sua localização auxilia na identificação do local de perfuração e seu consequente tratamento. A abordagem recomendada se dá através de incisão do cólon, retirada do objeto e fechamento primário. Derivação proximal não é necessária na ausência de perfuração, contaminação excessiva da cavidade ou necrose intestinal. Por sua vez, a abordagem videolaparoscópica fica descrita para os casos de pacientes sem perfuração na tentativa de empurrar o objeto para auxílio na remoção transanal.

Em casos de perfuração retal intraperitoneal ou colônica, a abordagem aberta com remoção do corpo estranho deve ser realizada. Anastomose primária ou derivação intestinal dependem da condição do paciente, contaminação da cavidade e lesão do cólon.

Perfurações pequenas de reto extraperitoneal em pacientes hemodinamicamente estáveis e sem sinais infecciosos podem ser tratadas com observação e antibioticoterapia endovenosa. Neste caso, os pacientes devem ser mantidos sob observação rigorosa e, se houver deterioração clínica, devem ser submetidos a cirurgia de urgência.

Abordagem pós-retirada

O período de observação recomendado após a retirada do objeto depende da condição clínica do paciente, do tamanho do objeto, do trauma causado por ele, de sua retirada e do método utilizado para tal. O exame endoscópico (com anuscópio ou endoscópio) pós-retirada, neste caso, deve ser realizado a fim de avaliar a mucosa anorretal e assegurar que não existam objetos remanescentes retidos. Radiografias abdominais, incluindo cúpulas diafragmáticas, também devem ser realizadas após a retirada para descartar pneumoperitônio como consequência de perfuração intestinal.

Complicações

Em geral, as complicações são incomuns e incluem laceração da mucosa, sangramento (geralmente autolimitado), ruptura traumática do esfíncter anal com consequente incontinência fecal (em especial com traumas repetitivos), perfuração intestinal (podendo levar a sepse e morte), infecção de parede abdominal e hérnias incisionais (em pacientes tratados cirurgicamente), bem como fístulas e estenoses.

SUMÁRIO E RECOMENDAÇÕES

▌ Corpos estranhos retais podem representar desafios diagnósticos e terapêuticos. Os objetos são variados, causando diferentes graus de trauma local. Complicação adicional advém do fato dos pacientes muitas vezes demorarem a procurar auxílio médico e possuírem receio de revelar a causa de seu problema. Por vezes os pacientes somente revelam sua condição quando perguntados diretamente sobre a presença de corpo estranho retal.

▌ O diagnóstico da presença de corpo estranho retal depende de uma adequada história, bem como, se necessário, exame físico e avaliação radiológica.

▌ Sinais de perfuração devem ser excluídos. Pacientes com perfuração óbvia ou sinais de peritonite, bem como aqueles com obstrução intestinal, devem ser submetidos a tratamento cirúrgico com urgência.

▌ Pacientes estáveis com corpos estranhos locados proximalmente podem ser observados a fim de aguardar a migração do corpo estranho para o reto distal, facilitando a remoção transanal. Enemas e supositórios não devem ser utilizados.

▌ A maioria dos corpos estranhos pode ser removida de forma transanal. A possibilidade de remoção transanal depende do tamanho do objeto, seu formato e localização.

▌ Objetos contusos podem ser removidos manualmente após sedação adequada e bloqueio perianal.

▌ Objetos afiados não devem ser removidos às cegas e devem ser manipulados apenas sob visualização direta transanal ou através de anuscópico ou endoscópio.

▌ Pacotes de drogas não devem ser apreendidos com instrumentos que possam causar suas desintegrações.

▌ Objetos localizados proximalmente devem ser retirados através de retossigmoidoscopia flexível.

▌ Em pacientes cuja abordagem transanal não foi bem-sucedida, laparoscopia ou laparotomia são possibilidades terapêuticas. O objeto pode ser empurrado através do reto durante a cirurgia para posterior remoção transanal. Abertura do cólon, retirada do objeto e fechamento primário devem ser realizados caso essa manobra não seja bem-sucedida.

▌ Em pacientes com sinais de perfuração intraperitoneal, a cirurgia é mandatória.

▌ Em pacientes estáveis com perfuração de reto extraperitoneal, observação clínica e antibioticoterapia endovenosa podem ser alternativas à cirurgia.

▌ Independentemente do método de remoção utilizado, sugere-se avaliação da mucosa por retossigmoidoscopia ou anuscopia, além da realização de radiografias para descartar perfuração.

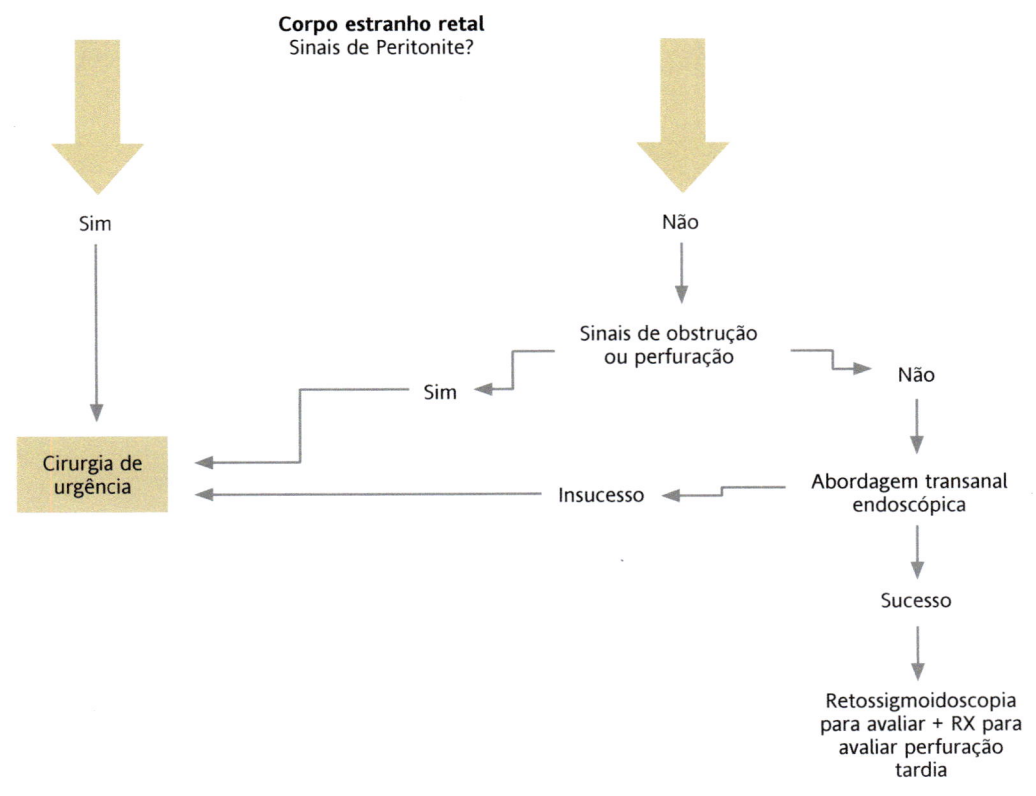

Figura 17.5 Fluxograma para abordagem do corpo estranho retal.
Fonte: Desenvolvido pela autoria.

REFERÊNCIAS

1. Cologne KG, Ault GT. Rectal foreign Bodies: What is the Current Standard? Clin Colon Rectal Surg. 2012;25:214–218.

2. Lake JP, Essani R, Petrone P, et al. Management of retained colorectal foreign bodies: predictors of operative intervention. Dis Colon Rectum. 2004;47:1694.

3. Rodríguez-Hermosa JI, Codina-Cazador A, Ruiz B, et al. Management of foreign bodies in the rectum. Colorectal Dis. 2007;9:543.

4. Clarke DL, Buccimazza I, Anderson FA, Thomson SR. Colorectal foreign bodies. Colorectal Dis. 2005;7:98.

PARTE III

VIA BILIAR

18

Colangite Aguda

Igor Mendonça Proença
José Eduardo Brunaldi

Introdução

Colangite aguda (CA) é definida como estase e infecção das vias biliares que se apresenta clinicamente com um espectro amplo de gravidade, desde quadros leves até quadros graves com alta mortalidade, que pode chegar até 24%.

CA ocorre quando há elevação da pressão no interior da via biliar com passagem de micro-organismos e toxinas da bile infectada para a circulação sistêmica, levando a uma resposta inflamatória sistêmica. Esta elevação da pressão da via biliar, que resulta em colestase e infecção, pode ser decorrente de obstrução total ou parcial, tanto por estenose benigna como pela presença de estenose neoplásica maligna.

Em pacientes sem manipulação prévia das vias biliares, o fator obstrutivo mais frequente é litíase das vias biliares, representando 28 a 70% dos casos. Estenoses benignas representam 5 a 28%, enquanto obstruções malignas ocorrem em 10 a 57% dos casos e são causadas mais frequentemente por neoplasias das vias biliares, vesícula biliar, pâncreas, ampola duodenal e duodeno. A manipulação das vias biliares pode levar à colangite, tanto imediatamente após ou tardiamente. Colangite pós colangiopancreatografia retrógrada endoscópica (CPRE) pode ocorrer em 0,5 a 1,7% dos procedimentos, sendo o risco aumentado quando não há drenagem satisfatória após o procedimento e em pacientes transplantados e imunocomprometidos. Disfunção de dreno biliar, lesão iatrogênica e estenose de anastomose colédoco-coledococeana e biliodigestivas são causas menos frequentes em pacientes previamente manipulados.[3]

Condições mais raras que podem predispor à colangite aguda incluem a síndrome de Mirizzi, síndrome de Lemmel, pancreatite aguda, coágulos de sangue e ainda presença de parasitas – sendo o Ascaris lumbricoides o agente mais frequente.

Apresentação clínica

A colangite aguda classicamente se apresenta pela tríade de Charcot com febre, icterícia e dor abdominal, mas, apesar de alta especificidade, esta tríade pode não estar presente na maioria dos casos, por ter baixa sensibilidade. A icterícia pode não ser observada clinicamente e a febre pode não estar presente em pacientes idosos e imunodeprimidos ou ainda ser mascarada pelo uso de antitérmicos e corticoides. A dor abdominal também pode não estar presente, ou ainda controlada com o uso de medicações. Dessa forma, é importante a suspeição clínica para CA mesmo em pacientes que não apresentem os três itens clássicos.

Em casos de maior gravidade, a CA pode ser acompanhada de rebaixamento do nível de consciência e hipotensão, configurando a pêntade de Reynolds, quando já há deterioração clínica com disfunções orgânicas evidentes. Pacientes graves podem se apresentar à sala de emergência com sintoma principal relacionado às disfunções orgânicas secundárias à sepse pela colangite, incluindo dispnéia, calafrios e choque.

Diagnóstico

Em termos de diagnóstico, a sensibilidade é mais importante que a especificidade porque a CA tem mortalidade elevada se não diagnosticada e tratada rapidamente. Para compensar a baixa sensibilidade da tríade, foram adicionados testes sorológicos e exames de imagem aos dados clínicos. Os critérios de Tokyo são os mais utilizados para o diagnóstico de CA (Tabela 18.1).

Tais critérios são divididos em três grupos: A- resposta inflamatória sistêmica (febre, calafrio e alterações laboratoriais), B - colestase (icterícia e alterações laboratoriais) e C - imagem (dilatação das vias biliares ou evidência de fator etiológico). Ao menos um fator de resposta inflamatória sistêmica é obrigatório. Quando associado a fator de colestase ou alteração de imagem, há suspeita diagnóstica de colangite aguda, enquanto a presença de pelo menos um fator de cada grupo define o diagnóstico. Apesar de não ser indicada para diagnóstico, o achado de saída de conteúdo purulento pela via biliar durante a CPRE é patognomônico de colangite (Figura 18.1).

Os antecedentes pessoais e passado médico devem ser considerados na investigação diagnóstica da colangite aguda. História de manipulação prévia das vias biliares ou de cirurgias abdominais com potencial de lesão iatrogênica, bem como de doenças prévias das vias biliares, incluindo colelitíase, e periampulares podem aumentar a suspeita e auxiliar o diagnóstico.

Tabela 18.1
Critérios diagnósticos de Tokyo para colangite aguda

Critério	Referência
Inflamação sistêmica ■ Febre ■ Calafrios ■ Alteração laboratorial Leucócitos Proteína C Reativa	Temperatura central > 38°C < 4000 ou > 10000 /microL ≥ 1 mg/dL
Colestase ■ Icterícia ■ Enzimas hepáticas e canaliculares (FA, GGT, AST, ALT)	BT ≥ 2 mg/dL >1,5x limite superior normal de referência
Imagem ■ Dilatação das vias biliares ■ Evidência etiológica de obstrução (cálculo, estenose, prótese)	-

BT: bilirrubinas totais; FA: fosfatase alcalina; GGT: gama-glutamiltransferase; AST: aspartato aminotransferase; ALT: alanina aminotransferase

Suspeita diagnóstica: um item A + um item B ou C

Diagnóstico definitivo: um item A + um item B + um item C

Fonte: Desenvolvido pela autoria.

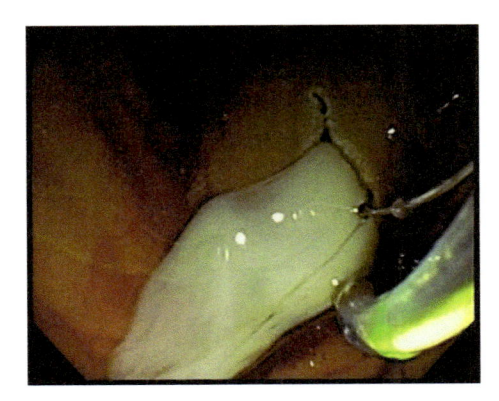

Figura 18.1 Drenagem de bile purulenta durante colangiopancreatografia endoscópica retrógrada (CPRE).

Fonte: Acervo da autoria.

Avaliação laboratorial

Os exames laboratoriais no contexto da colangite aguda são de fundamental importância tanto para o diagnóstico quanto para avaliação da severidade e prognóstico do paciente. Para o diagnóstico pelos critérios de Tokyo são necessários: hemograma (para contagem de leucócitos), proteína C reativa (PCR), bilirrubinas, AST/ALT e FA/GGT. Para avaliação e classificação da gravidade devem ser solicitados ainda: gasometria arterial, creatinina (Cr), ureia (Ur), tempo de protrombina (TP), plaquetas e albumina. Além disso, hemoculturas devem ser colhidas para orientar a antibioticoterapia nos casos moderados e graves, preferencialmente antes da primeira dose de antibiótico. Outros exames podem ser solicitados para avaliar possíveis distúrbios hidroeletrolíticos e de acordo com as comorbidades do paciente e especificidades do quadro clínico.

Tipicamente os pacientes se apresentam com aumento da PCR, leucocitose e neutrofilia, apesar de leucopenia poder estar presente em alguns casos; bilirrubinas totais (BT) aumentadas, principalmente às custas de bilirrubina direta (BD); FA e GGT aumentadas; AST/ALT aumentadas, porém abaixo de níveis sugestivos de necrose hepática (> 2000 UI/L) encontrados nas hepatites agudas; o TP pode estar alargado tanto devido a disfunção hepática quanto pela colestase e consequente déficit de absorção de vitamina K; alterações na gasometria arterial (relação PaO2/FiO2 < 300, lactato aumentado), aumento de Cr e plaquetopenia estão relacionados a disfunções orgânicas e em geral associadas a quadros mais graves. Hipoalbuminemia está presente em pacientes desnutridos e/ou caquéticos, e é um marcador de pior prognóstico com maior mortalidade em 30 dias.

Avaliação radiológica

A avaliação radiológica inicial visa a constatação direta ou indireta de obstrução e estase das vias biliares. A identificação da etiologia da obstrução, apesar de importante, não é fundamental para o diagnóstico sindrômico nem para o manejo inicial do paciente.

Dessa forma a ultrassonografia (US) de abdome é o primeiro de exame de imagem solicitado na maioria dos casos. Ele apresenta excelente especificidade (94 a 100%) e sensibilidade variável insuficiente (38 a 91%) para identificar dilatação das vias biliares. Apesar das limitações, US abdominal deve ser o exame de imagem inicial por se não invasivo, fácil disponibilidade, baixo custo e pode ser realizado a beira leito em pacientes graves.

A tomografia computadorizada (TC) apresenta boa sensibilidade para dilatação das vias biliares e é capaz de identificar causas de estenose biliar. No contexto da investigação de colangite aguda, é usualmente solicitada em paciente com quadro clínico suspeito, porém sem alterações compatíveis ao US, ou em caso nos quais há forte suspeição para alguma etiologia mais bem estudada pela TC, como por exemplo neoplasia de pâncreas.

A ressonância magnética (RM) e a colangiopancreatografia por ressonância magnética (CPRM) apresentam acurácia diagnóstica bastante superior ao US e à TC, sendo capaz de estudar detalhadamente a anatomia das vias biliares e identificar com precisão a causa da obstrução biliar na grande maioria dos casos, com acurácia diagnóstica de até 98%. Trata-se de exame de maior complexidade, menos disponível, mais caro e mais demorado que US e TC. Sua indicação no contexto da CA fica reservada a casos nos quais os achados tanto da TC quanto do US foram negativos ou duvidosos, porém ainda há suspeição clínica.

Manejo clínico inicial

Paciente diagnosticado com colangite aguda deve ser sempre internado. As medidas iniciais incluem monitorização, suporte hemodinâmico – com reposição volêmica individualizada e droga vasoativa quando indicada–, antibioticoterapia precoce, analgesia e vigilância de disfunções orgânicas com suporte clínico correspondente.

A colangite aguda deve ser classificada de acordo com o grau de gravidade proposto pelo consenso de Tokyo,[2] considerando os sinais vitais, exames laboratoriais, dados do exame físico, uso de drogas vasoativas e idade do paciente. Dessa forma, a colangite pode ser classificada em leve (grau I), moderada (grau II) ou severa (grau III), como demonstrado na Tabela 18.2. A classificação apresenta valor prognóstico, além de auxiliar na escolha da antibioticoterapia inicial e orientar a melhor janela para realização da drenagem biliar.

Tabela 18.2
Critérios de Tokyo para avaliação de gravidade da colangite aguda

Grau	Critério
Grau III (severa)	Qualquer das seguintes disfunções orgânicas ■ Cardiovascular: necessidade de droga vasoativa* ■ Neurológica: alteração do nível de consciência ■ Respiratória: PaO2/FiO2 < 300 ■ Renal: Cr>2 mg/dL, oligúria ■ Hepática: RNI>1,5 ■ Hematológica: Plaquetas < 100000/microL
Grau II (moderada)	Associação com pelo menos 2 das seguintes condições: ■ Leucócitos: >12000 ou <4000 /microL ■ Febre ≥ 39°C ■ Idade ≥ 75 anos ■ Bilirrubinas totais ≥ 5 mg/dL ■ Hipoalbuminemia <0,7x limite inferior da referência normal
Grau I (leve)	Não preenche critérios para grau II ou III

*Qualquer dose de noradrenalina ou dopamina ≥ 5mcg/kg

PaO2 = pressão arterial de oxigênio; FiO2 = fração inspirada de oxigênio; Cr = creatinina; RNI = relação normatizada internacional

Fonte: Desenvolvido pela autoria.

A antibioticoterapia inicial deve ser de amplo espectro direcionada para patógenos do trato gastrointestinal. Deve ser considerado o grau de severidade, a possibilidade de infecção nosocomial ou associada aos cuidados de saúde e o perfil local de resistência antimicrobiana. Dentre as opções mais disponíveis no nosso meio, ceftriaxone ou ciprofloxacino associados ao metronidazol são boas opções para casos leves e moderados. Para casos grau III ou associados aos cuidados de saúde, piperacilina/tazobactam, cefepime ou imipenem associado ao metronidazol são boas opções. A antibioticoterapia deve ser desescalonada e ajustada de acordo com o resultado da hemocultura e antibiograma o mais precoce possível.

Entre 70 e 80% dos pacientes apresentarão boa resposta inicial ao tratamento clínico. Parte dos casos leves (grau I) será resolvida apenas com o tratamento clínico, não sendo necessária drenagem biliar para resolução da colangite aguda, enquanto outra parcela apresentará resposta insuficiente ou transitória, sendo necessária a drenagem. Casos moderados (grau II) que respondam bem às medidas iniciais podem ser submetidos à drenagem biliar precocemente, entre 24 e 48h. Casos severos (grau III) ou que não respondam bem ao tratamento clínico inicial (qualquer grau) devem ser drenados na urgência em até 24h.

Opções de antibioticoterapia inicial e o momento da drenagem biliar de acordo com a classificação de Tokyo estão sumarizadas na Tabela 18.3.

Tabela 18.3
Antibioticoterapia inicial e drenagem biliar de acordo com o grau de gravidade de Tokyo na colangite aguda

Grau	Antibioticoterapia*	Drenagem biliar
I	Ciprofloxacino + metronidazol Ceftriaxone + metronidazol Ertapenem	Considerar se não houver resolução com tratamento clínico
II	Piperacilina/tazobactam Ciprofloxacino + metronidazol Ceftriaxone + metronidazol Ertapenem	Precoce (24-48h)
III	Piperacilina/tazobactam Cefepime Imipenem + metronidazol	Urgente (<24h)

*Antibioticoterapia sugerida considerando antibióticos mais disponíveis. Outras possibilidades são aceitas. Além do grau de gravidade, o perfil de resistência antimicrobiana local e a possibilidade de infecção nosocomial devem ser considerados.
Fonte: Desenvolvido pela autoria.

Terapia endoscópica

A drenagem biliar por CPRE é o tratamento de escolha na colangite aguda, apresentando vantagens e menor morbidade em relação a drenagem percutânea ou cirúrgica. A drenagem por CPRE pode ser realizada por dreno biliar transpapilar (drenagem interna) ou por drenagem nasobiliar (drenagem externa), sendo ambas abordagens igualmente eficazes. A esfincterotomia não deve ser realizada de rotina para a drenagem transpapilar, especialmente em pacientes graves, com coagulopatias ou em uso de anticoagulantes. A drenagem interna apresenta maior conforto para o paciente e menor risco de perda do dreno, sendo a primeira escolha para a maioria dos autores. Alguns autores preferem a drenagem nasobiliar em casos de colangite por colangiocarcinoma hilar devido a possibilidade de lavagem e menor risco teórico de obstrução. Deve ser coletado material para cultura no momento da drenagem biliar em quadros graus II e III.

Além da drenagem biliar, a CPRE oferece a possibilidade de remoção de cálculos biliares no mesmo procedimento – a principal causa de obstrução biliar. O tratamento da coledocolitíase deve ser realizado em pacientes com quadros leves a moderados (graus I e II), sem coagulopatias ou uso de anticoagulantes e antiplaquetários. Em pacientes com quadros graves (grau III), especialmente quando há disfunção hematológica e de coagulação, não deve ser realizada esfincterotomia para drenagem biliar e o tratamento etiológico deve ser realizado em um segundo procedimento após melhora do quadro agudo. Para o tratamento da coledocolitíase podem ser utilizados tanto a esfincterotomia quanto a dilatação balonada da papila, seguidos de remoção com balão extrator ou *basket*. A esfincterotomia é preferível para a maioria dos pacientes devido ao menor risco de pancreatite enquanto a dilatação balonada pode ser opção nos pacientes com maior risco de sangramento. A dilatação da papila com balões grandes (de 12 a 20 mm) é bastante efetivo para tratamento de coledocolitíase complexa com cálculos grandes ou múltiplos, porém deve ser evitada no contexto da colangite aguda devido ao maior risco de sangramento e perfuração. Assim, o tratamento da coledocolitíase complexa que necessite de dilatação da papila com balões > 12 mm deve ser realizado em um segundo procedimento. Não é recomendado realização de colangiografia de oclusão na colangite aguda devido ao risco de bacteremia e sepse.

Em casos de falha de acesso transpapilar à via biliar por CPRE, a drenagem guiada por ecoendoscopia é uma opção. Há duas principais possibilidades de acesso para a drenagem ecoendoscópica: hepato-gástrica e colédoco-duodenal. O dreno pode ser alocado proximal ao ponto de obstrução, permear o ponto de obstrução de forma anterógrada ou ainda de forma retrógrada por *rendez-vous* – tecnicamente mais difícil, porém teoricamente mais fisiológico. A opção do local de drenagem depende principalmente da localização da obstrução biliar e da presença ou não de obstrução gástrica. Independente do local de acesso, a drenagem biliar ecoguiada apresenta alta taxa de sucesso técnico e clínico e baixa taxa de complicações graves quando realizada por ecoendoscopista experiente. Podem ser usados drenos plásticos ou metálicos de diferentes tamanhos e diâmetros de acordo com a disponibilidade e as especificidades de cada caso. Recentemente foram desenvolvidos drenos específicos dedicados para drenagem biliar ecoguiada para reduzir o risco de eventos adversos, como por exemplo prótese metálica com aposição de lumens para drenagem colédoco-duodenal.

Pacientes com colangite aguda e anatomia cirurgicamente alterada, especialmente com reconstruções em Y-de-Roux ou Billroth-II com alça longa nas quais o acesso à papila não é possível com o duodenoscópio ou gastroscópio, representam um desafio técnico. Alguns dados da literatura sugerem que a CPRE por enteroscopia assistida por balão apresenta menores taxas de eventos adversos (abaixo de 5%) quando comparada a drenagem ecoguiada ou percutânea, além de ser menos invasiva. Porém, na prática clínica, trata-se de uma abordagem que necessita de aparelhos e materiais dedicados – nem sempre disponíveis -, endoscopista experiente em enteroscopia e CPRE, longo tempo de procedimento e com taxa de sucesso técnico muito variável, entre 40 e 95%.[6] A drenagem ecoguiada também é opção endoscópica nesse contexto que pode ser considerada. A abordagem combinada de CPRE por acesso cirúrgico é outra possibilidade mais invasiva, porém com alta taxa de sucesso técnico.

Drenagem percutânea e cirúrgica

Quando a drenagem biliar por CPRE não é possível – seja por falha de canulação, obstrução gástrica ou anatomia alterada -, a drenagem percutânea por radiologia intervencionista é uma boa opção. Trata-se de um procedimento seguro e eficaz para o tratamento da colangite aguda. Ainda há controvérsia sobre qual seria a melhor abordagem após falha da CPRE convencional - drenagem ecoguiada ou percutânea. Alguns estudos sugerem taxa de sucesso semelhante entre as duas técnicas, mas menos efeitos adversos favorecendo a drenagem ecoguiada; outros demonstram sucesso técnico inferior pela drenagem ecoguiada. Dessa forma, a melhor opção deve ser avaliada caso a caso, de acordo com características anatômicas, disponibilidade e expertise local.

A drenagem cirúrgica na colangite aguda fica reservada aos casos de falha ou indisponibilidade das técnicas minimamente invasivas – endoscópicas e percutânea -, sendo a indicação cada vez mais rara com o desenvolvimento e maior disponibilidade de tais técnicas. Ainda pode ser usada de forma combinada como acesso para CPRE em pacientes com anatomia cirurgicamente alterada.

Em pacientes graves (grau III), quando indicada, a abordagem cirúrgica deve ser a mais simples possível, sendo a passagem de um dreno "T" para drenagem biliar a melhor conduta na maioria dos casos. O tratamento cirúrgico definitivo geralmente é realizado em um segundo momento, após resolução do quadro agudo. É possível realizar tratamento definitivo no mesmo tempo cirúrgico em casos leves a moderados nos quais o paciente apresente boas condições clínicas. O tratamento definitivo depende da etiologia da obstrução biliar, podendo ser realizada desde exploração da via biliar com remoção de cálculos e colecistectomia para coledocolitíase, até derivação biliodigestiva ou mesmo ressecção da neoplasia obstrutiva.

SUMÁRIO E RECOMENDAÇÕES

▌ As principais causas de colangite aguda incluem coledocolitíase, estenose biliar benigna e neoplasias obstrutivas.

▌ O quadro clínico clássico é a tríade de Charcot: dor abdominal, febre e icterícia. Apesar de boa especificidade, a tríade apresenta baixa sensibilidade.

▌ O diagnóstico deve seguir os critérios de Tokyo considerando fatores de inflamação sistêmica, colestase e exames de imagem.

▌ Exames laboratoriais devem ser solicitados tanto para auxílio diagnóstico (leucócitos, PCR, bilirrubinas, FA, GGT, AST, ALT) quanto para avaliação da severidade do quadro (gasometria arterial, Cr/Ur, TP, plaquetas e albumina), além de outros exames de acordo com as particularidades do quadro clínico e das comorbidades do paciente.

▌ Hemoculturas devem ser coletadas em casos moderados a graves, preferencialmente antes da primeira dose de antibiótico.

▌ Exame de imagem é necessário para a confirmação diagnóstica, e deve ser solicitado do mais simples e disponível aos mais complexos, se necessário, seguindo a ordem: US, TC e RM/CPRM.

▌ Apesar do US muitas vezes ser suficiente para o diagnóstico sindrômico de colangite aguda, muitas vezes não definirá a etiologia, e outros exames de imagem mais complexos podem ser solicitados para investigação etiológica, desde que não retardem o tratamento da colangite aguda.

▌ O manejo clínico inicial inclui: monitorização, reposição volêmica, correção de distúrbios hidroeletrolíticos, antibioticoterapia adequada, analgesia e avaliação da gravidade do quadro segundo os critérios de Tokyo.

▌ A colangite aguda deve ser classificada em: leve (grau I), moderada (grau II) ou grave (grau III).

▌ Drenagem biliar deve ser realizada em todos os casos moderados e graves e ainda em casos leves que não respondam satisfatoriamente ao tratamento clínico.

▌ A drenagem deve ser realizada preferencialmente por CPRE, sendo a drenagem guiada por ecoendoscopia ou percutânea por radiologia intervencionista opções no caso de falha ou impossibilidade da CPRE.

▌ O tratamento da coledocolitíase por CPRE pode ser realizado no mesmo procedimento em pacientes com colangite grau I ou II.

▌ Drenagem cirúrgica é indicação cada vez mais rara e deve ser realizada apenas se falha ou indisponibilidade dos métodos minimamente invasivos.

REFERÊNCIAS

1. Parikh MP, Garg R, Chittajallu V, Gupta N, Sarvepalli S, Lopez R, et al. Trends and risk factors for 30-day readmissions in patients with acute cholangitis: analysis from the national readmission database. Surg Endosc. 2021 Jan;35(1):223-231.[acesso em 2021 out 22]. Disponível em: doi: 10.1007/s00464-020-07384-z. Epub 2020 Jan 16. PMID: 31950275.

2. Kiriyama S, Kozaka K, Takada T, Strasberg SM, Pitt HA, Gabata T, et al. Tokyo Guidelines 2018: diagnostic criteria and severity grading of acute cholangitis (with videos). J Hepatobiliary Pancreat Sci. 2018 Jan;25(1):17–30. [acesso em 2021 out 22]. Disponível em: http://www.ncbi.nlm.nih.gov/pubmed/29032610.

3. Nezam H Afdhal, MD F. Acute cholangitis: Clinical manifestations, diagnosis, and management. May 28, 2019. 2019. [acesso em 2021 out 22]. Disponível em: https://www.uptodate.com/contents/acute-cholangitis-clinical-manifestations-diagnosis-and-management?search=colangite&source=search_result&selectedTitle=1~150&usage_type=default&display_rank=1.

4. Miura F, Okamoto K, Takada T, Strasberg SM, Asbun HJ, Pitt HA, et al. Tokyo Guidelines 2018: initial management of acute biliary infection and flowchart for acute cholangitis. J Hepatobiliary Pancreat Sci. 2018 Jan;25(1):31–40. [acesso em 2021 out 22]. Disponível em: http://www.ncbi.nlm.nih.gov/pubmed/28941329.

5. Gomi H, Solomkin JS, Schlossberg D, Okamoto K, Takada T, Strasberg SM, et al. Tokyo Guidelines 2018: antimicrobial therapy for acute cholangitis and cholecystitis. J Hepatobiliary Pancreat Sci. 2018 Jan;25(1):3–16. [acesso em 2021 out 22]. Disponível em: http://doi.wiley.com/10.1002/jhbp.518.

6. Mukai S, Itoi T, Baron TH, Takada T, Strasberg SM, Pitt HA, et al. Indications and techniques of biliary drainage for acute cholangitis in updated Tokyo Guidelines 2018. J Hepatobiliary Pancreat Sci. 2017 Oct;24(10):537–49. [acesso em 2021 out 22]. Disponível em: http://www.ncbi.nlm.nih.gov/pubmed/28834389.

7. Mayumi T, Okamoto K, Takada T, Strasberg SM, Solomkin JS, Schlossberg D, et al. Tokyo Guidelines 2018: management bundles for acute cholangitis and cholecystitis. J Hepatobiliary Pancreat Sci. 2018 Jan;25(1):96–100.[acesso em 2021 out 22]. Disponível em: http://www.ncbi.nlm.nih.gov/pubmed/29090868.

19 Pancreatite Pós Colangiopacreatografia Endoscópica Retrógrada (CPRE)

Igor Braga Ribeiro
Epifanio Silvino do Monte Junior
Vitor Massaro Takamatsu Sagae
Edson Ide

Introdução

A pancreatite aguda é a complicação grave mais comum após uma colangiopancreatografia retrógrada endoscópica (CPRE), muitas vezes confundida por uma elevação na concentração de amilase sérica a qual ocorre em até 75 por cento dos pacientes. A pancreatite clínica aguda em si, definida como uma síndrome clínica de dor abdominal e hiperamilasemia a qual requer hospitalização, é muito menos comum do que se parece. Neste capítulo abrangeremos sobre o assunto trazendo seus principais tópicos de abordagem.

Epidemiologia e fatores de risco

Incidência

A incidência de pancreatite pós CPRE (PPCPRE) pode variar de 1% a 10%, chegando a alarmantes 30% em casos de pacientes de alto risco. A estratificação do grau demonstram taxas de incidência de 3,6% a 4% para pancreatite aguda leve, 1,8% a 2,8% para pancreatite aguda moderada e 0,3% a 0,5% para pancreatite aguda grave com uma taxa de mortalidade de 0,2 por cento. Taxas mais altas são observadas em pacientes submetidos à avaliação de possível disfunção do esfíncter de Oddi.

Fatores de risco

De acordo com as diretrizes da European Society for Gastrointestinal Endoscopy (ESGE)[7] e da American Society for Gastrointestinal Endoscopy (ASGE), histórico de pancreatite, suspeita de disfunção do esfíncter de Oddi, gênero feminino e uma idade jovem são definitivamente "fatores de risco relacionados ao paciente" para PPCPRE. Por outro lado, difícil canulação, injeção pancreática e papilotomia pré-corte **são «fatores de risco relacionados ao procedimento»**.

Infelizmente os fatores de risco são aditivos.

Os fatores de risco podem ser divididos em dois grupos:

Relacionados ao operador

- Treinamento inadequado
- Falta de experiência
- Fatores relacionados ao paciente
- Menor idade.
- Sexo feminino.
- Bilirrubina sérica normal.
- Pancreatite recorrente.
- Pancreatite prévia induzida por CPRE.
- Disfunção do esfíncter de Oddi tipo I e II

Fatores relacionados ao procedimento

- Tempo de procedimento prolongado ($\geqq$ 30 min)
- Canulação difícil ($\geqq$ 15 min)
- Injeção de contraste no ducto pancreático
- Manometria do esfíncter de Oddi
- Esfincterotomia pancreática
- Esfincterotomia da papilar menor
- Esfincteroplastia biliar com balão
- Papilectomia endoscópica com alça
- Ultrassonografia intraductal pancreática
- Papilotomia em pré-corte

Manifestações clínicas

As manifestações clínicas da PPCPRE são as mesmas observadas em pacientes com pancreatite aguda por outras causas. Estes incluem dor epigástrica ou no quadrante superior direito, sensibilidade abdominal à palpação e níveis elevados de amilase e lipase.

A pancreatite aguda pós-CPRE pode ser classificada como leve, moderada ou grave com base na Associação Americana de Gastroenterologia[11] e pelo Colégio Americano de Gastroenterologia:

- **Leve:** Amilase sérica pelo menos três vezes o normal mais de 24 horas após o procedimento, exigindo admissão ou prolongamento da admissão planejada para dois a três dias.

- **Moderado:** Hospitalização de 4 a 10 dias.

- **Grave:** Hospitalização por mais de 10 dias, pancreatite hemorrágica, flegmão ou pseudocisto, ou intervenção necessária (drenagem percutânea ou cirurgia).

Diagnóstico

É importante estabelecer um diagnóstico de PPCPRE o mais cedo possível, pois seu diagnóstico tardio pode ser fatal.

Enzimas pancreáticas

O diagnóstico de PPCPRE pode ser complicado, pois as elevações das enzimas pancreáticas são comuns após o exame, mas geralmente não estão associadas à pancreatite clínica. Não há consenso na literatura sobre o tempo ideal após exame para a solicitação dos níveis de amilase sérica e seu real significado. Em um estudo prospectivo incluindo 263 pacientes, verificou que o nível de amilase pós-CPRE de quatro horas mostrou ser útil na previsão de PPCPRE. No serviço de endoscopia do Hospital das Clínicas da FMUSP, sugerimos manter o paciente em jejum nas próximas 12 horas e solicitar amilase para todos os pacientes com, no mínimo, 4 horas após o exame.

É sugerido que pacientes submetidos a wirsunografia devem ser internados se o nível de amilase de quatro horas for maior que 2,5 vezes o limite superior de referência. Pacientes que não foram submetidos a wirsunografia devem ser internados se o nível de amilase de quatro horas for maior que cinco vezes o limite superior do normal.

Diagnóstico diferencial

A dor após CPRE pode estar associada a outras causas como desconforto devido à insuflação de ar e perfuração.

Em pacientes com desconforto devido à insuflação de ar, a dor geralmente não é tão intensa quanto a observada com PPCPRE. Se a lipase sérica nestes casos for menor que três vezes o limite superior do normal, a pancreatite é improvável (especificidade de 85 a 98 por cento).

Casos em que existem a probabilidade de perfuração durante a CPRE, a tomografia de abdome deve ser realizada.

Tratamento

A maioria dos episódios de PPCPRE são leves e requerem apenas uma curta permanência no hospital para repouso intestinal e hidratação intravenosa. Pacientes que desenvolvem pancreatite grave podem requerer hospitalização prolongada na unidade de terapia intensiva com nutrição parenteral ou enteral total. O tratamento dos pacientes com PPCPRE é o mesmo que o dos pacientes com pancreatite por outras causas.

Prevenção

Certas medidas podem reduzir a incidência de PPCPRE, citamos:

- Treinamento adequado nas técnicas de canulação da papila duodenal

Uso de acessórios adequados.

- Utilização de fio para canulação biliar
- Evitar traumatizar a papila com manobras agressivas ou repetições excessivas
- Utilizar como métodos profiláticos a colocação de prótese pancreático nos casos de canulação difícil.
- Evitar a canulação do ducto pancreático caso não for necessária.
- Minimização do volume das injeções de meio de contraste no ducto pancreático, se esta for necessária.
- Evitar uso de corrente de coagulação durante a papilotomia.

Eficácia das medidas preventivas

Técnicas endoscópicas

A técnica endoscópica é um fator importante no desenvolvimento da PPCPRE. A canulação guiada por fio guia teflonado, uso cuidadoso do eletrocautério durante a papilotomia e colocação de prótese pancreática profilático em pacientes com alto risco de desenvolver PPCPRE.

Técnicas de canulação

Instrumentos que facilitam a canulação (como cateteres com marcações distais e uma ponta radiopaca, fios-guia com revestimento hidrofílico, papilótomos de lúmen duplo e outros) podem diminuir o risco de pancreatite pós-CPRE.

A diretriz da European Society for Gastrointestinal Endoscopy (ESGE) sugere canulação assistida por fio-guia para reduzir o risco de pancreatite pós-CPRE. Uma metanálise de 12 ensaios randomizados com 3.450 pacientes demonstrou que a canulação guiada por fio guia teflonado foi superior a técnica de canulação assistida por contraste. As taxas de canulação foram maiores para a técnica guiada por fio (84 contra 77 por cento), e o risco de pancreatite pós-CPRE foi menor (3,5 contra 6,7 por cento). Demonstrou ainda que a canulação inadvertida do ducto pancreático principal com fio-guia tem menos probabilidade de resultar em pancreatite pós-CPRE.

Em um ensaio clínico randomizado multicêntrico, incluindo 274 pacientes com papila virgem submetidos a CPRE usando canulação guiada por fio guia em quem havia inserção inadvertida do fio-guia no ducto pancreático principal, os pacientes foram randomizados para submeter-se à técnica de duplo fio-guia ou nova tentativa de canulação com fio único. A conversão para a técnica de duplo fio-guia não facilitou a canulação seletiva do ducto biliar e nem diminuiu a incidência de pancreatite pós-CPRE em comparação com a nova tentativa de canulação com fio guia único. Porém, a canulação com duplo fio-guia foi mais eficaz em pacientes com estenose biliar maligna.

Eletrocautério

Em revisão sistemática realizada pelo serviço de Endoscopia do HCFMUSP, avaliando 11 estudos randomizados com análise de 1.791 pacientes, verificou-se que a realização da papilotomia com eletrocautério em modo corte puro acarreta maiores incidências de sangramento leve em comparação com endocut e blend. E menor incidência de pancreatite.

Prótese pancreática

A colocação prótese pancreática pode apresentar um papel na profilaxia contra PPCPRE em pacientes de alto risco. Este procedimento deve ser realizado sempre em pacientes com disfunção do esfíncter de Oddi conhecida ou suspeita (particularmente aqueles com ducto biliar comum menor que 5 mm), pacientes submetidos à esfincterotomia pancreática ou pancreatografia, papilotomia difícil com queimadura excessiva, edema por traumatismo ou injeção inadvertida de contraste na submucosa, cateterização inadvertida repetidamente do ducto pancreático principal (DPP), e na canulação pela técnica de duplo fio duplo.

As prótese pancreáticas devem ser curtas (menos de 5 cm e de pequeno diâmetro (5 French), sem anteparo distal. Estas próteses apresentam migração espontânea e devem ser removidas caso não migrem espontaneamente em até 30 dias.

Hidratação intravenosa

As diretrizes da Sociedade Americana de Endoscopia Gastrointestinal sugerem o uso de hidratação intravenosa periprocedimento com Ringer Lactato para diminuir o risco de PPCPRE.

Estudo randomizado de 150 pacientes demonstrou que a taxa de PPCPRE foi menor em pacientes que receberam hidratação intravenosa agressiva (3 ml/kg/hr durante a CPRE, 20mL/kg em bolus após CPRE e 3ml/kg/hr por 8 horas após o exame) em comparação com a terapia padrão (5,3 versus 22,7 por cento).

Quimioprevenção

Desde 1977, mais de 35 medicamentos diferentes foram avaliados para a prevenção da PPCPRE com resultados variáveis. Discutiremos a seguir as opções disponíveis:

Anti-inflamatórios não esteroidais (AINES)

AINEs retais

A ASGE e a ESGE American Society for Gastrointestinal Endoscopy e a European Society of Gastrointestinal Endoscopy recomendam a administração de antiinflamatórios retais não esteroidais (AINEs) para reduzir a incidência e a gravidade da PEP (por exemplo, 100 mg de indometacina ou diclofenaco por via retal imediatamente antes da CPRE).

Revisão sistemática com metanálise realizada no serviço de Endoscopia do HCFMUSP, avaliando 21 estudos randomizados controlados com um total de 6.854 pacientes, verificou que a administração retal de AINEs em todos os pacientes reduz adequadamente a incidência de PPCPRE e que a pancreatite leve é o único resultado evitável. Nesse contexto, tanto o diclofenaco quanto a indometacina são considerados eficazes.

AINEs retais também foram comparados indiretamente com colocação de prótese pancreática . Uma metanálise demonstrou que os AINEs retais foram superiores ao implante de stent do ducto pancreático para a prevenção de pancreatite pós-CPRE (OR 0,48, IC 95% 0,26-0,87).

AINEs não retais

Não há na literatura atual, dados que apoiem o uso profilático de qualquer AINEs administrados por qualquer via não retal ou em combinação com outros agentes.

Outros agentes na prevenção da PPCRE

Vários medicamentos se mostraram promissores em relação à prevenção da pancreatite pós-CPRE, embora um maior número de estudos randomizados sejam necessários para a comprovação.

Adrenalina tópica

A adrenalina tópica isolada está associada a menor risco de PPCPRE em comparação ao placebo e pode ser considerada se a indometacina retal não estiver disponível ou se o paciente tiver alguma contraindicação para seu uso.

Nitratos

Em metanálise que incluiu 11 estudos com mais de 2.000 pacientes, os pacientes que receberam nitroglicerina (trinitrato de glicerila) foram menos propensos a desenvolver PPCPRE em comparação com aqueles que receberam placebo (6 versus 10 por cento; OR 0,56, IC 95% 0,40-0,79).

Outros agentes podem ser utilizados porém são poucos usais no Brasil: somatostatina, octreotide e inibidores de protease.

Monitoramento após CPRE

Muitas complicações da CPRE são aparentes durante as primeiras seis horas após o procedimento outras podem durar até dias para se manifestarem. Sugerimos as seguintes recomendações:

- **Monitoramento clínico:** Os pacientes devem ser monitorados cuidadosamente durante a fase de recuperação após a CPRE para detectar sintomas ou sinais sugestivos de eventos adversos. Isso é particularmente importante em pacientes com fatores preditivos de complicações.

- **Dieta:** Recomendamos manter o paciente em jejum de 6 a 12 horas após o exame e somente ser liberada após o resultado da amilase sérica e reavaliação cínica (paciente sem queixas de dores abdominais por exemplo).

- **Amilase sérica:** Estudos demonstraram que o nível de amilase sérica de quatro horas é uma medida útil na previsão de pancreatite pós-CPRE. No Hospital das Clínicas da FMUSP recomendamos a dosagem do exame de 6 a 12 horas após o procedimento para todos os pacientes.

SUMÁRIO E RECOMENDAÇÕES

Elevação na concentração de amilase sérica é comum após colangiopancreatografia retrógrada endoscópica (CPRE); em comparação, a pancreatite clínica aguda (definida como uma síndrome clínica de dor abdominal e hiperamilasemia que requer hospitalização) é observada em apenas 5 por cento dos pacientes.

A pancreatite pós-CPRE é tipicamente diagnosticada quando um paciente com sinais e sintomas de pancreatite (por exemplo, dor e sensibilidade abdominal) tem enzimas pancreáticas elevadas (amilase e lipase).

Recomendamos manter todos os pacientes em jejum após o exame de CPRE. Colher amilase sérica de 6 a 12 horas após o exame e, somente liberar dieta, caso o paciente apresente-se sem sinais clínicos/laboratoriais de PPCPRE.

A maioria dos episódios de pancreatite pós-CPRE são leves e requerem apenas uma curta permanência no hospital para repouso intestinal e hidratação intravenosa. Pacientes que desenvolvem pancreatite grave podem requerer internação prolongada na unidade de terapia intensiva com nutrição parenteral total. O manejo dos pacientes com pancreatite pós-CPRE é o mesmo que o dos pacientes com pancreatite por outras causas.

▌ Os AINEs administrados por via retal são eficazes para a prevenção da pancreatite pós-CPRE bem como medidas simples como hiper-hidratação com Ringer Lactato; os fatores de risco para PPCPRE são somatórios. Atenção especial à técnica de CPRE também é fundamentalmente importante para reduzir a incidência de pancreatite pós-CPRE.

▌ Utilizar da prótese pancreática nos casos de canulação ou papilotomia difícil.

REFERENCIAS

1. Anderson MA, Fisher L, Jain R, Evans JA, Appalaneni V, Ben-Menachem T, et al. Complications of ERCP. Gastrointest Endosc. 2012 Mar;75(3):467–73. [accesso em 2021 out 25]. Disponível em: http://www.ncbi.nlm.nih.gov/pubmed/22341094.

2. Hormati A, Alemi F, Mohammadbeigi A, Sarkeshikian SS, Saeidi M. Prevalence of Endoscopic Retrograde Cholangiopancreatography Complications and Amylase Sensitivity for Predicting Pancreatitis in ERCP Patients. Gastroenterol Nurs. 43(5):350–4. [acesso em 2021 out 25]. Disponível em: http://www.ncbi.nlm.nih.gov/pubmed/32889967.

3. Zhao ZH, Hu LH, Ren HB, Zhao AJ, Qian YY, Sun XT, et al. Incidence and risk factors for post-ERCP pancreatitis in chronic pancreatitis. Gastrointest Endosc. 2017;86(3):519-524.e1. [acesso em 2021 out 25]. Disponível em: http://dx.doi.org/10.1016/j.gie.2016.12.020.

4. Ferreira A de F, Bartelega JA, Urbano HC, de Souza IK. Acute pancreatitis gravity predictive factors: which and when to use them? ABCD, Arq Bras Cir Dig. 2015;28(3):207–11. Disponível em: http://ovid-sp.ovid.com/ovidweb.cgi?T=JS&CSC=Y&NEWS=N&PAGE=fulltext&D=prem&AN=26537149%5Cn-http://imp-primo.hosted.exlibrisgroup.com/openurl/44IMP/44IMP_services_page?sid=OVID&isbn=&issn=0102-6720&volume=28&issue=3&date=2015&title=ABCD%2C+Arquivos+Brasileir.

5. Kochar B, Akshintala VS, Afghani E, Elmunzer BJ, Kim KJ, Lennon AM, et al. Incidence, severity, and mortality of post-ERCP pancreatitis: a systematic review by using randomized, controlled trials. Gastrointest Endosc. 2015 Jan;81(1):143-149.e9. [acesso em 2021 out 25]. Disponível em: http://dx.doi.org/10.1016/j.gie.2014.06.045.

6. Yaghoobi M, Pauls Q, Durkalski V, Romagnuolo J, Fogel E, Tarnasky P, et al. Incidence and predictors of post-ERCP pancreatitis in patients with suspected sphincter of Oddi dysfunction undergoing biliary or dual sphincterotomy: results from the EPISOD prospective multicenter randomized sham-controlled study. Endoscopy. 2015 Jul 10;47(10):884–90. [acesso em 2021 out 25]. Disponível em: http://www.ncbi.nlm.nih.gov/pubmed/26165739.

7. Dumonceau J-M, Andriulli A, Elmunzer B, Mariani A, Meister T, Deviere J, et al. Prophylaxis of post-ERCP pancreatitis: European Society of Gastrointestinal Endoscopy (ESGE) Guideline – Updated June 2014. Endoscopy. 2014 Aug 22;46(09):799–815. [acesso em 2021 out 25]. Disponível em: http://www.ncbi.nlm.nih.gov/pubmed/25148137.

8. Feurer ME, Adler DG. Post-ERCP pancreatitis. Curr Opin Gastroenterol. 2012 May;28(3):280–6. [acesso em 2021 out 25]. Disponível em: http://www.ncbi.nlm.nih.gov/pubmed/22450899.

9. Boškoski I, Costamagna G. How to Prevent Post-Endoscopic Retrograde Cholangiopancreatography Pancreatitis. Gastroenterology. 2020 Jun;158(8):2037–40. [acesso em 2021 out 25]. Disponível em: https://linkinghub.elsevier.com/retrieve/pii/S0016508520303590.

10. Badalov N, Tenner S, Baillie J. The Prevention, recognition and treatment of post-ERCP pancreatitis. JOP. 2009 Mar 9;10(2):88–97. [acesso em 2021 out 25]. Disponível em: http://www.ncbi.nlm.nih.gov/pubmed/19287099.

11. Crockett SD, Wani S, Gardner TB, Falck-Ytter Y, Barkun AN, Crockett S, et al. American Gastroenterological Association Institute Guideline on Initial Management of Acute Pancreatitis. Gastroenterology. 2018 Mar;154(4):1096–101. [acesso em 2021 out 25]. Disponível em: https://linkinghub.elsevier.com/retrieve/pii/S0016508518300763.

12. Tenner S, Baillie J, DeWitt J, Vege SS. American College of Gastroenterology Guideline: Management of Acute Pancreatitis. Am J Gastroenterol. 2013 Sep;108(9):1400–15. [acesso em 2021 out 25]. Disponível em: http://journals.lww.com/00000434-201309000-00006.

13. Sutton VR, Hong MKY, Thomas PR. Using the 4-hour Post-ERCP amylase level to predict post-ERCP pancreatitis. JOP. 2011 Jul 8;12(4):372–6. [acesso em 2021 out 25]. Disponível em: http://www.ncbi.nlm.nih.gov/pubmed/21737899.

14. Thomas PR, Sengupta S. Prediction of pancreatitis following endoscopic retrograde cholangiopancreatography by the 4-h post procedure amylase level. J Gastroenterol Hepatol. 2001 Aug;16(8):923–6. [acesso em 2021 out 25]. Disponível em: http://www.ncbi.nlm.nih.gov/pubmed/11555108.

15. Passos ML, Ribeiro IB, de Moura DTH, Korkischko N, Silva GLR, Franzini TP, et al. Efficacy and safety of carbon dioxide insufflation versus air insufflation during endoscopic retrograde cholangiopancreatography in randomized controlled trials: a systematic review and meta-analysis. Endosc Int open. 2019 Apr;7(4):E487–97. [acesso em 2021 out 25]. Disponível em: http://www.ncbi.nlm.nih.gov/pubmed/31041365.

16. Borazan E. Comparison of Early and Delayed Diagnosis on Mortality in ERCP Perforations: A High-Volume Patient Experience. Turkish J Trauma Emerg Surg. 2020 Sep;26(5):746–53. Disponível em: http://www.ncbi.nlm.nih.gov/pubmed/32946098.

17. Lella F, Bagnolo F, Colombo E, Bonassi U. A simple way of avoiding post-ERCP pancreatitis. Gastrointest Endosc. 2004 Jun;59(7):830–4. [acesso em 2021 out 25]. Disponível em: http://www.ncbi.nlm.nih.gov/pubmed/15173796.

18. Testoni P, Mariani A, Aabakken L, Arvanitakis M, Bories E, Costamagna G, et al. Papillary cannulation and sphincterotomy techniques at ERCP: European Society of Gastrointestinal Endoscopy (ESGE) Clinical Guideline. Endoscopy. 2016 Jun 14;48(07):657–83. [acesso em 2021 out 25]. Disponível em: http://www.ncbi.nlm.nih.gov/pubmed/27299638.

19. Tse F, Yuan Y, Moayyedi P, Leontiadis G. Guide wire-assisted cannulation for the prevention of post-ERCP pancreatitis: a systematic review and meta-analysis. Endoscopy. 2013 Jun 27;45(08):605–18. [acesso em 2021 out 25]. Disponível em: http://www.ncbi.nlm.nih.gov/pubmed/23807804.

20. Sasahira N, Kawakami H, Isayama H, Uchino R, Nakai Y, Ito Y, et al. Early use of double-guidewire technique to facilitate selective bile duct cannulation: the multicenter randomized controlled Education trial. Endoscopy. 2015 Jan 15;47(05):421–9. [acesso em 2021 out 25]. Disponível em: http://www.ncbi.nlm.nih.gov/pubmed/25590186.

21. Funari MP, Ribeiro IB, de Moura DTH, Bernardo WM, Brunaldi VO, Rezende DT, et al. Adverse events after biliary sphincterotomy: Does the electric current mode make a difference? A systematic review and meta-analysis of randomized controlled trials. Clin Res Hepatol Gastroenterol. 2020 Feb 19. [acesso em 2021 out 25]. Disponível em: http://www.ncbi.nlm.nih.gov/pubmed/32088149.

22. Chandrasekhara V, Khashab MA, Muthusamy VR, Acosta RD, Agrawal D, Bruining DH, et al. Adverse events associated with ERCP. Gastrointest Endosc. 2017;85(1):32–47. [acesso em 2021 out 25]. Disponível em: http://dx.doi.org/10.1016/j.gie.2016.06.051.

23. Dumonceau JM, Kapral C, Aabakken L, Papanikolaou IS, Tringali A, Vanbiervliet G, et al. ERCP-related adverse events: European Society of Gastrointestinal Endoscopy (ESGE) Guideline. Endoscopy. 2020 Feb 20;52(02):127–49. [acesso em 2021 out 25]. Disponível em: http://www.ncbi.nlm.nih.gov/pubmed/31863440.

24. Shaygan-nejad A, Masjedizadeh A, Ghavidel A, Ghojazadeh M, Khoshbaten M. Aggressive hydration with Lactated Ringer s solution as the prophylactic intervention for postendoscopic retrograde cholangiopancreatography pancreatitis: A randomized controlled double-blind clinical trial. J Res Med Sci. 2015 Sep;20(9):838. [acesso em 2021 out 25]. Disponível em: http://www.ncbi.nlm.nih.gov/pubmed/26759569.

25. Vadalà di Prampero SF, Faleschini G, Panic N, Bulajic M. Endoscopic and pharmacological treatment for prophylaxis against postendoscopic retrograde cholangiopancreatography pancreatitis. Eur J Gastroenterol Hepatol. 2016 Dec;28(12):1415–24. Disponível em: http://www.ncbi.nlm.nih.gov/pubmed/27580214.

26. Serrano J, de Moura D, Bernardo W, Ribeiro I, Franzini T, de Moura E, et al. Nonsteroidal anti-inflammatory drugs versus placebo for post-endoscopic retrograde cholangiopancreatography pancreatitis: a systematic review and meta-analysis. Endosc Int Open. 2019 Apr 2;07(04):E477–86. [acesso em 2021 out 25]. Disponível em: http://www.thieme-connect.de/DOI/DOI?10.1055/a-0862-0215.

27. Akbar A, Abu Dayyeh BK, Baron TH, Wang Z, Altayar O, Murad MH. Rectal Nonsteroidal Anti-inflammatory Drugs Are Superior to Pancreatic Duct Stents in Preventing Pancreatitis After Endoscopic Retrograde Cholangiopancreatography: A Network Meta-analysis. Clin Gastroenterol Hepatol. 2013 Jul;11(7):778–83. [acesso em 2021 out 25]. Disponível em: http://www.ncbi.nlm.nih.gov/pubmed/23376320.

28. Iqbal U, Siddique O, Khara HS, Khan MA, Haq KF, Siddiqui MA, et al. Post-endoscopic retrograde cholangiopancreatography pancreatitis prevention using topical epinephrine: systematic review and meta-analysis. Endosc Int Open. 2020 Aug 21;08(08):E1061–7. [acesso em 2021 out 25]. Disponível em: http://www.ncbi.nlm.nih.gov/pubmed/32743060. http://www.ncbi.nlm.nih.gov/pubmed/32743060.

29. 29. Chen B, Fan T, Wang C-H. A meta-analysis for the effect of prophylactic GTN on the incidence of post-ERCP pancreatitis and on the successful rate of cannulation of bile ducts. BMC Gastroenterol. 2010 Dec 31;10(1):85. [acesso em 2021 out 25]. Disponível em: http://www.ncbi.nlm.nih.gov/pubmed/20673365.

20

Perfuração em CPRE

Fernanda Prado Logiudice
Carlos Kiyoshi Furuya Junior

Introdução

A perfuração durante o exame de colangiopancreatografia retrógrada endoscópica (CPRE) é uma complicação que ocorre com uma incidência de 0,08 a 0,6% nestes procedimentos.

O diagnóstico precoce é de suma importância no manejo adequado, permitindo o emprego da terapêutica apropriada, além de otimizar os resultados clínicos, ao passo que o atraso em identificar a ocorrência de perfurações relacionadas à CPRE pode levar a um pior desfecho clínico, com risco de sepse, disfunção de múltiplo órgãos e eventual óbito.

Fatores de risco para a ocorrência de perfuração em CPRE podem ser relacionados ao paciente ou ao procedimento. Aqueles relativos ao paciente incluem a suspeita de disfunção de esfíncter de Oddi, idade avançada, sexo feminino e presença de alterações anatômicas. Os fatores de risco que concernem ao procedimento, compreendem a dificuldade de canulação, duração prolongada do exame, realização de procedimento por endoscopistas com menor experiência, dilatação da papila duodenal com balão de grande calibre, papilotomia por técnica de pré corte e injeção intramural de contraste.

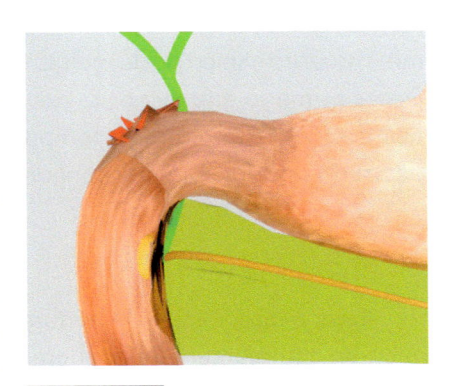

Figura 20.1
Fonte: Acervo da autoria.

Apresentação clínica

A apresentação clínica das perfurações relacionadas à CPRE pode exibir variações em virtude de sua localização e mecanismo de lesão.

Stapfer et al, no ano de 2000, estabeleceu a classificação atualmente mais difundida no contexto da complicação. As lesões foram classificadas em 4 tipos, em ordem decrescente de gravidade, de acordo com a localização e mecanismo causador, podendo prever a conduta e necessidade de abordagem cirúrgica:

O tipo I refere-se a lesões da parede duodenal causadas pelo duodenoscópio, tratando-se habitualmente de grandes lesões, distantes à papila.

As lesões do tipo II são periampulares, e decorrem da realização de papilotomia ou esfincterotomia.

O tipo III envolve lesões da via biliar em decorrência da instrumentação da mesma por fio guia, basket ou outros materiais.

O tipo IV define-se pela presença de ar no retroperitônio causado pela insuflação excessiva e habitualmente não apresenta repercussão clínica.

Diagnóstico

A ocorrência de perfuração é habitualmente suspeitada no decorrer do próprio exame de CPRE, quando a injeção de pequena quantidade de contraste iodado, com seu extravasamento para a cavidade abdominal documentado por radioscopia, pode confirmar o diagnóstico.

Os sintomas clínicos incluem dor epigástrica e irradiação dorsal, peritonite, enfisema subcutâneo, febre e taquicardia. Leucocitose é comum nos pacientes imunocompetentes com presença de perfuração após CPRE.

É importante destacar que, na ausência da suspeita de perfuração durante o exame, o quadro clínico pode muitas vezes ser confundido com o de pancreatite pós CPRE. Dessa forma, o endoscopista deve sempre estar atento a esta possibilidade diagnóstica e solicitar tomografia computadorizada de abdome, caso haja dúvida quanto à ocorrência perfuração relacionada ao procedimento.

Avaliação radiológica

Caso o diagnóstico de perfuração não seja confirmado durante a CPRE, exames de imagem complementares podem ser realizados.

A radiografia de tórax pode evidenciar a presença de pneumoperitônio através da constatação de ar abaixo das cúpulas diafragmáticas. O estudo radiológico contrastado de abdome superior tem potencial de demonstrar extravasamento de contraste para a cavidade abdominal e a tomografia computadorizada de abdome com contraste oral, além de avaliar o extravasamento de contraste, pode também documentar a presença de líquido livre na cavidade abdominal e presença de coleções intra e retroperitoniais.

Manejo dos pacientes

O manejo dos pacientes com presença de perfuração pós CPRE inclui jejum, reposição volêmica adequada e antibioticoterapia endovenosa (uma sugestão dos autores deste capítulo é iniciar a reposição volêmica com 30 ml /kg de ringuer lactato e antibióticoterapia com Ceftriaxome 2g/ dia e Metronidazol 500mg a cada 8 horas, respeitando-se as particularidades de cada serviço e dos pacientes). É fundamental a monitorização continuada do paciente com internação hospitalar, exame físico abdominal e coleta de exames laboratoriais seriados.

A realização de exames de imagem adicionais está, algumas vezes, indicada na avaliação evolutiva, podendo documentar melhora do extravasamento de contraste, naqueles pacientes que apresentam boa evolução clínica, ou formação de coleções e presença de líquido livre abdominal, naqueles indivíduos que não evoluem com melhora clínica.

A abordagem endoscópica pode ser considerada quando a perfuração é identificada no momento do exame. É, no entanto, de fundamental importância que o paciente candidato a tratamento endoscópico minimamente invasivo esteja em centro com disponibilidade de abordagem cirúrgica de urgência, caso haja esta necessidade durante sua evolução.

Para a terapêutica endoscópica das perfurações pós CPRE recomenda-se a utilização de insuflação com CO_2, a fim de minimizar o risco de ocorrência de pneumoperitônio e pneumotórax hipertensivo.

A decisão entre terapia conservadora e abordagem cirúrgica baseia-se na presença de peritonite, resposta inflamatória sistêmica, extravasamento ativo de contraste nos exames de imagem e coleção abdominal compatível com perfuração, os quais favorecem a decisão pela conduta operatória.

A localização e mecanismo de perfuração no procedimento, descritos pela classificação de Stapfer, contribuem também para a decisão da melhor conduta terapêutica:

- **Stapfer tipo I:** A conduta tradicionalmente adotada para pacientes com lesão da parede duodenal é a abordagem cirúrgica. Caso a perfuração duodenal seja identificada no momento do exame, pode-se recorrer ao fechamento endoscópico com clipes, dispositivos de sutura endoscópicos ou clipes over-the-scope. As grandes dimensões da lesão podem trazer dificuldade para a terapêutica endoscópica, dessa forma, a utilização de um Endoloop ancorado à clipes pode se apresentar como boa solução terapêutica. Uma nova técnica é a terapia a vácuo, a qual envolve a colocação de um tubo de drenagem, envolto com uma película plástica perfurada que pode ser colocada na região da perfuração na luz duodenal. As secreções gástrica, biliar e pancreática são drenadas continuamente e com diminuição da contaminação extramural.

Com o uso da terapia a vácuo ocorre a redução do edema local, migração de fibroblastos, micro e macro deformação tecidual, resultando no fechamento do defeito transmural.

- **Stapfer tipo II:** Lesões periampulares, geralmente relacionadas à papilotomia, têm como tratamento de escolha a colocação de próteses metálicas auto expansíveis totalmente recobertas, as quais habitualmente podem ser removidas com segurança após duas semanas. Há descrição do fechamento da lesão com clipagem endoscópica e da utilização de drenagem nasoduodenal e nasobiliar para descompressão.

- **Stapfer tipo III:** As lesões da via biliar decorrentes de sua instrumentação, habitualmente apresentam resolução sem necessidade de abordagem cirúrgica. A colocação de próteses biliares plásticas colabora para a redução da pressão na via biliar e otimiza a resolução do extravasamento.

- **Stapfer tipo IV:** Pacientes nos quais durante o procedimento é detectado ar em retroperitônio, sem extravasamento de contraste e que se mantém assintomáticos, costumeiramente demonstram resolução com tratamento conservador.

SUMÁRIO E RECOMENDAÇÕES

	Lesão	**Mecanismo**	**Tratamento**
Stapfer I	Parede duodenal	Lesão pelo duodenoscópio	Cirúrgico. Terapia endoscópica pode ser considerada.
Stapfer II	Periampular	Papilotomia/infundibulotomia	Prótese biliar metálica totalmente recoberta.
Stapfer III	Via biliar/Ducto pancreático	Instrumentação durante o procedimento	Prótese biliar/pancreática
Stapfer IV	Ar em retroperitônio	Insuflação excessiva	Conservador

Fonte: Desenvolvida pela autoria.

REFERÊNCIAS

1. Stapfer M, Selby RR, Stain SC, et al. Management of duodenal perforation after endoscopic retrograde cholangiopancreatography and sphincterotomy. Ann Surg 2000; 232:191.

2. ASGE Standards of Practice Committee, Chandrasekhara V, Khashab MA, Muthusamy VR, Acosta RD, Agrawal D, et al. Adverse events associated with ERCP. Gastrointest Endosc. 2017 Jan;85(1):32-47.

3. Park SM. Recent Advanced Endoscopic Management of Endoscopic Retrograde Cholangiopancreatography Related Duodenal Perforations. Clin Endosc. 2016 Jul;49(4):376-82.

21 Sangramento Pós Colangiopancreatografia Endoscópica Retrógrada (CPRE)

Antonio Afonso de Miranda Neto
Fernando Pavinato Marson

Introdução

A colangiopancreatogafia endoscópica retrógrada (CPRE) é um método endoscópico de acesso as vias biliares primariamente terapêutico, mas também diagnóstico, de grande importância no tratamento das patologias do trato biliopancreático. O sangramento pós CPRE é uma complicação mais comumente resultante da esfincterotomia biliar e/ou pancreática endoscópica1. A taxa de incidência está estimada entre 0.3% a 2%, com um índice de mortalidade de aproximadamente 0.05%, variando sua ocorrência na dependência da doença a ser tratada, da anatomia do trato gastrointestinal, bem como das condições clínicas, hemodinâmicas e laboratoriais do paciente.

A irrigação arterial da papila duodenal maior é fornecida pela artéria retroduodenal, ramo das artérias pancreato-duodenais superiores anterior e posterior, que por sua vez são ramos da artéria gastroduodenal. O sangramento pode ocorrer de forma imediata (maioria) ou de forma tardia, a qual compreende o período de horas até 7 a 10 dias após a realização da CPRE. Outras etiologias de sangramento pós CPRE incluem lesões esplênica e hepática, lesão vascular, e pseudoaneurisma. A hemobilia pode ainda ser resultado de dilatações de estenoses, biópsias da árvore biliar e terapias biliares ablativas.

Apresentação clínica e diagnóstico

Os fatores de risco envolvidos no sangramento pós CPRE podem ser divididos da seguinte forma:

Relacionados ao paciente	Relacionados ao endoscopista	Relacionados a técnica
Coagulopatia	Baixo número de casos realizados (≤ 1 por semana)	Ocorrência de qualquer sangramento observado durante o procedimento
Uso de anticoagulantes com menos de 3 dias de suspensão	Inexperiência	
Colangite aguda		
Anatomia (exemplo: presença de divertículos)		

Outros fatores de risco potenciais incluem cálculo impactado na papila, papila peri-divertícular e papilotomia em "zíper", entretanto, fontes de energia mais modernas vem sendo utilizadas ultimamente a fim de evitar a existência deste fenômeno.

De acordo com Cotton et al, podemos graduar o sangramento como leve, moderado e grave, baseado em um consenso estabelecido levando em consideração o número de unidades de bolsa de transfusão de hemácias administradas, necessidade de arteriografia e/ou cirurgia.

Leve	Moderada	Grave
Queda de hemoglobina < 3g/dL e sem necessidade de transfusão	Transfusão sanguínea (≤ 4 unidades), sem necessidade de arteriografia e/ou cirurgia.	Transfusão sanguínea (≥ 5 unidades) e/ou necessidade de arteriografia e/ou cirurgia.

Abordagem clínica

A prevenção ao sangramento pode ser realizada através de algumas medidas, dentre elas:

- Evitar esfincterotomia desnecessária em pacientes de alto risco;

- Realizar dilatação endoscópica balonada da papila ao invés de esfincterotomia em pacientes com coagulopatia e alto risco de sangramento pós esfincterotomia;

- Preferir o uso do modo de corte "blend" durante a papilotomia.

A maioria dos episódios de sangramento pós esfincterotomia cessam de modo espontâneo, não havendo necessidade de manejo terapêutico. Aqueles que apresentam sangramento significativo podem ser tratados com terapias adequadas e procedimentos endoscópicos específicos.

O manejo do sangramento pós CPRE varia de acordo com a condição clínica e hemodinâmica do paciente, sendo de fundamental importância garantir no primeiro momento a estabilidade clínica através de medidas gerais como a hidratação venosa, correção da coagulopatia e transfusão sanguínea quando for necessária, da mesma forma como habitualmente é feita no manejo de qualquer tipo de sangramento do trato gastrointestinal.

Terapia endoscópica

Sangramentos não arteriais autolimitados são frequentes após a papilotomia endoscópica e frequentemente não necessitam de tratamento específico. O tratamento endoscópico está indicado quando ocorre sangramento significativo, pulsátil, intenso ou sangramento tardio com repercussão clínica importante para o paciente.

Um dos pontos cruciais que antecede a terapia endoscópica é a correta diferenciação se o sangramento é oriundo da papila duodenal (resultante da papilotomia), ou em decorrência de lesões do ducto biliar, como por exemplo em consequência de dilatações de estenoses, biópsias de lesões nas vias biliares (via Spyglass ou não), presença de varizes, dentre outras possíveis causas incluindo lesões intra-hepáticas que causam hemobilia. Desse modo, a localização do local da fonte do sangramento na via biliar é essencial para o sucesso da terapia endoscópica (Figuras 21.1 e 21.2).

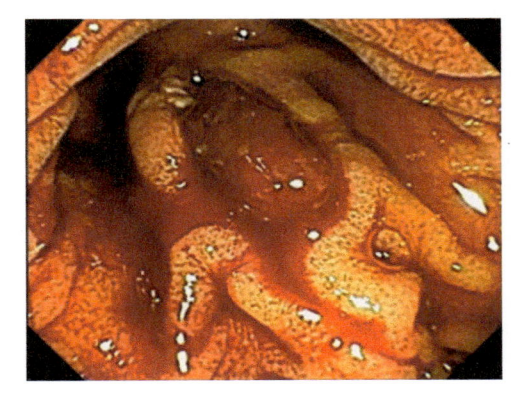

Figura 21.1 Sangramento pós papilotomia.
Fonte: Acervo da autoria.

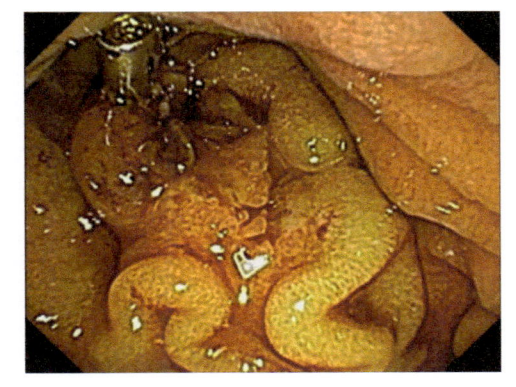

Figura 21.2 Aspecto final com controle hemostático adequado após injeção e clipe metálico.
Fonte: Acervo da autoria.

Outro detalhe importante de se ressaltar, é que havendo sangramento durante a CPRE, desde que o paciente mantenha quadro clínico de estabilidade hemodinâmica, é fundamental no primeiro momento terminar o procedimento inicialmente proposto, em detrimento do tratamento do sangramento. Esta atitude permite com que o sistema de coagulação do paciente possa atuar de maneira eficaz, permitindo haver tempo, enquanto se realiza a CPRE, para que haja uma diminuição significativa, ou até resolução do sangramento. Somente em casos refratários onde o sangramento permanece constante, é que haverá a necessidade de realização de uma intervenção específica.

Dentre as técnicas disponíveis, podemos destacar:

- Injeção de adrenalina:

   A principal forma de tratamento endoscópico envolve a injeção de solução diluída de adrenalina (1: 10.000) através do uso de agulha de injeção, no local e ao redor do sítio da papilotomia, com um total 0.5 a 4 ml de volume de solução. Deve ser realizada apenas quando o sangramento é oriundo da papila sendo proscrito nos casos de sangramento intraductal mais proximal. A injeção prematura de líquido pode afetar a capacidade de canulação, e assim dificultar e até prejudicar o término da CPRE.

- Métodos mecânicos:

   Cauterização com eletrocautério ou plasma de argônio também podem ser utilizados no tratamento, incluindo como métodos combinados a injeção de adrenalina. Entretanto, tais terapias devem ser evitadas pela possibilidade de ocorrência de pancreatite aguda em virtude da proximidade do óstio pancreático. Tamponamento com balão dilatador no sítio da papilotomia, também é um método auxiliar no controle do sangramento durante o procedimento. A utilização de clipes metálicos pode ser desafiadora nestas situações, entretanto, o uso de "caps" pode facilitar garantindo uma visão mais frontal ao local do sangramento.

- Próteses biliares:

   A utilização de próteses metálicas auto expansíveis totalmente recobertas (FC-SEMS) temporárias é um método efetivo, que devem ser utilizadas em casos refratários a outras abordagens acima citadas, antes de indicar à abordagem por radiologia intervencionista ou cirúrgica.[7] Estas não devem permanecer por um tempo maior que 4 a 8 semanas, devendo ser retiradas neste prazo.

- Outros métodos:

   Pó hemostático e cola de fibrina são terapias utilizadas menos frequentemente em apenas alguns centros, com poucos trabalhos disponíveis que descrevem a utilização destes métodos, e, portanto, em virtude da baixa experiência, não são habitualmente recomendadas.

Tratamento não endoscópico

Com o aperfeiçoamento dos procedimentos endoscópicos, a necessidade de intervenções por radiologia e/ou cirurgias após episódios de sangramentos pós papilotomias vem caindo de forma significativa, sendo atualmente reservadas para sangramentos refratários. A embolização por arteriografia quando se faz necessária, geralmente alcança sucesso terapêutico variando entre 83 a 100% em alguns trabalhos, e deve ser considerada antes da cirurgia.

Quando a cirurgia se faz necessária, ocorre a conversão da esfinctorotomia endoscópica para a esfinctoroplastia cirúrgica com a realização de suturas com o objetivo de ligar os vasos relacionados ao sangramento. Entretanto, a cirurgia nestes casos está associada a maiores taxas de mortalidade, alcançando valores próximos a 50%.

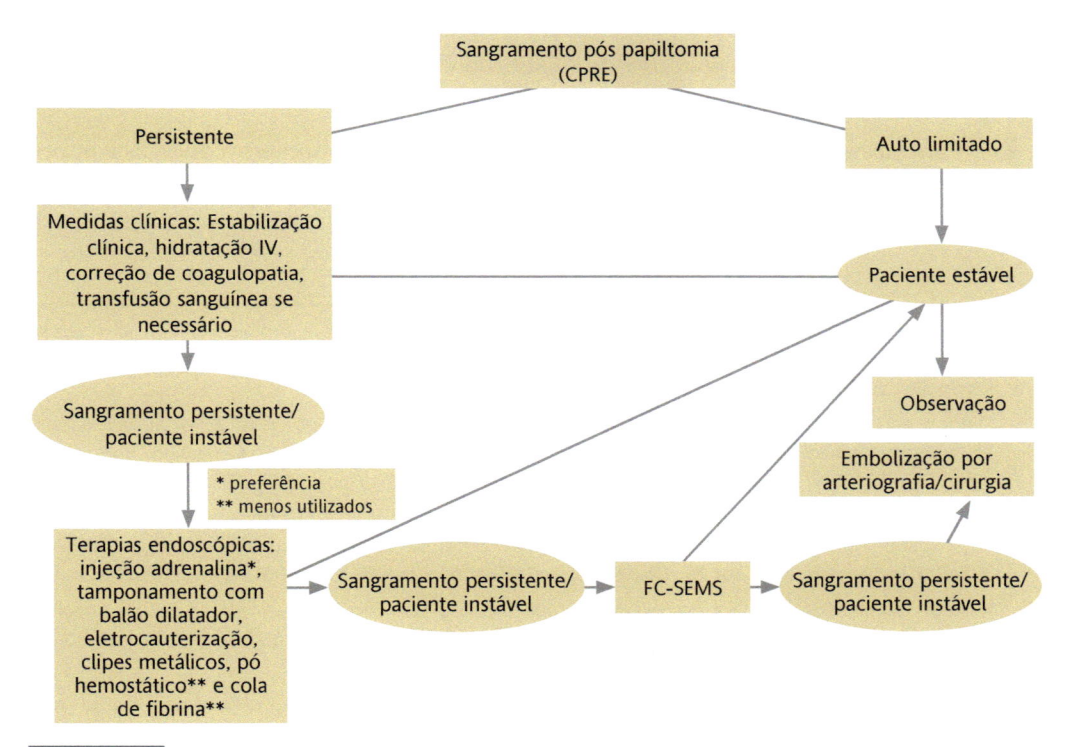

Figura 21.3 Algoritmo do manejo dos casos de sangramento pós papilotomia endoscópica.
Fonte: Desenvolvido pela autoria.

SUMÁRIO E RECOMENDAÇÕES

- O sangramento pós CPRE é um evento raro, ocorrendo entre 0.3% até 2%, com mortalidade em torno de 0.05%.

- Em geral ele é autolimitado, não necessitando abordagem de tratamento.

▎ Os principais fatores de risco associados são: coagulopatia, uso de anticoagulantes com menos de 3 dias de suspensão, colangite aguda.

▎ São divididos em: leve, moderado e grave, a depender do volume de sangramento e necessidade de transfusões sanguíneas e/ou intervenções terapêuticas.

▎ A abordagem inicial é a mesma de pacientes que apresentem quadros de hemorragia digestiva: estabilização clínica, correção da coagulopatia, hidratação venosa e transfusão sanguínea quando for necessária.

▎ Quando for necessário, o tratamento endoscópico de preferência é a utilização de solução diluída de adrenalina (1:10.000) com auxílio de um cateter injetor, em um volume total de 0.5 a 4 ml injetado.

▎ Outros métodos terapêuticos: eletrocauterização, tamponamento com balão dilatador, clipes metálicos, pó hemostático e cola de fibrina (menos utilizados).

▎ Para casos refratários, o uso de FC-SEMS é uma boa opção, sendo que estas não devem permanecer por mais de 4 a 8 semanas.

▎ Para casos refratários, onde o uso de próteses não foi efetivo, a abordagem por radiologia intervencionista e/ou cirúrgica estão indicadas.

REFERÊNCIAS

1. Chandrasekhara V, Khashab MA, Muthusamy VR, Acosta RD, Agrawal D, Bruining DH, et al. Adverse events associated with ERCP. Gastrointestinal Endoscopy. 2017;85(1), 32–47. [acesso em 2021 out 25]. Disponível em: https://doi.org/10.1016/j.gie.2016.06.051.

2. Dumonceau JM, Kapral C, Aabakken L, Papanikolaou IS, Tringali A, Vanbiervliet G, et al. ERCP-related adverse events: European Society of Gastrointestinal Endoscopy (ESGE) Guideline. Endoscopy. 2020;52(2), 127–149. [acesso em 2021 out 25]. Disponível em: https://doi.org/10.1055/a-1075-4080.

3. Cotton PB, Lehman G, Vennes J, Geenen JE, Russell RCG., Meyers WC, et al. Endoscopic sphincterotomy complications and their management: an attempt at consensus. Gastrointestinal Endoscopy.1991;37(3), 383–393. [acesso em 2021 out 25]. Disponível em: https://doi.org/10.1016/S0016-5107(91)70740-2.

4. Rustagi T, & Jamidar, PA. Endoscopic retrograde cholangiopancreatography-related adverse events. General overview. Gastrointestinal Endoscopy Clinics of North America. 2015;25(1), 97–106. [acesso em 2021 out 25]. Disponível em: https://doi.org/10.1016/j.giec.2014.09.005.

5. Kim JY, Lee HS, Chung MJ, Park JY, Park SW, Song SY, et al. Bleeding complications and clinical safety of endoscopic retrograde cholangiopancreatography in patients with liver cirrhosis. Yonsei Medical Journal. 2019;60(5), 440–445. [acesso em 2021 out 25]. Disponível em: https://doi.org/10.3349/ymj.2019.60.5.440.

6. 7) Shah JN, Marson F, Binmoeller KF. Temporary self-expandable metal stent placement for treatment of post-sphincterotomy bleeding. Gastrointestinal Endoscopy. 2010;72(6):1274–8. [acesso em 2021 out 25]. Disponível em: http://dx.doi.org/10.1016/j.gie.2010.08.012.

22

Abordagem Endoscópica nas Lesões Iatrogênicas das Vias Biliares

Marcelo Mochate Flor

Maurício Kazuyoshi Minata

Renato Luz Carvalho

Introdução

A lesão iatrogênica da via biliar é um desafio na prática diária do cirurgião. Na atualidade, estima-se que este evento adverso ocorre em cerca de 0.3% das colecistectomias abertas e 0.6% das colecistectomias videolaparoscópicas.

Estas lesões podem ocorrer durante uma colecistectomia convencional, ressecções hepáticas, transplante hepático, derivação biliar e outras cirurgias abdominais não correlacionadas às vias biliares. Variações anatômicas do trato biliar e curva de aprendizado de novos cirurgiões associam-se a uma maior incidência destas complicações.

Os tipos de lesão da via biliar incluem: estenose biliar isolada, fístula biliar com ou sem estenose associada e secção completa da via biliar com ou sem excisão de parte da mesma. As classificações de *Bismuth* e a de *Strasberg* (Figura 22.1) são as mais utilizadas, mas existem outras como a de *Mattox, Cassone-Sonzini Astudillo, Hannover, Stewart-Way, Csendes, Schimdt, Bektas e Hannover*.

As localizações mais comuns de lesões iatrogênicas na via biliar são: colédoco médio (42% - 50%), confluência dos ductos hepáticos (22% - 41%), ducto hepático comum (28%) e colédoco distal. As estenoses pós-cirúrgicas podem decorrer de clipagem inadequada, lesão térmica direta, ou ainda, secundárias a isquemia, inflamação ou fibrose local.

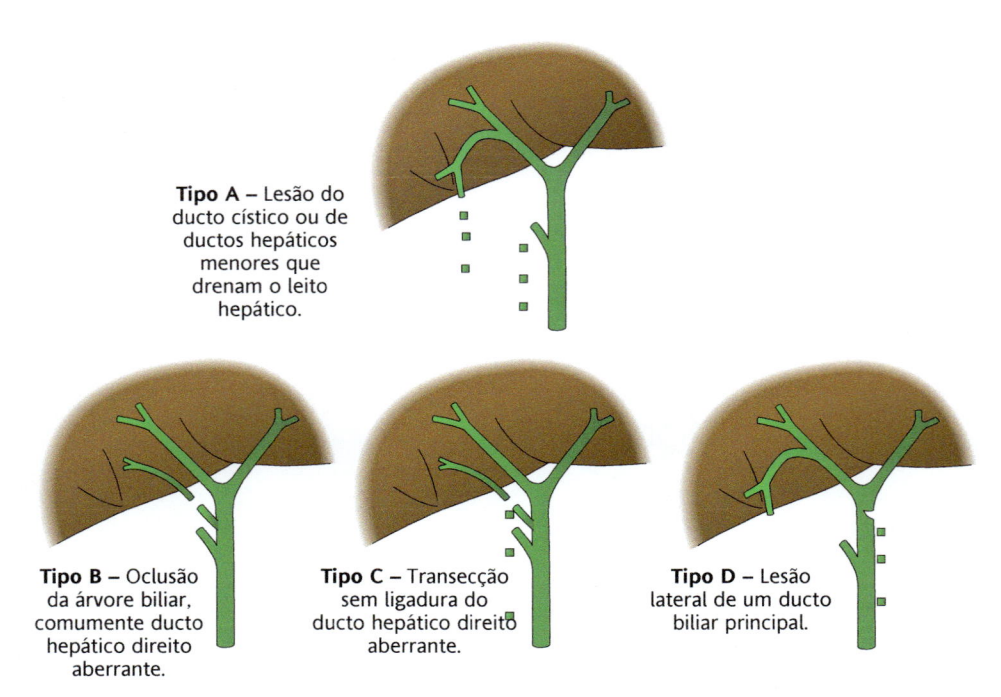

Tipo A – Lesão do ducto cístico ou de ductos hepáticos menores que drenam o leito hepático.

Tipo B – Oclusão da árvore biliar, comumente ducto hepático direito aberrante.

Tipo C – Transecção sem ligadura do ducto hepático direito aberrante.

Tipo D – Lesão lateral de um ducto biliar principal.

Tipo E (1-5) – Lesão do ducto hepático principal, de acordo com o nível da lesão:

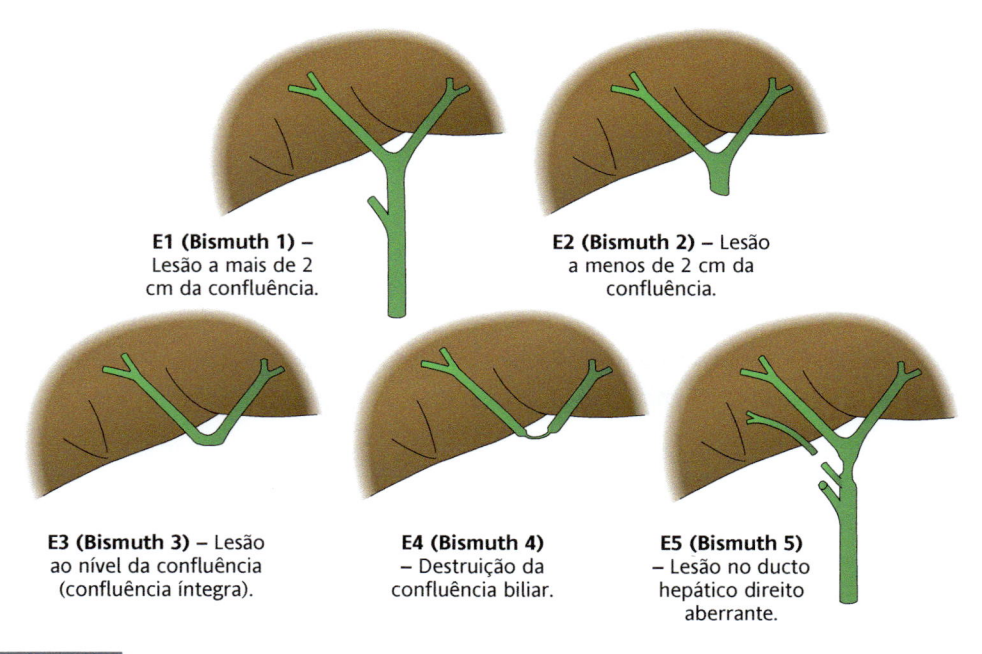

E1 (Bismuth 1) – Lesão a mais de 2 cm da confluência.

E2 (Bismuth 2) – Lesão a menos de 2 cm da confluência.

E3 (Bismuth 3) – Lesão ao nível da confluência (confluência íntegra).

E4 (Bismuth 4) – Destruição da confluência biliar.

E5 (Bismuth 5) – Lesão no ducto hepático direito aberrante.

Figura 22.1 Classificação geral das lesões iatrogênicas das vias biliares. Tipo A – Lesão do ducto cístico ou de ductos hepáticos menores que drenam o leito hepático.

Fonte: Adaptado de St rasberg et al.

Apresentação clínica e avaliação laboratorial

O tempo de evolução entre a lesão decorrida da cirurgia e o aparecimento dos sintomas é fundamental na evolução e no manejo destas complicações. O diagnóstico e manejo tardio podem resultar em cirrose biliar secundária , insuficiência hepática e até mesmo óbito.

A apresentação clínica inclui: icterícia, colúria, acolia fecal, febre, dor abdominal, prurido, anorexia, ascite biliar, calafrios e distensão abdominal. Nos exames laboratoriais pode-se observar aumento de FA, GGT, bilirrubinas, leucocitose e aumento de PCR.

É relevante a realização do rastreio infeccioso no caso de presença de febre ou deterioração do estado clínico através de minuciosa avaliação propedêutica, exames laboratoriais para avaliação dos parâmetros infecciosos como hemograma , PCR e hemoculturas antes do início de antibioticoterapia (quando indicada). Testes para avaliação da função hepática, função renal e avaliação do estado de coagulação (TP e TTPA) são também importantes antecipando uma possível abordagem terapêutica.

Diagnóstico e avaliação radiológica

Na suspeita de lesões iatrogênicas das vias biliares pode-se proceder com diversos métodos de imagem para avaliação e diagnóstico: colangiografia intraoperatória (CIO), ultrassonografia (USG) de abdome, ecoendoscopia (ECOEDA) tomografia computadorizada de abdome (TC), colecintilografia com 99m-Tc-ácido iminodiacético hepático (HIDA) e colangiografia por ressonância magnética (CPRM).

A CIO pode auxiliar nos casos de inflamação intensa, na suspeita de variação anatômica e em casos de suspeita de lesão das vias biliares no intraoperatório. Desta forma pode-se prevenir lesões inadvertidas, realizar o diagnóstico precoce e proceder com reparo imediato das lesões. Atualmente, recomenda-se a sua realização como parte integrante do procedimento cirúrgico quando há envolvimento das vias biliares, com diminuição destas lesões iatrogênicas

USG de abdome é capaz de detectar coleções e dilatação biliar. Nem sempre é possível visualização do colédoco com este método de imagem. A ECOEDA pode ser fundamental nos procedimentos terapêuticos endoscópicos de lesões complexas como drenagem dirigida de coleções, acessos retrógrados tipo Rendez Vous nas lesões complexas . A TC pode ser útil para avaliar e identificar a altura da obstrução biliar, bem como na identificação de coleções. A HIDA pode ser útil no estabelecimento do diagnóstico de fístulas biliares quando a ultrassonografia e a tomografia são inconclusivas.

A **CPRM** é considerada o padrão ouro no diagnóstico de lesão iatrogênica de via biliar, sendo capaz de determinar com exatidão a localização da lesão e mapear a anatomia biliar, com sensibilidade de 85-100%.

A colangiopancreatografia retrógrada endoscópica (CPRE) deve ser reservada ao tratamento das complicações, sendo cada vez mais um exame terapêutico após a devida avaliação e interpretação dos exames de imagem acima citados.

Terapia endoscópica

Tratamento endoscópico das lesões iatrogênicas das vias biliares pós colecistectomia

As lesões de vias biliares pós colecistectomia podem ser amplamente divididas em dois grupos: fístulas e estenoses.

Fístulas biliares

As fístulas biliares menores e clinicamente não significativas são as mais comuns após a colecistectomia. Geralmente resultam de lesões de pequenos ductos no leito da vesícula biliar. Pacientes com extravasamento percutâneo de bile ou coleções (biloma) geralmente apresentam-se na primeira semana de pós-operatório, embora esta condição possa estar presente por até 30 dias. As fístulas oriundas da extremidade do coto do ducto cístico (78%) ou de um ducto de *Luschka* (13%) estão associadas a um baixo débito e podem se resolver mesmo sem intervenção.

De acordo com sua magnitude colangiográfica e volume drenado em 24 horas, as fístulas biliares são classificadas em dois grupos:

- **Fístulas de baixo débito:** o extravasamento de contraste ocorre apenas após a opacificação completa da árvore biliar intrahepática.Estas fistulas tem debito inferior a 500ml em 24 horas

- **Fístulas de alto débito:** o extravasamento de contraste ocorre precocemente, logo após a injeção inicial de contraste, quando a opacificação da árvore biliar intrahepática ainda é insignificante. Estas fistulas tem debito superior a 1000ml em 24 horas

O objetivo da terapia endoscópica é eliminar o gradiente de pressão transpapilar, permitindo assim o fluxo biliar transpapilar preferencial ao invés do fluxo pelo orifício fistuloso. Desta forma, podem ser utilizadas a esfincterotomia, uso de prótese biliar ou a combinação das mesmas. Recomenda-se a abordagem menos invasiva possível e a escolha da técnica para tratamento depende de vários fatores: cálculos retidos, débito da fístula, gravidade da doença e risco de complicações pós esfincterotomia (sangramento, pancreatite aguda, perfuração).

Alguns autores defendem a esfincterotomia biliar isolada para tratamento de fístulas de baixo grau. Já a esfincterotomia isolada nem sempre elimina o gradiente de pressão transpapilar, não se apresentando como uma boa opção terapêutica em fístulas de alto débito. A associação de uso de prótese biliar plástica com esfincterotomia está correlacionada a menor tempo para fechamento da fístula quando comparado a esfincterotomia isolada, mas sem diferença entre eficácia no fechamento das mesmas. A comparação do uso de próteses de 7 e 10 Fr não demonstrou diferença na taxa de resolução das fístulas biliares. Habitualmente a prótese biliar é mantida por 4 a 6 semanas, mas em alguns casos, períodos maiores podem ser necessários em casos de lesões mais extensas das vias biliares.

As próteses metálicas autoexpansíveis totalmente cobertas são utilizadas como medida de resgate em pacientes refratários ao tratamento com próteses plásticas ou naqueles com fístulas biliares complexas, atingindo taxa de sucesso de 87 a 100%. Além disso, seu uso apresenta resultado superior em comparação a múltiplas próteses plásticas em casos refratários

Sempre que houver uma coleção líquida associada à fístula biliar, ela deve ser drenada, para a prevenção de infecção secundária e complicações tardias, seja através de radiointervenção ou através de drenagem cirúrgica.

Estenoses biliares

A terapêutica endoscópica engloba a dilatação da estenose e colocação de próteses biliares, hoje com taxa de sucesso semelhante à do tratamento cirúrgico, porém com menores índices de morbimortalidade. O diagnóstico e tratamento precoce associam-se a resultados mais favoráveis.

O tratamento endoscópico geralmente envolve a colocação de múltiplas próteses biliares plásticas com trocas trimestrais por um período de, em média, 12 meses. As taxas de sucesso de tal abordagem variam de 74% - 90%, com taxas de recorrência de cerca de 30% em até 2 anos após a remoção das próteses. Estenoses em vias biliares distais (*Bismuth* I e II) apresentam maior taxa de sucesso quando comparadas as estenoses mais próximas das estruturas hilares (*Bismuth* III).

A dilatação endoscópica pode ser realizada com auxílio de balão hidrostático, cateter dilatador *Soehendra ou* retriever e não deve ser utilizada como monoterapia, pois apresenta efeito transitório e insuficiente ao longo do tempo. Após a dilatação, utiliza-se o maior número possível de próteses biliares plásticas transpondo a estenose.

Nos casos em que ocorreu a falha da terapia endoscópica, após a injeção de contraste na árvore biliar, a antibioticoterapia deve ser prontamente instituída e a drenagem dessa via deve ser realizada, seja por intervenção percutânea ou cirúrgica, devido ao elevado risco de colangite aguda.

As próteses plásticas devem ser trocadas a cada 3-4 meses, durante um período médio de 12 meses. Utiliza-se o maior número de próteses plásticas possíveis, respeitando-se os limites do diâmetro da via biliar. Próteses metálicas autoexpansíveis totalmente recobertas e múltiplas próteses plásticas apresentam resultados similares na resolução de estenoses, recorrência e eventos adversos no tratamento de estenoses benignas da via biliar.

A principal limitação para o tratamento endoscópico é a impossibilidade de transpor a estenose com o fio guia. Nessa circunstância, pode ser necessário o uso da técnica *rendez-vous* com associação de radiologia intervencionista ou ecoendoscopia.

Tratamento endoscópico das lesões iatrogênicas das vias biliares pós transplante hepático

A incidência estimada dessas complicações varia entre 10% - 25%, embora as taxas tenham diminuído em estudos mais recentes. As complicações podem ser categorizadas como precoces (dentro de 4 semanas) ou tardias. Os fatores de risco envolvem o tipo de reconstrução biliar, colocação de tubos T, trombose da artéria hepática, estenose da artéria hepática, tensão da anastomose, fístulas biliares, lesão de isquemia/reperfusão, idade avançada do doador, colangite esclerosante primária, incompatibilidade entre ductos biliares do doador e do receptor, tempos prolongados de isquemia fria e quente, entre outros.

Fístulas biliares pós transplante hepático

Fístulas biliares são complicações frequentes após o transplante hepático, com incidência média de 8.2% e manifestação precoce em 70% dos casos. Podem estar mais próximas à anastomose, no coto cístico, no ponto de inserção do dreno biliar (tubo T) ou na superfície cruenta do fígado. As fístulas anastomóticas podem ser decorrentes de falha técnica ou lesão isquêmica do ducto biliar. As fístulas dos ductos císticos frequentemente são causadas por ligadura inadequada ou associação com obstruções distais.

A CPRE é o tratamento de escolha, com colocação de próteses na maioria dos pacientes. Em contraste com as fístulas pós colecistectomia, onde a prótese pode ser retirada de 4 a 6 semanas, nas fístulas pós transplante prefere-se que a prótese seja deixada no local por aproximadamente 2 meses devido a problemas na cicatrização retardada que pode ocorrer devido à imunossupressão. As próteses não são trocadas durante esse período, a menos que haja suspeita clínica de obstrução biliar.

O tratamento endoscópico das fístulas biliares pós transplante hepático alcança sucesso em 66.6% - 100% dos pacientes. As fístulas anastomóticas levam, em média, 4 a 6 semanas para resolução, porém não é raro o surgimento posterior de estenose da anastomose. O uso de próteses plásticas (com ou sem esfincterotomia) mostrou-se superior em comparação à esfincterotomia isolada (90 - 100% *versus* 67 - 91%, respectivamente).

Estenoses biliares pós transplante hepático

As estenoses biliares são responsáveis por aproximadamente 40% de todas as complicações biliares após o transplante hepático. As estenoses que ocorrem logo após o transplante são devidas, principalmente, a problemas de técnica operatória, enquanto as estenoses tardias são devidas, principalmente, a insuficiência vascular, isquemia e problemas na cicatrização e fibrose. As estenoses são classificadas em anastomóticas e não anastomóticas, dependendo de sua localização. Esses dois tipos diferem na apresentação, no resultado e na resposta à terapia endoscópica.

- **Estenoses Anastomóticas:** geralmente são isoladas e resultam na fibrose cicatricial durante o primeiro ano do transplante. Sua incidência média é de 12.8% e apresentam boa resposta ao tratamento endoscópico, com resolução em 70 a 100%. A terapia endoscópica pode ser realizada por dilatação com balão hidrostático ou dilatadores de *Soehendra*, seguida da colocação de múltiplas próteses plásticas ou próteses metálicas autoexpansíveis, com trocas a cada 3 meses por um ano, com aumento progressivo do número de próteses com o objetivo de alcançar o maior diâmetro possível. O uso de prótese metálica totalmente coberta é comparável ao tratamento com múltiplas próteses plásticas em termos de resolução da estenose, recorrência e eventos adversos. No entanto, apresenta a vantagem de reduzir número de procedimentos, tempo de tratamento, número de próteses utilizadas e custos.

- **Estenoses Não Anastomóticas:** representam 10 a 25% de todas as estenoses pós transplante hepático. Geralmente apresentam-se nos primeiros 6 meses da cirurgia, são múltiplas, longas e podem localizar-se nos ductos intrahepáticos. Associam-se a trombose da artéria hepática, processos isquêmicos, fenômenos imunológicos e condições preexistentes (colangite esclerosante primária e hepatite autoimune). Apesar do mesmo princípio endoscópico de tratamento, as taxas de sucesso variam entre 50 a 75%, com alto índice de recorrência.

Intervenção cirúrgica

A cirurgia deve ser considerada medida complementar e reservada aos casos de falência da terapia endoscópica ou alguns tipos específicos de lesão. Nos casos de transecção da via biliar, definida como perda completa da continuidade da via biliar proximal com a distal, na maioria das vezes, a abordagem terapêutica é cirúrgica, com reconstrução do trânsito biliar por meio de anastomose biliodigestiva. A maioria das estenoses graves ou com mais de 10 mm de extensão não são boas candidatas à terapia endoscópica.

Em relação às fístulas, a cirurgia fica reservada para casos refratários ao tratamento endoscópico, aos casos de secção completa do ducto biliar comum após colecistectomia, aqueles com lesão arterial grave associada, casos de desconexão da anastomose no pós-transplante ou ainda casos com peritonite franca associada.

SUMÁRIO E RECOMENDAÇÕES

▌ Nas fístulas biliares pós cirurgia o tratamento preconizado e através da CPRE com esfincterotomia, uso de prótese biliar ou a combinação das mesmas, a depender do caso. Mantem-se a prótese plástica por 4 a 6 semanas. O uso de próteses metálicas totalmente cobertas é reservado como medida de resgate em pacientes refratários ao tratamento com próteses plásticas ou naqueles com fístulas biliares complexas.

▌ Nas estenoses benignas da via biliar após cirurgia recomenda-se CPRE com dilatação da estenose e uso de múltiplas próteses plásticas que devem ser trocadas a cada 3-4 meses, durante um período médio de 12 meses ou a colocação de prótese metálica autoexpansíveis totalmente recoberta.- Em pacientes com fístula biliar após transplante hepático, sugere-se a colocação de prótese biliar plástica com permanência local mínima de 2 meses.

▌ Em pacientes com estenose anastomótica após transplante hepático, sugere-se o tratamento com repetidas sessões de dilatação e colocação de múltiplas próteses biliares plásticas, com trocas a cada 3 meses, por 12 meses. O uso de prótese metálica totalmente coberta é comparável ao tratamento com múltiplas próteses plásticas em termos de resolução da estenose, recorrência e eventos adversos.

▌ A cirurgia deve ser considerada medida complementar e reservada aos casos de falência da terapia endoscópica ou alguns tipos específicos de lesão das vias biliares.

REFERÊNCIAS

1. Jabłońska B, Lampe P. Iatrogenic bile duct injuries: etiology, diagnosis and management. World J Gastroenterol. 2009 Sep 7;15(33):4097-104.

2. Averbach M, Ferrari AP Jr, Segal F. Tratado Ilustrado de Endoscopia Digestiva. In: Martins F, Ferrari AP Jr. Fístulas Biliares e Estenoses Biliares Benignas. 1. Ed. Rio de Janeiro: Revinter, 2018. Cap. 46, p. 420-433.

3. ASGE Standards of Practice Committee, Chathadi KV, Chandrasekhara V, Acosta RD, Decker GA, Early DS, et al. The role of ERCP in benign diseases of the biliary tract. Gastrointest Endosc. 2015 Apr;81(4):795-803.

4. Dumonceau JM, Tringali A, Papanikolaou IS, Blero D, Mangiavillano B, Schmidt A, et al. Endoscopic biliary stenting: indications, choice of stents, and results: European Society of Gastrointestinal Endoscopy (ESGE) Clinical Guideline - Updated October 2017. Endoscopy. 2018 Sep;50(9):910-930.

5. Strasberg SM, Hertl M, Soper NJ. An analysis of the problem of biliary injury during laparoscopic cholecystectomy. Jour Am Coll Surg. 1995;180(1):101-125.

6. Kohhar G, Parungao JM, Hanouneh IA, Parsi MA. Biliary complications following liver transplantation. World J Gastroenterol. 2013 May 21;19(19):2841-6.

7. Akamatsu N, Sugawara Y, Hashimoto D. Biliary reconstruction, its complications and management of biliary complications after adult liver transplantation: a systematic review of the incidence, risk factors and outcome. Transpl Int 2011;24:379-92.

PARTE IV

ECOENDOSCOPIA

23

Complicações das Punções Ecoguiadas

Vitor Massaro Takamatsu Sagae
Mauricio Kazuyoshi Minata
Fauze Maluf-Filho

Introdução

A ultrassonografia endoscópica (Eco-EDA) com punção aspirativa ecoguiada com agulha fina (PAAF) é um exame que tem ganhado espaço como técnica diagnóstica e terapêutica tanto para lesões do trato gastrointestinal como para lesões adjacentes a ele. **É um procedimento seguro, consagrado, com baixas taxas de complicação.** Apesar do risco baixo em mãos experientes, assim como qualquer outro procedimento intervencionista, esse exame pode apresentar eventos adversos.

A punção aspirativa difere das biópsias endoscópicas por penetrar com uma agulha através do trato gastrointestinal, uma estrutura anatômica ou órgão extraintestinal. Algumas estruturas anatômicas, como o pâncreas vias biliares e mediastino, podem ser mais acessíveis por ecoendoscopia, evitando a interposição de alças intestinais, estruturas vasculares e pulmão.

Embora sejam pouco frequentes, as complicações mais comuns relacionadas à punção são a infecção, o sangramento e a pancreatite aguda.

Incidência

Na literatura, a incidência de eventos adversos relacionados a PAAF variam de 0 a 2.5% em estudos prospectivos. Em revisão sistemática onde 10941 pacientes foram avaliados, foi descrita taxa de complicação de 0.98%, sendo as mais frequentes: infecção, sangramento e pancreatite aguda.

Punção por agulha fina x punção por agulha de biópsia

A punção ecoguiada pode ser realizada com dois tipos de agulha: a agulha fina (FNA) e a agulha de biópsia (FNB). A agulha fina tem como limitação não fornecer amostra tecidual com a arquitetura preservada, geralmente são obtidas amostras para análise citológica. Mudanças no desenho da agulha de punção, como bisel reverso, formato da ponta e calibre, foram aplicadas com o intuito de obter fragmentos do órgão ou estrutura puncionada em vez de apenas amostras de células. Algumas desvantagens das agulhas de FNB são menor flexibilidade e maior custo.

Quando comparamos a taxa de eventos adversos após a punção por agulha de biópsia com a punção por agulha fina, não foi encontrada diferença. Estudos mostram que quando utilizada por profissionais experientes, a agulha de biópsia é igualmente segura.

Diâmetro da agulha

Existem diversos diâmetros de agulha para realizar punção ecoguiada, que variam de 19 G a 25 G. Um estudo randomizado que comparou punções com agulha fina de 22 G com agulha de 25 G, não mostrou diferença na taxa de eventos adversos, assim como outro estudo randomizado, que comparou agulhas de 19 G com 22 G. Em uma revisão sistemática, que incluiu 11 estudos, também não foram encontradas diferenças ao comparar agulha 22 G com agulha 25 G.

Complicações

Infecção

Por penetrar em cavidade ou órgão estéril a partir do trato gastrointestinal, a taxa de infecção relacionada à punção apesar de ser baixa, não é desprezível, sendo uma das complicações mais comuns relacionadas à PAAF.

A incidência de bacteremia após PAAF é similar àquela observada em exames diagnósticos, como endoscopia digestiva alta e ecoendoscopia sem punção. Estudos que avaliaram mais de 350 pacientes submetidos à punção não mostraram aumento na incidência de bacteremia quando comparado ao exame de endoscopia digestiva alta.

Complicações infecciosas após PAAF de lesões sólidas são muito raras, com uma incidência variando de 0 a 6%, não sendo indicado o uso rotineiro de antibioticoprofilaxia para tais lesões. Em duas séries de casos que avaliaram 672 pacientes que foram submetidos à PAAF ecoguiada de lesões sólidas, apenas 3 pacientes apresentaram quadro de sepse. No entanto, quando as punções são realizadas em lesões do espaço perirretal, pelo risco maior de contaminação, alguns experts recomendam o uso de antibioticoprofilaxia durante e após 48h do procedimento.

Já a punção de lesões císticas representa maior risco de complicações infecciosas, sendo indicado o uso rotineiro de antibioticoprofilaxia. Habitualmente o método mais utilizado é com fluoroquinolona intravenosa antes do procedimento, sendo mantida por 3 a 5 dias por via oral. Estudos prospectivos mostraram uma incidência baixa, variando de 0 a 1.4% quando se fez o uso de profilaxia. Em uma ampla análise retrospectiva de 651 pacientes com cistos pancreáticos, apenas um apresentou quadro infeccioso (0.2%) na vigência de antibiótico. Em recente estudo multicêntrico de não inferioridade, comparou-se antibioticoprofilaxia com uso de ciprofloxacino versus injeção salina, em 205 pacientes submetidos à punção ecoguiada de cisto pancreático. Houve apenas um caso de bacteremia no grupo controle (0,44%), não se observando diferença na ocorrência de complicações infecciosas nos grupos de comparação. Apesar desse estudo, ainda realizamos antibioticoprofilaxia na punção ecoguiada de cistos pancreáticos. Aguardamos mais evidências sobre esse assunto.

A punção de cistos mediastinais pode acarretar infecções graves, como a mediastinite. Alguns relatos e séries de casos com número limitado de pacientes mostraram quadros de infecções após o procedimento, mesmo em pacientes fazendo uso de antibioticoprofilaxia, sendo portanto, para cistos atípicos e/ou complexos, o uso de antibioticoprofilaxia indicado. Frente aos dados supracitados, quando a principal hipótese diagnóstica é de cisto mediastinal, evitamos a realização da punção ecoguiada.

Sangramento

O sangramento com repercussão clínica é evento raro após a punção ecoguiada. Em séries prospectivas a incidência variou de 0 a 0.5% e em uma meta-análise foi de 0.13%. Raros casos de sangramento intraluminal importante, com necessidade de intervenção (uso de clipes metálicos ou injeção de adrenalina), foram descritos na literatura. No momento, não há um consenso sobre quais os melhores métodos para controlar sangramento intraluminal e extraluminal após punção.

O nível sérico de plaquetas e o coagulograma são parâmetros analisados antes da realização da punção, considerando habitualmente < 50.000 plaquetas/mm^3 e INR > 1.5, parâmetros que contraindicam o procedimento, apesar de não haver evidências que comprovem esses limites de corte.

Poucos estudos avaliaram a taxa de sangramento em pacientes em uso de terapia antitrombótica. Um estudo prospectivo que avaliou 214 pacientes em uso de aspirina ou AINES, não mostrou uma maior taxa de sangramento após a punção.

De acordo com as diretrizes da American Society of Gastrointestinal Endoscopy (ASGE) e da European Society of Gastrointestinal Endoscopy (ESGE), não é recomendado realizar punção em pacientes em uso de anticoagulantes orais. Orientam que a punção de lesões sólidas em pacientes em uso de AINES ou aspirina não é contraindicada, porém é contraindicada em pacientes em uso de tienopiridinas (ex: clopidogrel).

Já para lesões císticas, contraindicam a punção em todos os pacientes que fazem uso de qualquer agente antitrombótico.

Pancreatite aguda

O risco de desenvolver pancreatite aguda após punção ecoguiada ocorre em pacientes que são submetidos a punções que envolvem a passagem da agulha através do parênquima pancreático. Estudos prospectivos relatam uma incidência que varia de 0 a 2%. Uma revisão sistemática que avaliou 51 estudos, mostrou uma incidência de 0,44%. Não houve diferença entre a punção de lesões sólidas e lesões císticas. A grande maioria dos casos que desenvolvem pancreatite após punção são de leve intensidade.

Embora a evidência seja de qualidade limitada, os fatores parecem predispor a pancreatite pós-punção são o antecedente recente de pancreatite aguda, a inclusão do ducto principal no trajeto da agulha, a localização da lesão no processo uncinado, a inclusão de mais de 10mm de parênquima pancreático normal durante a passagem da agulha e a punção de lesões pancreáticas benignas.

Outros

A peritonite biliar é um evento adverso raro, que normalmente necessita de tratamento cirúrgico. Na literatura encontramos apenas poucos relatos de casos, sendo que dois deles ocorreram após a punção inadvertida da via biliar para biópsia pancreática, seguida de CPRE para drenagem biliar.

A disseminação tumoral no trajeto da agulha parece ser evento raro (0,01 – 0,1%), que envolve a semeadura de células malignas entre o lúmen do trato gastrointestinal e a lesão maligna adjacente. Embora no passado, tenham sido descritos poucos na literatura, atualmente cresce a impressão de que esse evento possa ser mais frequente. A maior parte dos casos foi descrita em pacientes com câncer de pâncreas. Contudo, em séries retrospectivas de pacientes submetidos à pancreatectomia distal, não se observou diferença na taxa de recidiva peritoneal e de sobrevida no grupo que havia sido submetido à punção ecoguiada no pré-operatório. Ainda assim, foram reportadas nessas séries taxas de semeadura tumoral no trajeto da agulha tão altas quanto 3,4%. De qualquer forma, procuramos evitar a punção ecoguiada de lesões malignas peridigestórias potencialmente ressecáveis, se o trajeto da agulha não for incluído no espécimen operatório (exemplo: punção transgástrica de adenocarcinoma ressecável de corpo de pâncreas).

SUMÁRIO E RECOMENDAÇÕES

▌ A incidência de eventos adversos relacionados a punção ecoguiada varia de 0 a 2.5% e as complicações mais frequentes são infecção, sangramento e pancreatite aguda.

▎ O uso de antibioticoprofilaxia em punções de lesões sólidas não está indicado, exceto em lesões perirretais.

▎ Em punções de lesões císticas, realizamos a antibioticoprofilaxia, embora exista evidência recente e robusta de que não haveria vantagem no uso da mesma. Habitualmente administra-se uma dose de fluoroquinolona antes do procedimento, sendo mantida por 3 a 5 dias.

▎ Sangramento é complicação rara, com incidência variando entre 0 a 0.5%.

▎ Pacientes com < 50.000 plaquetas /mm^3 e INR > 1.5 apresentam maior risco de sangramento, sendo o procedimento contraindicado nesses casos.

▎ Uso de anticoagulantes orais contraindica a punção de qualquer lesão.

▎ Para lesões sólidas, o uso de aspirina e AINEs não contraindicam a punção, enquanto o uso de clopidogrel, sim.

▎ Para lesões císticas, o uso de qualquer agente antitrombótico contraindica o procedimento.

▎ O risco de pancreatite aguda após punção ecoguiada varia de 0 a 2%. Antecedente recente de pancreatite aguda e a punção de lesões benignas são fatores de risco.

▎ Procuramos evitar a punção ecoguiada de lesões malignas peridigestórias potencialmente ressecáveis, se o trajeto da agulha não for incluído no espécimen operatório (exemplo: punção transgástrica de adenocarcinoma ressecável de corpo de pâncreas.

REFERÊNCIAS

1. Wang KX, Ben QW, Jin ZD, Du YQ, Zou DW, Liao Z, et al. Assessment of morbidity and mortality associated with EUS-guided FNA: A systematic review. Gastrointest Endosc. 2011;

2. Williams DB, Sahai A V., Aabakken L, Penman ID, Van Velse A, Webb J, et al. Endoscopic ultrasound guided fine needle aspiration biopsy: A large single centre experience. Gut. 1999;

3. Levy MJ, Jondal M Lou, Clain J, Wiersema MJ. Preliminary experience with an EUS-guided trucut biopsy needle compared with EUS-guided FNA. Gastrointest Endosc. 2003;

4. Wiersema MJ, Levy MJ, Harewood GC, Vazquez-Sequeiros E, Jondal M Lou, Wiersema LM. Initial experience with EUS-guided trucut needle biopsies of perigastric organs. Gastrointest Endosc. 2002;

5. Mortensen MB, Fristrup C, Holm FS, Pless T, Durup J, Ainsworth AP, et al. Prospective evaluation of patient tolerability, satisfaction with patient information, and complications in endoscopic ultrasonography. Endoscopy. 2005;

6. Al-Haddad M, Wallace MB, Woodward TA, Gross SA, Hodgens CM, Toton RD, et al. The safety of fine-needle aspiration guided by endoscopic ultrasound: A prospective study. Endoscopy. 2008;

7. de Moura DTH, McCarty TR, Jirapinyo P, Ribeiro IB, Flumignan VK, Najdawai F, et al. EUS-guided fine-needle biopsy sampling versus FNA in the diagnosis of subepithelial lesions: a large multicenter study. Gastrointest Endosc. 2020;

8. de Moura DTH, McCarty TR, Jirapinyo P, Ribeiro IB, Farias GFA, Ryou M, et al. Endoscopic Ultrasound Fine-Needle Aspiration versus Fine-Needle Biopsy for Lymph Node Diagnosis: A Large Multicenter Comparative Analysis. Clin Endosc. 2020;

9. Cheng B, Zhang Y, Chen Q, Sun B, Deng Z, Shan H, et al. Analysis of Fine-Needle Biopsy vs Fine-Needle Aspiration in Diagnosis of Pancreatic and Abdominal Masses: A Prospective, Multicenter, Randomized Controlled Trial. Clin Gastroenterol Hepatol. 2018;

10. Tian L, Tang AL, Zhang L, Liu XW, Li JB, Wang F, et al. Evaluation of 22G fine-needle aspiration (FNA) versus fine-needle biopsy (FNB) for endoscopic ultrasound-guided sampling of pancreatic lesions: a prospective comparison study. Surg Endosc. 2018;

11. Thomas T, Kaye P V., Ragunath K, Aithal G. Efficacy, safety, and predictive factors for a positive yield of EUS-guided trucut biopsy: A large tertiary referral center experience. Am J Gastroenterol. 2009;

12. Siddiqui UD, Rossi F, Rosenthal LS, Padda MS, Murali-Dharan V, Aslanian HR. EUS-guided FNA of solid pancreatic masses: a prospective, randomized trial comparing 22-gauge and 25-gauge needles. Gastrointest Endosc. 2009;

13. Song TJ, Kim JH, Lee SS, Eum JB, Moon SH, Park DH, et al. The prospective randomized, controlled trial of endoscopic ultrasound-guided fine-needle aspiration using 22G and 19G aspiration needles for solid pancreatic or peripancreatic masses. Am J Gastroenterol. 2010;

14. Affolter KE, Schmidt RL, Matynia AP, Adler DG, Factor RE. Needle size has only a limited effect on outcomes in EUS-guided fine needle aspiration: A systematic review and meta-analysis. Digestive Diseases and Sciences. 2013.

15. Barawi M, Gottlieb K, Cunha B, Portis M, Gress F. A prospective evaluation of the incidence of bacteremia associated with EUS-guided fine-needle aspiration. Gastrointest Endosc. 2001;

16. Levy MJ, Norton ID, Wiersema MJ, Schwartz DA, Clain JE, Vazquez-Sequeiros E, et al. Prospective risk assessment of bacteremia and other infectious complications in patients undergoing EUS-guided FNA. Gastrointest Endosc. 2003;

17. Janssen J, König K, Knop-Hammad V, Johanns W, Greiner L. Frequency of bacteremia after linear EUS of the upper GI tract with and without FNA. Gastrointest Endosc. 2004;

18. Wiersema MJ, Vilmann P, Giovannini M, Chang KJ, Wiersema LM. Endosonography-guided fine-needle aspiration biopsy: Diagnostic accuracy and complication assessment. Gastroenterology. 1997;

19. Bournet B, Migueres I, Delacroix M, Vigouroux D, Bornet JL, Escourrou J, et al. Early morbidity of endoscopic ultrasound: 13 year's experience at a referral center. Endoscopy. 2006;

20. M.A. E, A. T, S. V, C.M. W. Frequency of major complications after EUS-guided FNA of solid pancreatic masses: A prospective evaluation. Gastrointest Endosc. 2006;

21. Schwartz DA, Harewood GC, Wiersema MJ. EUS for rectal disease. Gastrointest Endosc. 2002;

22. Banerjee S, Shen B, Baron TH, Nelson DB, Anderson MA, Cash BD, et al. Antibiotic prophylaxis for GI endoscopy. Gastrointest Endosc. 2008;

23. Lee LS, Saltzman JR, Bounds BC, Poneros JM, Brugge WR, Thompson CC. EUS-guided fine needle aspiration of pancreatic cysts: A retrospective analysis of complications and their predictors. Clin Gastroenterol Hepatol. 2005;

24. Colán-Hernández J, Sendino O, Loras C, Pardo A, Gornals JB, Concepción M, et al. Antibiotic Prophylaxis Is Not Required for Endoscopic Ultrasonography-Guided Fine-Needle Aspiration of Pancreatic Cystic Lesions, Based on a Randomized Trial. Gastroenterology. 2020;

25. Wildi SM, Hoda RS, Fickling W, Schmulewitz N, Varadarajulu S, Roberts SS, et al. Diagnosis of benign cysts of the mediastinum: The role and risks of EUS and FNA. Gastrointest Endosc. 2003;

26. Ryan AG, Zamvar V, Roberts SA. Iatrogenic candidal infection of a mediastinal foregut cyst following endoscopic ultrasound-guided fine-needle aspiration. Endoscopy. 2002;

27. Diehl DL, Cheruvattath R, Facktor MA, Go BD. Infection after endoscopic ultrasound-guided aspiration of mediastinal cysts. Interact Cardiovasc Thorac Surg. 2010;

28. Annema JT, Veseliç M, Versteegh MIM, Rabe KF. Mediastinitis caused by EUS-FNA of a bronchogenic cyst. Endoscopy. 2003;

29. Fazel A, Moezardalan K, Varadarajulu S, Dragonov P, Eloubeidi MA. The utility and the safety of EUS-guided FNA in the evaluation of duplication cysts. Gastrointest Endosc. 2005;

30. Kien-Fong Vu C, Chang F, Doig L, Meenan J. A prospective control study of the safety and cellular yield of EUS-guided FNA or Trucut biopsy in patients taking aspirin, nonsteroidal anti-inflammatory drugs, or prophylactic low molecular weight heparin. Gastrointest Endosc. 2006;

31. Al-Haddad M, Gill KRS, Raimondo M, Woodward TA, Krishna M, Crook JE, et al. Safety and efficacy of cytology brushings versus standard fine-needle aspiration in evaluating cystic pancreatic lesions: A controlled study. Endoscopy. 2010;

32. Jenssen C, Dietrich CF. Endoscopic ultrasound-guided fine-needle aspiration biopsy and trucut biopsy in gastroenterology - An overview. Best Pract Res Clin Gastroenterol. 2009;

33. Brugge WR, Lewandrowski K, Lee-Lewandrowski E, Centeno BA, Szydlo T, Regan S, et al. Diagnosis of Pancreatic Cystic Neoplasms: A Report of the Cooperative Pancreatic Cyst Study. Gastroenterology. 2004;

34. Anderson MA, Ben-Menachem T, Gan SI, Appalaneni V, Banerjee S, Cash BD, et al. Management of antithrombotic agents for endoscopic procedures. Gastrointest Endosc. 2009;

35. Boustière C, Veitch A, Vanbiervliet G, Bulois P, Deprez P, Laquiere A, et al. Endoscopy and antiplatelet agents. European society of gastrointestinal endoscopy (ESGE) guideline. Endoscopy. 2011;

36. O'Toole D, Palazzo L, Arotçarena R, Dancour A, Aubert A, Hammel P, et al. Assessment of complications of EUS-guided fine-needle aspiration. Gastrointest Endosc. 2001;

37. Gress FG, Hawes RH, Savides TJ, Ikenberry SO, Lehman GA. Endoscopic ultrasound-guided fine-needle aspiration biopsy using linear array and radial scanning endosonography. Gastrointest Endosc. 1997;

38. Gress F, Michael H, Gelrud D, Patel P, Gottlieb K, Singh F, et al. EUS-guided fine-needle aspiration of the pancreas: Evaluation of pancreatitis as a complication. Gastrointest Endosc. 2002;

39. Ribeiro A, Goel A. The Risk Factors for Acute Pancreatitis after Endoscopic Ultrasound Guided Biopsy. Korean J Gastroenterol. 2018;

40. Eloubeidi MA, Gress FG, Savides TJ, Wiersema MJ, Kochman ML, Ahmad NA, et al. Acute pancreatitis after EUS-guided FNA of solid pancreatic masses: A pooled analysis from EUS centers in the United States. Gastrointest Endosc. 2004;

41. Di Matteo F, Shimpi L, Gabbrielli A, Martino M, Caricato M, Esposito A, et al. Same-day endoscopic retrograde cholangiopancreatography after transduodenal endoscopic ultrasound-guided needle aspiration: Do we need to be cautious? Endoscopy. 2006;

42. Shah JN, Fraker D, Guerry DP, Feldman M, Kochman ML. Melanoma seeding of an EUS-guided fine needle track. Gastrointest Endosc. 2004;

43. Paquin SC, Gariépy G, Lepanto L, Bourdages R, Raymond G, Sahai A V. A first report of tumor seeding because of EUS-guided FNA of a pancreatic adenocarcinoma. Gastrointest Endosc. 2005;

44. Doi S, Yasuda I, Iwashita T, Ibuka T, Fukushima H, Araki H, et al. Needle tract implantation on the esophageal wall after EUS-guided FNA of metastatic mediastinal lymphadenopathy. Gastrointest Endosc. 2008;

45. Gao RY, Wu BH, Shen XY, Peng TL, Li DF, Wei C, et al. Overlooked risk for needle tract seeding following endoscopic ultrasound-guided minimally invasive tissue acquisition. World Journal of Gastroenterology. 2020.

46. Yane K, Kuwatani M, Yoshida M, Goto T, Matsumoto R, Ihara H, et al. Non-negligible rate of needle tract seeding after endoscopic ultrasound-guided fine-needle aspiration for patients undergoing distal pancreatectomy for pancreatic cancer. Dig Endosc. 2020;

24

Complicações em Drenagens Ecoguiadas

Mateus Pereira Funari
José Celso Ardengh
Marcos Eduardo Lera dos Santos
Eduardo Guimarães Hourneaux de Moura

Introdução

Com a disseminação da ecoendoscopia, procedimentos terapêuticos ecoguiados são cada vez mais frequentes na prática clínica. Entretanto, este tipo de abordagem apresenta considerável incidência de eventos adversos (EAs), cerca de 23% das drenagens de coleções pancreáticas e variando de 2,5 a 37% nas drenagens das vias biliares. Felizmente, a grande maioria dos casos é leve, entretanto, com o intuito de diminuir a morbimortalidade associada a essas abordagens, é essencial que o endoscopista conheça os EAs e esteja preparado para realizar o respectivo tratamento.

Complicações da drenagem ecoguiada de coleções pancreáticas

Falha na liberação do stent

Estudos apontam para falha na liberação do *stent* em cerca de 2-8% dos casos. Este EA é mais frequente com o uso dos stents do tipo *lumen apposing metal stent* (LAMS) em função do seu reduzido comprimento. São exceção à esta estatística, os sistemas de liberação controlada automática a exemplo da Hot Axios™ (Boston Scientific). Abordagem da coleção e realização de necrosectomia no mesmo tempo é um fator de risco para o deslocamento de um stent previamente bem locado.

A liberação do stent no interior da coleção está relacionada com visão endoscópica e/ou ecoendoscópica inadequada, seja pela presença de secreção ou posição do aparelho. A punção em região da cárdia e esôfago é de abordagem potencialmente desafiadora (Figura 24.1A) apesar do baixo índice de EAs. Caso haja um trajeto estabelecido entre a coleção e o sítio de punção, é possível dilatar o trajeto, adentrar a coleção com o endoscópio e trazer o stent com uma pinça de corpo estranho a partir de sua flange proximal, reposicionando-o, desta maneira, no trajeto fistuloso entre o estômago e a coleção. É importante ressaltar a necessidade do uso de CO_2, diminuindo complicações como distensão, embolia gasosa e pneumoperitônio.[3] Quando o *stent* é liberado no interior da coleção e não há trajeto estabelecido e/ou perda do fio guia, a conduta habitual é cirúrgica. Entretanto, uma alternativa que pode evitar a cirurgia é identificar a prótese dentro da coleção e junto à parede gástrica pela ecoendoscopia, seguida pela punção do interior da prótese (Figura 24.1B) e da passagem de novo stent (*self-expandable metal stent* - SEMS) no interior da LAMS (parede da coleção) e da parede gástrica (Figura 24.1C e 24.1D).

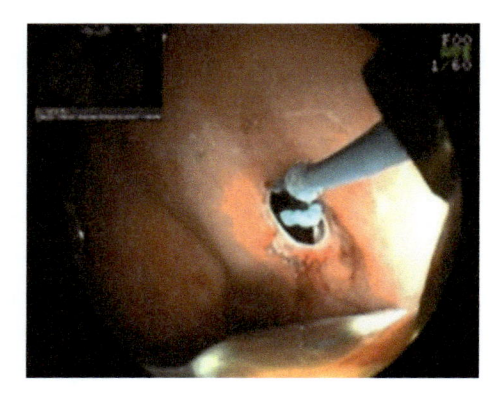

Figura 24.1A   LAMS liberada no interior da coleção.
Fonte: Acervo da autoria.

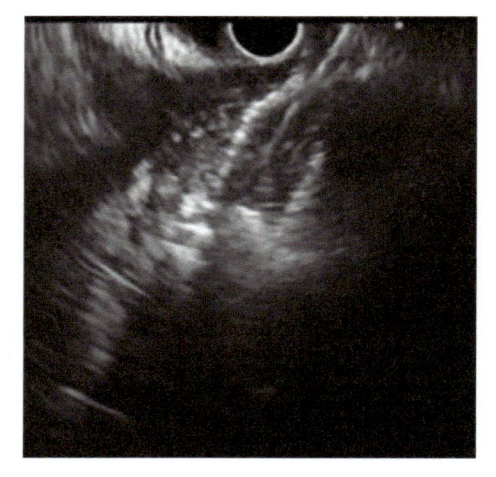

Figura 24.1B   Punção da LAMS.
Fonte: Acervo da autoria.

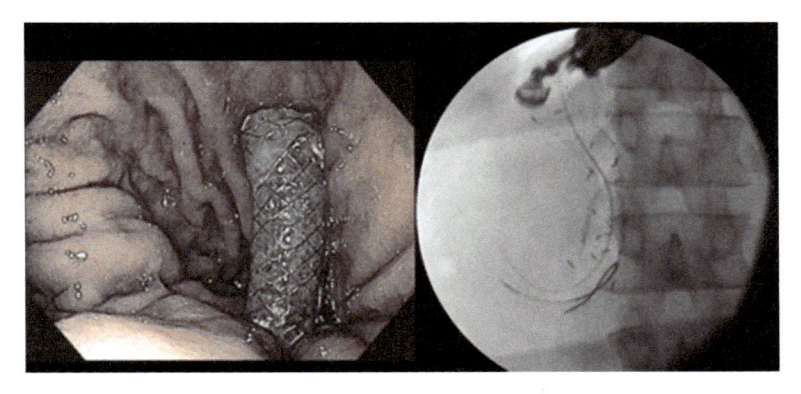

Figura 24.1C e 24.1D SEMS intra LAMS.
Fonte: Acervo da autoria.

Os casos em que o *stent* é liberado no interior do trato gastrointestinal (TGI) são mais simples, sendo possível recapturar o *stent* e repassá-lo. Nesta ocasião, é importante a manutenção do fio guia no interior da loja, uma vez que, em caso de perfuração, pode haver necessidade de abordagem cirúrgica.

A terceira forma de liberação equivocada do stent é o mal posicionamento do mesmo no trajeto fistuloso. Nestes casos, normalmente é possível tracionar o *stent* com uma pinça de corpo estranho, colocando-o na posição adequada. Algumas ocasiões podem exigir a dilatação do *stent* para seu reposicionamento ou passagem de um segundo *stent* no interior do primeiro, de modo a estabelecer um trajeto adequado entre o lúmen da coleção e do TGI.

Infecção

A infecção da coleção pancreática pode ocorrer precoce ou tardiamente, apresentando relação com manipulação, obstrução do *stent*, presença de conteúdo necrótico (*walled-off necrosis*) ou colapso da loja e formação de coleção residual não drenada. Vale a pena recordar que a abordagem de uma coleção não infectada envolve antibioticoprofilaxia pelo risco de infecção. Uma vez que o risco de infecção está relacionado também a presença de conteúdo necrótico no interior da loja, a abordagem precoce com necrosectomia (associada a antibioticoterapia) pode reduzir a incidência de infecção.

A maioria dos casos pode ser manejada de modo conservador com antibioticoterapia e drenagem adequada. Dilatação do trajeto, colocação de múltiplos *stents* (quando plásticos) ou de *stent* metálico calibroso (exemplo: LAMS) otimizam a drenagem, diminuindo a incidência da infecção ou tratando-a eficazmente. Outra opção é o emprego do dreno nasocístico com irrigação e lavagem frequente da loja, além de manutenção do pertuito. Em casos de obstrução de *stent* previamente locado, o mesmo deve ser desobstruído com alça, basket ou balão extrator, com o cuidado de não deslocar o *stent*. Na dificuldade desta abordagem, um novo *stent* pode ser passado no interior do *stent* obstruído.

A presença de necrose na coleção deve ser tratada com remoção endoscópica (necrosectomia – Figura 24.2), na presença ou ausência de infecção, de modo a diminuir o substrato para a disseminação bacteriana. Um adjuvante importante utilizado nestes casos em alguns serviços é o peróxido de hidrogênio (água oxigenada), que auxilia o combate a contaminação bacteriana e o desbridamento do conteúdo necrótico.

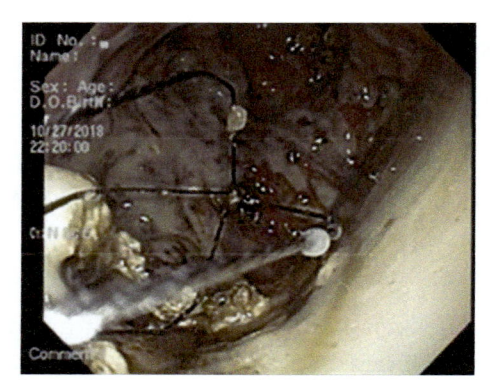

Figura 24.2 Necrosectomia.
Fonte: Acervo da autoria.

Coleções complexas com múltiplas septações ou extensão para goteira parietocólica, por exemplo, exigem, muitas vezes, abordagem multidisciplinar de radiologia intervencionista e cirúrgica.

Sangramento

Trata-se de um dos EAs mais frequentes, chegando a 10% dos casos. Ressaltam-se medidas para a prevenção, tais como a avaliação da presença de pseudoaneurismas com a tomografia computadorizada (TC) e utilização de Doppler para descartar vasos calibrosos no trajeto da punção. Cuidado com a pressão sobre a parede com alívio do comando "up" do ecoendoscópio e o emprego de cistótomo (evita-se o uso de estilete) são medidas que reduzem a incidência de sangramento.

Sangramentos com origem na parede do TGI são manejáveis com métodos endoscópicos habituais como clipagem, injeção de solução de adrenalina 1:10.000, uso de métodos térmicos, tamponamento com balão ou até pó hemostático. Outra alternativa é o uso de *stents* metálicos auto-expansíveis que, por compressão mecânica, muitas vezes são o suficiente para cessar a hemorragia.

Cerca de 7% dos casos apresentam falha do tratamento endoscópico, sendo necessária abordagem por radiologia intervencionista ou cirúrgica, quando aquela não é factível. Suporte clínico com transfusão de hemocomponentes também pode ser necessária.

Recomenda-se a remoção precoce (até 3-4 semanas) de *stents* metálicos pelo alto risco de sangramento de vasos do retroperitônio após o colapso da coleção. Observamos, na literatura, vários relatos de sangramento grave relacionado a permanência destes *stents* além do período recomendado. Sua remoção após este período pode ser dificultada por hiperplasia tecidual (mais comum no caso de LAMS) a qual costuma ser passível de tratamento endoscópico.

Perfuração

Este EA ocorre em até 4% dos casos, correspondendo à separação entre a parede da coleção pancreática e o TGI e podendo ser causada pela punção em si, manipulação dos acessórios como o estilete e dilatação com balões calibrosos. Outros fatores associados são a distância do lúmen GI para o lúmen da coleção > 1 cm e localização em processo uncinado do pâncreas.

Caso a perfuração seja identificada durante o procedimento e haja manutenção do pertuito com fio guia, é possível utilizar um LAMS aproximando as paredes. Por outro lado, a perda do pertuito ou liberação do *stent* no retroperitônio exige abordagem cirúrgica precoce. Em coleções bloqueadas, uma opção que pode evitar a cirurgia é o acesso endoscópico ao retroperitônio (Figura 24.3A), com a passagem de um SEMS pelo interior da LAMS, sendo liberado com uma extremidade no interior da coleção e a outra intragástrica (Figura 24.3B).

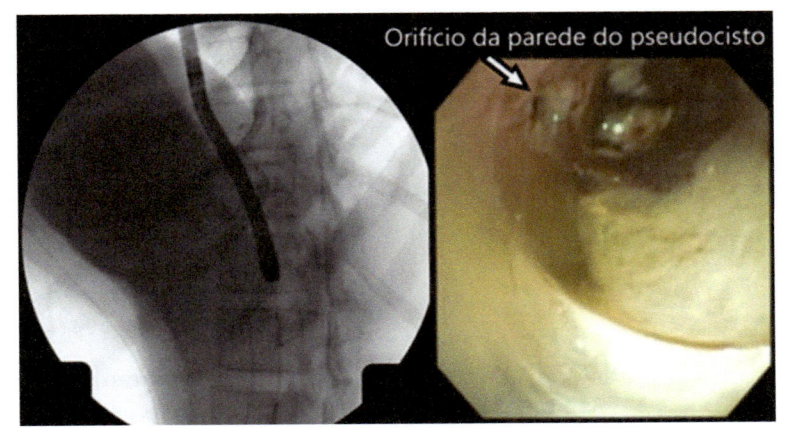

Figura 24.3A Acesso ao retroperitônio com aparelho de fino calibre e passagem de fio guia pelo orifício na parede da coleção.

Fonte: Acervo da autoria.

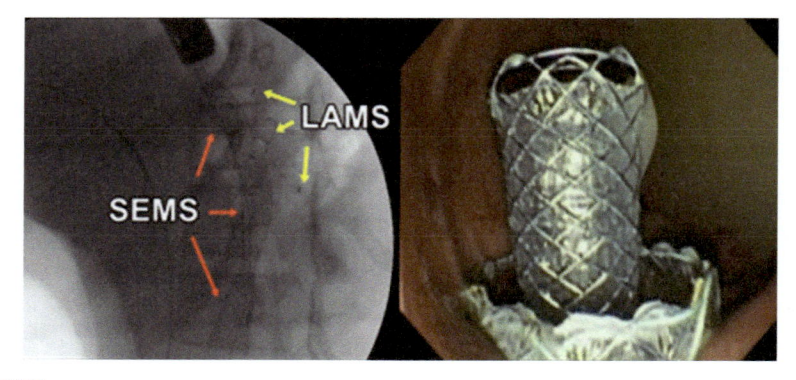

Figura 24.3B SEMS no interior de LAMS liberada na parede gástrica.
Fonte: Acervo da autoria.

Dor abdominal e sinais de peritonite podem significar perfuração tardia, sendo a TC indicada diante de quadro clínico compatível. Quadro clínico geral, estabilidade hemodinâmica e peritonite guiam o tratamento, sendo a abordagem cirúrgica indicada diante da presença de sinais de alarme. Por outro lado, na sua ausência, mesmo que a TC indique perfuração, o tratamento conservador com antibioticoterapia, jejum e hidratação é eficaz, evitando a cirurgia, em cerca de 50% dos casos.

Dificuldade na retirada do *stent*

É mais frequente com o uso de LAMS e em topografia de antro gástrico, estando normalmente relacionado com hiperplasia tecidual gástrica e permanência prolongada do *stent* além do período recomendado (> 4 semanas).

Seu tratamento pode mostrar-se desafiador e o endoscopista não deve forçar a tração para a retirada na presença de resistência significativa. Nestes casos, podemos lançar mão de dilação pelo lúmen do *stent*, seguida da tração do mesmo com pinça de corpo estranho ou alça. Outra alternativa é o uso de argônio ou estilete para ablação do tecido hiperplásico previamente a remoção do *stent* aderido.

Complicações da drenagem ecoguiada das vias biliares (Rendez-vous, hepatogastrostomia, coledocoduodenostomia)

Sangramento

Assim como na drenagem das coleções pancreáticas, sangramentos são EA comuns nas drenagens ecoguiadas das vias biliares (cerca de 4% dos casos). Este EA também deve ser prevenido com uso de Doppler e evitando-se o uso do estilete (preferência ao cistótomo). Uma diferença importante é a menor incidência de pseudoaneurismas e de sangramentos graves oriundos de vasos do retroperitônio.

Seu manejo, quando oriundo da parede do TGI também envolve os métodos endoscópicos habituais como clipagem, injeção de adrenalina, métodos térmicos e tamponamento com balão.

Sangramentos oriundos da parede do TGI ou do trajeto de punção também podem ser controlados com o uso de *stents* metálicos auto-expansíveis (SEMS). Caso haja sangramento na presença de um SEMS, a passagem de outro de maior diâmetro pode ser efetiva.

Sangramentos refratários à terapia endoscópica devem ser abordados com embolização por radiointervenção, estando a cirurgia indicada na sua falha ou indisponibilidade.

Colangite

Infecção das vias biliares é uma das principais complicações destes procedimentos, ocorrendo em cerca de 2,4% dos casos. Sua suspeita clínica é levantada por quadro de dor abdominal, febre, calafrios e alterações laboratoriais relacionadas à colestase, leucocitose e aumento de PCR devendo ser investigada preferencialmente com exame de imagem seccional de abdome.

Na presença de drenagem adequada, o paciente pode ser manejado com suporte clínico e antibioticoterapia. Em casos de drenagem comprometida, além do antibiótico, é necessário garantir a drenagem adequada da via biliar seja por via endoscópica, radiointervencionista ou cirúrgica. Vale lembrar que o uso de SEMS totalmente recobertos pode ocluir ramos biliares prejudicando a drenagem e facilitando a contaminação bacteriana dos respectivos segmentos os quais devem ser drenados da maneira mais acessível caso não haja resposta a antibioticoterapia.

Migração do *stent*

Em caso migração do *stent* para fora do TGI (peritônio ou retroperitônio nos casos da hepatogastrostomia e coledocoduodenostomia, respectivamente), deve-se avaliar a possibilidade de recuperação endoscópica deste corpo estranho. Caso o paciente esteja bem clinicamente e isso seja factível, tal estratégia pode ser tentada, seguida da passagem de outro *stent*, principalmente em casos crônicos, com bloqueio local. Entretanto, a maioria destes casos, em especial os agudos e com deterioração clínica do paciente, devem ser encaminhados para cirurgia precoce.

Nos casos em que há migração do *stent* para o interior do TGI, devemos avaliar a maturidade da fístula para as vias biliares. Caso o paciente apresente-se bem clinicamente e haja um trajeto estabelecido, maduro, este pertuito pode ser utilizado para a passagem de novo *stent*, dando-se preferência para próteses com mecanismo anti-migração. Na ausência de trajeto maduro bem estabelecido ou em caso de deterioração clínica do paciente, a cirurgia é o tratamento de escolha.

Obstrução do *stent*

A obstrução de um *stent* previamente locado no caso das drenagens ecoguiadas das vias biliares deve ser abordada como esta complicação em outros segmentos como drenagem de coleções pancreáticas ou biliar transpapilar. Para tal, podemos lançar mão de varredura com balão extrator ou basket, dilatação balonada, alça de polipectomia ou pinça de corpo estranho. Na falha destas opções, pode-se lançar mão da passagem de outro *stent* (metálico ou plástico) por dentro do *stent* obstruído.

No caso da obstrução de *stent* plástico reto, deve-se tentar a passagem do fio guia por seu lúmen, sendo o mesmo retirado sobre o fio guia com uma alça. Esta técnica não é possível com *stents* plásticos tipo *pigtail*, os quais podem ser tratados com passagem de outro *stent* em punção adjacente.

Dor

Este sintoma é relativamente comum e tem relação com a punção, distensão abdominal e dilatação na maioria dos casos. Normalmente trata-se de algo isolado e autolimitado, com boa resposta a sintomáticos.

Entretanto, a equipe assistente deve estar atenta a complicações mais graves que podem apresentar-se desta maneira, como colangite e perfuração. Sinais de alarme como peritonite, deterioração clínica e piora de marcadores laboratoriais devem ser monitorados com este intuito. Na presença de qualquer indicativo de complicação, a investigação deve ocorrer por meio de TC de abdome com contraste.

Peritonite/fístula biliar/pneumoperitônio

A suspeita desses EAs deve ser investigada prontamente com TC de abdome, preferencialmente com contraste. Extravasamento de gás ou bile em pequena quantidade para peritônio ou retroperitônio são relativamente comuns após a drenagem ecoguiada das vias biliares. Complicações maiores diagnosticadas na TC frequentemente exigem tratamento cirúrgico.

Caso haja bom estado clínico e adequada drenagem, o tratamento conservador com antibióticos e suporte clínico costuma ser o suficiente. Na presença de estabilidade clínica e drenagem inadequada, deve-se garantir este fator deficiente, seja por via endoscópica, radiointervencionista ou até mesmo cirúrgica na impossibilidade das anteriores.

Por outro lado, quando o paciente apresenta peritonite ou deterioração clínica, a TC continua indicada, entretanto, apenas como uma maneira de guiar a abordagem cirúrgica.

SUMÁRIO E RECOMENDAÇÕES

▍ Eventos adversos são frequentes após drenagem ecoguiadas de coleções pancreáticas e das vias biliares e devem ser investigados inicialmente com TC de abdome com contraste sempre que possível. Sua maioria é leve, de tratamento endoscópico ou até mesmo expectante. O ecoendoscopista deve estar familiarizado com os EA citados e seus respectivos tratamentos.

▍ Para essas modalidades terapêuticas, o uso de CO_2 é essencial. Outra medida simples para evitar complicações é o uso de cistótomo ao invés de estilete.

▍ Falhas na liberação do *stent* são frequentemente manejáveis com seu reposicionamento ou passagem de novo *stent*. Para esta abordagem conservadora, na sua maioria é necessário manter o pertuito com fio guia, caso contrário, a cirurgia está indicada. Recordamos a alternativa de passagem de um SEMS no interior da LAMS como resgate em casos de coleção bloqueada evitando a cirurgia.

▍ Obstrução de *stents* metálicos deve ser abordada com sua desobstrução endoscópica, sendo a passagem de novo *stent* (preferencialmente pela luz do *stent* prévio) uma alternativa factível.

▍ Sangramentos são comuns e devem ser manejados com métodos endoscópicos convencionais quando oriundos da parede do TGI ou por radiointervenção na falha endoscópica ou sangramentos extra-TGI.

▍ O tratamento de perfuração, pneumoperitônio e vazamento de conteúdo bilioso/gastrointestinal, devem guiados pelo status clínico do paciente, presença de bloqueio local/trajeto fistuloso estabelecido e achados tomográficos.

▍ A cirurgia permanece como opção na falha ou impossibilidade de tratamento endoscópico ou por radiologia intervencionista.

REFERÊNCIAS

1. Siddiqui UD, Levy MJ. EUS-Guided Transluminal Interventions. Gastroenterology. 2018 May;154(7):1911–24.

2. Park DH, Jang JW, Lee SS, Seo D-W, Lee SK, Kim M-H. EUS-guided biliary drainage with transluminal stenting after failed ERCP: predictors of adverse events and long-term results. Gastrointest Endosc. 2011 Dec;74(6):1276–84.

3. Rana SS, Shah J, Kang M, Gupta R. Complications of endoscopic ultrasound-guided transmural drainage of pancreatic fluid collections and their management. Ann Gastroenterol. 2019;32(5):441–50.

4. Lera ME, Matuguma SE, Madruga-Neto AC, Brunaldi VO, Minata MK, Guedes HG, et al. Self-expandable metal stent in lumen-apposing metal stent (the SEMS-in-LAMS procedure): a simple salvage procedure after LAMS misplacement. Endoscopy. 2019 Apr;51(4):E77–8.

5. Howell DA, Saltzman JR. Endoscopic management of walled-off pancreatic fluid collections: Efficacy and complications. Uptodate. 2020;Sep 03 202.

6.   Surjan RC, Basseres TC, Micelli O, Taglieri E, Puzzo DB, Ardengh JC. Endoscopic ultrasound-guided treatment of pancreatic fluid collections with lumen apposing metallic stents: lessons learned. Clin J Gastroenterol. 2019 Apr;12(2):142–8.

7.   Artifon ELA, Ferreira FC, Otoch JP, Rasslan S, Itoi T, Perez-Miranda M. EUS-guided biliary drainage: a review article. JOP. 2012 Jan;13(1):7–17.

8.   Ardengh JC, Lopes CV, Kemp R, Dos Santos JS. Different options of endosonography-guided biliary drainage after endoscopic retrograde cholangio-pancreatography failure. World J Gastrointest Endosc. 2018 May;10(5):99–108.

9.   Isayama H, Nakai Y, Itoi T, Yasuda I, Kawakami H, Ryozawa S, et al. Clinical practice guidelines for safe performance of endoscopic ultrasound/ultrasonography-guided biliary drainage: 2018. J Hepatobiliary Pancreat Sci. 2019 Jul;26(7):249–69.